职业技能等级认定培训教材

消 毒 员

主 编 马 莉 胡 洁

副主编 王 茜 张海霞 曹 亮 刘 杰 王俊恒

U0370029

人民卫生出版社
·北 京·

图书在版编目（CIP）数据

消毒员 / 马莉，胡洁主编. —北京：人民卫生出
版社，2021. 5
ISBN 978-7-117-31514-2

Ⅰ. ①消… Ⅱ. ①马… ②胡… Ⅲ. ①消毒–基本知
识 Ⅳ. ①R187

中国版本图书馆 CIP 数据核字（2021）第 080288 号

人卫智网	www.ipmph.com	医学教育、学术、考试、健康， 购书智慧智能综合服务平台
人卫官网	www.pmph.com	人卫官方资讯发布平台

消 毒 员
Xiaoduyuan

主　　编：马莉　胡洁
出版发行：人民卫生出版社（中继线 010-59780011）
地　　址：北京市朝阳区潘家园南里 19 号
邮　　编：100021
E - mail：pmph @ pmph.com
购书热线：010-59787592　010-59787584　010-65264830
印　　刷：天津安泰印刷有限公司印刷
经　　销：新华书店
开　　本：787×1092　1/16　印张：15
字　　数：365 千字
版　　次：2021 年 5 月第 1 版
印　　次：2021 年 6 月第 1 次印刷
标准书号：ISBN 978-7-117-31514-2
定　　价：58.00 元

打击盗版举报电话：010-59787491　E-mail：WQ @ pmph.com
质量问题联系电话：010-59787234　E-mail：zhiliang @ pmph.com

编 者 （以姓氏笔画为序）

马　莉（河北医科大学）

马　玲（石家庄市疾病预防控制中心）

王　玮（河北医科大学）

王　茜（河北省疾病预防控制中心）

王俊恒（石家庄市职业技能教研鉴定中心）

刘　杰（河北省职业技能鉴定指导中心）

孙克勤（河北省疾病预防控制中心）

许云清（河北医科大学）

张俊刚（河北省疾病预防控制中心）

张海霞（河北省疾病预防控制中心）

胡　洁（河北医科大学）

郭　芳（河北医科大学第一医院）

康　凯（河北医科大学）

崔玉杰（河北省疾病预防控制中心）

曹　亮（河北医科大学）

河北省健康职业培训教材审评委员会

前　言

　　进入 21 世纪以来，全世界由于各种病原微生物的传播造成的疫情时有发生，从 2003 年出现的严重急性呼吸综合征（SARS）冠状病毒，到后来的甲型流感病毒、埃博拉（Ebola）病毒、中东呼吸综合征（MERS）冠状病毒，特别是肆虐全球的新型冠状病毒（COVID-19），给世界人民的生命健康造成了巨大危害。面对突如其来的新冠肺炎疫情，我国以习近平同志为核心的党中央坚持人民至上，把人民安全和身体健康放在首位，统筹全局，科学防治，精准施策，全国人民同舟共济，军地医护人员英勇作战，疫情防控取得重大战略性成果。目前我国外防输入压力持续加大，国内防止疫情反弹的复杂性也在增加。我国疫情防控进入常态化阶段，为确保经济社会秩序全面恢复，必须构建强大的公共卫生体系，健全预警响应机制，健全公共卫生服务体系，全面提升防控和救治能力。

　　为了顺应社会需求，助力疫情防控，2020 年 6 月中华人民共和国人力资源和社会保障部印发"人社厅发〔2020〕73 号文件"，明确将"公共卫生辅助服务员"职业下的"防疫员""消毒员"和"公共场所卫生管理员"等 3 个工种上升为职业。随后，河北省人力资源和社会保障厅委托河北医科大学公共卫生与健康管理研究中心、河北省检验检疫学会，率先起草并制定了消毒员行业企业评价规范，填补了国内空白。

　　为了做好消毒员职业技能培训工作，提升基层卫生人员的消毒处置能力，我们组织编写了《消毒员》培训教材。本书内容翔实，可操作性强。介绍了各类消毒方法的相关理论及在公共场所、疫源地和医疗机构中的应用，并对各类消毒药械的原理、使用和维护方法、注意事项及消毒效果监测评价技术进行了详尽阐述。希望本书能对消毒员理论和技能水平的提升有所帮助。

　　由于时间仓促和编者知识水平局限，书中的缺点和错误在所难免，敬请各位专家、同仁及广大读者批评指正。

马　莉　胡　洁

2021 年 1 月

目 录

第一章

消毒员职业概述

第一节　消毒员职业定义、由来及意义

一、消毒员职业定义

消毒员是从事消毒知识宣传、消毒药剂配制,对环境、场所、物品进行消毒和消毒效果评价,以及消毒设备保养、检修的公共卫生健康防控辅助人员。

二、消毒员工作内容

1. 制订消毒方案和防护措施。
2. 依据消毒要求,配制消毒药剂。
3. 从事环境、场所、物品的消毒工作。
4. 对消毒效果进行评价。
5. 对消毒设备进行保养与检修。

三、消毒员职业由来

我国《中华人民共和国职业分类大典》2015年版中,消毒员是隶属于公共卫生辅助服务员职业下,与防疫员、公共场所卫生管理员并列的一个工种。

为贯彻落实国务院提出的"紧跟新技术、新职业发展变化,建立职业分类动态调整机制,加快职业标准开发工作"的要求,同时也为助力新冠肺炎疫情防控,促进劳动者就业创业,中华人民共和国人力资源和社会保障部委托中国就业培训技术指导中心面向社会公开征集关于抗击疫情促进就业的新职业信息。经有关行业部委、行业协会(学会)、企业及研究机构申报建议和专家评审论证等程序,于2020年5月11日,网上公示了拟发布的新职业、新工种及调整的职业(工种)信息。同年6月28日,中华人民共和国人力资源和社会保障部等部门联合发布了《关于发布区块链工程技术人员等职业信息的通知》(人社厅发〔2020〕73号),将公共卫生辅助服务人员小类下"公共卫生辅助服务员"职业取消,同时调整该职业下的三个工种为三个职业。消毒员就此升级为新职业。

消毒员职业的设立顺应了新冠肺炎疫情下常态化防控的需要和社会发展的需要,凸显了职业的重要性。在人类社会发展长河中,传染病始终是重大威胁。这次新冠肺炎疫情,是1918年"大流感"以来全球最严重的传染病大流行,是第二次世界大战结束以来最严重的全

球公共卫生突发事件,其复杂性、艰巨性前所未有。党的十九届四中全会提出"强化提高人民健康水平的制度保障"的要求,将加强公共卫生服务体系建设、及时稳妥处置重大新发突发传染病作为治理体系和治理能力现代化的重要目标和任务;强调预防为主,加强公共卫生防疫和重大传染病防控,稳步发展公共卫生服务体系。

消毒是疫情防控和突发公共卫生事件应急处置的有效手段,是确保"大灾之后无大疫"的有力保障。因此,消毒员新职业的设立有着重要现实意义,体现了我国在构建重大疫情防控与应急管理体系方面的决心和战略部署。

四、消毒员职业培训意义

消毒员是适应新常态化防控和社会发展需要的产物。然而目前,我国专业的消毒人员数量远远不能满足社会需求。从业者多为病媒生物防治人员,缺乏对病原微生物消毒理论和技能的掌握,消毒质量难以保证。为了助力疫情防控、保护国家安定和人民健康,迫切需要加大消毒员的职业培训力度,建设一支庞大的训练有素、科学专业的消毒队伍,满足各行各业对于消毒工作的人员需求。通过系统专业的培训,有望为医疗机构、宾馆、饭店、商场、超市、写字楼、机场、铁路、客运站、农集贸市场、社区物业、养老机构、托幼机构、各级学校、企事业单位办公场所等输送人才,为公众健康、疾病防控提供重要保障。

第二节　消毒员职业要求与学习方法

一、消毒员职业守则

1. 诚实守信,遵纪守法。
2. 爱岗敬业,忠于职守。
3. 规范操作,安全防护。
4. 认真负责,热情耐心。
5. 节约材料,保护环境。

二、消毒员应具备的理论知识

1. 传染病流行病学知识。
2. 消毒基础知识。
3. 传染病防控知识。
4. 公共场所的卫生知识。
5. 安全防护知识。
6. 卫生化学知识。
7. 医学微生物知识。
8. 环境卫生学知识。
9. 健康教育学知识。
10. 应急和现场处置知识。

三、消毒员应具备的技术能力

1. 个人防护技能。
2. 消毒方法选择和方案制订技能。
3. 消毒剂配制与检验技术。
4. 消毒器具的使用、维护和检修技能。
5. 消毒灭菌效果监测技术。
6. 消毒与防护知识宣讲。

四、消毒员应具备的法律法规知识

1. 《中华人民共和国劳动法》相关知识。
2. 《中华人民共和国安全生产法》相关知识。
3. 《中华人民共和国职业病防治法》相关知识。
4. 《中华人民共和国传染病防治法》相关知识。
5. 《中华人民共和国环境保护法》相关知识。
6. 《中华人民共和国食品卫生法》相关知识。
7. 《公共场所卫生管理条例》相关知识。
8. 《突发公共卫生事件应急条例》相关知识。
9. 《消毒管理办法》相关知识。
10. 《消毒技术规范》相关知识。
11. 《消毒机构卫生规范》相关知识。
12. 《消毒产品卫生安全评价规定》相关知识。
13. 《进出境动物防疫消毒技术规范总则》相关知识。
14. 《国境口岸消毒技术规范总则》相关知识。

五、消毒员的职业特点

1. 理论和技能要求更专业　消毒员与防疫员、公共场所卫生管理员两个职业相比,专业技术性更强。要求掌握各种消毒方法理论,各种消毒药物和器械的使用、维护、检修技能和消毒效果监测技术。

2. 涉及学科领域较宽泛　不仅涉及物理学、化学、生物学基础理论,还涉及传染病学、流行病学、微生物学、卫生化学、毒理学、卫生学等课程的理论和实验技术。属于多学科交叉领域。

3. 从事工作的领域广阔　消毒作为一项技术手段,可服务于传染病防控,医院感染控制,实验室生物安全,公共交通,食品生产、流通和储藏,以及农业、渔业和养殖业等多领域。所以,消毒员的就业面较为广阔。

4. 对个人素质要求较高　从业者应具有高度的责任心、规范操作和科学消毒的意识、爱岗敬业和忠于职守的品质。

六、消毒员职业培训的学习方法

1. 善于比较、归纳和总结　采取比较、总结、归纳的方法进行学习,加强记忆。例如:消毒措施和方法多样,要抓住每种方法的本质和适用对象,进行比较学习;化学消毒剂各有特色,应注意总结归类。重点掌握消毒剂的适用范围、配制方法及使用注意事项;消毒因子的剂量因病原微生物、消毒方法、对象和污染程度的不同而不同,应对消毒因子的使用剂量进行归纳,不可死记硬背。

2. 理论和实际操作相结合,重视实训演练　认真上好每一次实操课程,用理论指导实践操作,并在操作演练中体会方法原理和注意事项。加强消毒剂配制、器械使用和消毒实施规范性练习,熟悉消毒器械的维护和检修方法。利用实践教学环节,复习巩固理论知识。对于课堂上抽象的理论,单纯记忆并不能起到好的作用。实践环节能够加强从感性到理性的理解过程,有助于更好地理解所学知识,形成深刻记忆。

3. 鼓励合作学习　合作学习是为完成共同的学习任务或目标,学员以小组为单位,成员先自主学习或探究,再共同思考问题、分析问题、解决问题,相互讨论相互交流,共同完成学习任务的活动。合作学习有助于减少个人学习时的惰性,避免注意力分散,提高学习积极性和学习效率。鼓励采用合作学习的方法。

第二章

消毒技术总论

微生物是一群体型细小、结构简单、肉眼不可见的微小生物,它们无处不在,并与我们人类生产和生活息息相关。绝大多数微生物对人和动物是有益的,并早已广泛应用于农业、食品、医药、酿造、化工、制革、石油等行业中,发挥着越来越重要的作用,如酸奶、酒类、抗生素、疫苗等食品药品的生产离不开微生物。微生物中还有一部分是有害的,能引起人及动、植物患病,甚至直接危害生命。这些具有致病性的微生物,称为病原微生物。如人类的许多传染病(流行性感冒、伤寒、痢疾、结核、病毒性肝炎、严重急性呼吸综合征等)均是由病原微生物引起的。

在人类与病原微生物的斗争中,消毒是阻止其传播的最直接有效的方法,在切断流行病传播途径的环节中扮演着极其重要的角色。通过结合必要的防护和隔离措施,可以有效阻止或控制传染病,防止引发大流行。

第一节　与消毒相关的名词术语

一、消毒与灭菌

消毒是指杀灭或清除传播媒介上的病原微生物,使之无害化的处理。灭菌是指杀灭或清除传播媒介上一切微生物的处理。

灭菌要完全杀死或除掉外环境中的一切微生物,包括致病性或非致病性微生物,以及抵抗力强的细菌芽孢。消毒不要求杀灭或去除污染物体上的全部病原微生物,而是使其数量减少到不至于引起疾病。一般消毒的保证水平为 10^{-3}(指 1 000 件物品经消毒处理后仅能有 1 件上有微生物存活),而灭菌的保证水平为 10^{-6}(指 1 000 000 件物品经灭菌处理后仅能有 1 件上有微生物存活)。

因而,消毒不一定能达到灭菌要求,但灭菌一定能达到消毒的目的。消毒多用于卫生防疫,灭菌常用于医疗护理。

二、消毒剂与灭菌剂

消毒剂指用于杀灭传播媒介上的微生物,使其达到消毒或灭菌要求的制剂。消毒剂不一定要求能杀灭所有的微生物,如石炭酸、苯扎溴铵溶液等能杀灭细菌繁殖体,但不能杀灭芽孢。灭菌剂指可杀灭一切微生物,使其达到灭菌要求的制剂。由于细菌芽孢的抵抗力最强,所以一般都以能否杀灭芽孢作为灭菌剂的标准。环氧乙烷、过氧乙酸一类药物,既能杀灭各种繁殖体型的微生物,又能杀灭细菌芽孢,都是很好的灭菌剂。当然,灭菌剂也可作为消毒剂来使用。

三、清洁与清洗

清洁是用清水或去污剂清除物体表面的污垢及部分微生物的过程。

清洗是去除诊疗器械、器具和物品上的污物的全部过程,流程包括冲洗、洗涤、漂洗和终末漂洗。

四、抗菌、抑菌和防腐

采用化学或物理方法杀灭细菌,或抑制、妨碍细菌生长繁殖及其活性的过程称为抗菌。

采用化学或物理方法,抑制或妨碍细菌生长繁殖及其活性的过程称为抑菌。

杀灭或抑制活体组织上微生物的生长繁殖,防止组织感染称为防腐。

五、预防性消毒和疫源地消毒

预防性消毒是指以预防为目的,在未发现传染源的情况下,对有可能被病原微生物污染的物品和场所进行消毒。如公共场所消毒、运输工具消毒、饮水消毒、粪便污水无害化消毒。包括日常预防性消毒和传染病流行时期预防性消毒。

疫源地消毒是指对存在或曾经存在传染源(病人或带菌者)的场所进行的消毒。疫源地消毒的目的是及时消除病原体,实现疫源地的无害化。

六、随时消毒和终末消毒

疫源地消毒分为随时消毒和终末消毒。有传染源存在时,对其排出的病原体可能污染的环境和物品及时进行消毒,称为随时消毒。传染源离开疫源地后,对疫源地进行彻底消毒,称为终末消毒。

七、消毒因子

消毒因子是指用于消毒的物质或能量,包括物理消毒因子、化学消毒因子和生物消毒因子,或其组合而成的复合消毒因子。

物理消毒因子是通过物理作用原理产生消毒作用的因子,如热力、微波、紫外线、电离辐射、等离子体、过滤、清洗、通风等。

化学消毒因子是通过化学反应产生消毒作用的化学物质,如次氯酸钠、环氧乙烷、二氧化氯、甲醛等。

生物消毒因子是通过生物学原理产生消毒作用的因子,主要包括植物提取物、动物提取物、微生物代谢产物或微生物活体。这类因子有噬菌体、酶、多糖、多肽、精油等。

八、消毒因子作用水平

根据消毒因子的适当剂量(浓度或强度)和作用时间对微生物的杀灭能力不同,可分为4个作用水平,对应4类消毒方法。

(1)灭菌:指可杀灭一切微生物(包括细菌芽孢)达到灭菌保证水平。达到灭菌水平的方法称为灭菌法,主要包括热力灭菌、电离辐射灭菌、微波灭菌、等离子体灭菌等物理法,以及用甲醛、戊二醛、环氧乙烷、过氧乙酸、过氧化氢等消毒剂的化学法。

(2)高水平消毒:可以杀灭一切细菌繁殖体(包括结核分枝杆菌)、病毒、真菌及其孢子和绝大多数细菌芽孢,对细菌芽孢杀灭达到消毒效果。达到高水平消毒的方法有热力、电离辐射、微波和紫外线等物理方法,以及用含氯消毒剂、二氧化氯、过氧乙酸、过氧化氢、含溴消毒剂、臭氧、二溴海因等甲基乙内酰脲类化合物和一些复配消毒剂的化学方法。

(3)中水平消毒:可以杀灭和去除细菌芽孢以外的各种病原微生物。达到中水平消毒的消毒因子有超声波、碘类消毒剂(碘伏、碘酊等)、醇类、醇类和氯己定的复方、醇类和季铵盐(包括双链季铵盐)类化合物的复方、酚类等消毒剂。

(4)低水平消毒:只能杀灭细菌繁殖体(分枝杆菌除外)和亲脂病毒。达到低水平消毒的消毒因子有通风换气、冲洗、单链季铵盐类消毒剂(苯扎溴铵等)、双胍类消毒剂(如氯己定)、植物类消毒剂和汞、银、铜等金属离子等。

九、有效含量和有效氯含量

有效含量是指消毒剂中杀灭微生物的成分含量。

含氯消毒剂的有效含量用有效氯含量表示。其是指与含氯消毒剂氧化能力相当的氯量(非指消毒剂所含氯量),即以一定量的含氯消毒剂与酸作用,在反应完成时,其氧化能力相当于多少质量的氯气的氧化能力。因此,有效氯含量能反映含氯消毒剂氧化能力的大小。有效氯含量越高,消毒剂的消毒能力越强。反之,消毒能力越弱。

有效氯含量用 mg/L 或%浓度表示。如 100mg/L 的有效氯含量表示为 1L 消毒液中含有效氯的质量为 100mg;又如 5% 的有效氯含量表示 100ml 消毒液中含有 5g 的有效氯。

十、喷洒消毒和喷雾消毒

采用常量喷雾器喷洒消毒液的方式称为喷洒消毒,使用超低容量或超声雾化装置对消毒液进行雾化喷雾,则称为喷雾消毒。

喷洒消毒主要用于物体表面的消毒处理。喷雾消毒由于产生的气溶胶粒径小,在空气中悬浮时间长,主要用于空气消毒,兼具物体表面消毒功能。

十一、气化消毒法

气化消毒法是指将消毒剂通过高温闪蒸片的蒸发作用后,产生的高温消毒液不断被发生器喷射出来,或将消毒剂中的化学因子以气体的形式释放出来,弥散到无人的密闭空间,对物体表面和空气进行消毒处理的方法。包括气体消毒法和烟雾熏蒸法。

十二、生物指示物和化学指示物

生物指示物是指将适当载体染以一定量的特定微生物,用于指示消毒或灭菌效果的制品。

化学指示物是指利用某些化学物质对某杀菌因子的敏感性,使其发生颜色或形态改变,以指示杀菌因子的强度(或浓度)和/或作用时间是否符合消毒或灭菌处理要求的制品。

十三、微生物的杀灭率与杀灭对数

在微生物杀灭试验中,用百分率表示微生物数量减少的值,即被杀灭的微生物数量占原微生物数量的百分比,称为微生物的杀灭率。

当微生物数量以对数表示时,消毒前后微生物减少的对数值称为微生物的杀灭对数。

第二节　消毒方法及分类

消毒方法也称消毒措施,是指用各种消毒因子处理消毒对象,作用于目标微生物,达到所需消毒效果的所有措施。消毒方法按照消毒因子作用目标微生物的目的分类,包括灭菌法、消毒法、抗(脓)毒法、抗菌法、抑菌法等。按照消毒因子对微生物作用的水平分类,包括灭菌法、高水平消毒法、中水平消毒法和低水平消毒法。按照消毒因子的性质不同,分为物理消毒法、化学消毒法和生物消毒法。下面介绍常用的物理消毒法和化学消毒法。

一、物理消毒法及分类

利用物理因子作用于病原微生物,将之杀灭或清除,称为物理消毒法。

具有较好消毒灭菌能力的物理因子有热力、微波、红外线与电离辐射。热力消毒包括火烧、煮沸、流动蒸汽、高压蒸汽、干热灭菌。热可以杀灭一切微生物,蛋白质破坏和酶活性的丢失,是热力杀灭微生物的机理。热力消毒法是一类应用最早、效果最可靠、使用最广泛的方法。微波与红外线的消毒灭菌作用也是通过热效应完成的,灭菌能力较强,使用较为广泛。电离辐射设备昂贵,对物品及人体有一定伤害,故使用较少。

紫外线、超声波等物理因子具有一定的消毒作用。其中,紫外线是一种低热量的电磁辐射,当其照射到微生物时,微生物的蛋白质、核酸、酶的结构随即发生变化,从而抑制微生物的生长繁殖,继而导致死亡。紫外线的杀菌作用决定于波长、强度和作用时间,在 250.0 ~ 270.0nm 范围内具有杀菌力,一般以 253.7nm 作为杀菌紫外线波长的代表。该波长的紫外线可杀灭细菌繁殖体、分枝杆菌、病毒等,较大剂量时可杀灭细菌芽孢,真菌孢子对其抗力最强。超声波是声振频率达到 20 000Hz 以上的特殊声波,能穿透固体和液体。理论和实验证明具有一定的杀菌作用,但对水和空气的消毒效果较弱,需结合其他消毒方法才能收到较好的灭菌效果。

日光照射、干燥属于自然作用的消毒物理因子。它们杀灭微生物的能力有限,仅在自然净化中发挥作用。但由于大气层中的散射和吸收使用,到达地面的热量有限,故仅适用于耐力低的微生物,且须较长时间暴晒。

清洗、机械清除、通风与过滤除菌等为需要借助一定的外力或滤膜达到除菌作用的物理因子。虽不能杀灭微生物,但可将它们从传播媒介上除掉,因而不失为消毒措施中简单有效的方法,在卫生防疫工作中使用亦较为普遍。

具有辅助作用的因子如真空、磁力、压力、光催化剂等可作为辅助除菌的手段,其对微生物的杀灭、抑制或清除创造有利条件。例如,真空能去除容器中的氧气,有利于抑制某些微生物的生长与繁殖;磁水冲洗污垢,效果较好,有利于清除沾染的微生物;加压可促进药物的穿透,有利于缩短消毒时间。

二、常用物理消毒法

1. 日光暴晒　利用日光的热、干燥、紫外线的作用来杀菌。

(1)适用对象:常用于床垫、毛毯、被褥等公共用品的日常消毒。

（2）消毒方法：将待消毒物品摊开，完全暴露在阳光下暴晒4~6h。

（3）注意事项：定时翻动，使物品的各个侧面均能受到阳光照射。

2. 煮沸消毒 煮沸的水达到98~104℃的高温，保持15min以上，可杀灭细菌繁殖体和病毒。煮沸2~3h，可杀灭细菌芽孢。

（1）适用对象：餐（饮）具、毛巾等耐热用品的消毒。

（2）消毒方法：将待消毒物品完全浸没于水中，加盖加热至水沸腾，保持15min以上。

（3）注意事项：物品消毒前应清洗干净。从水沸腾开始计时，中途加入物品应重新计时。海拔较高的地区，应适当延长煮沸时间。煮沸消毒用水宜使用硬度较低的水，以免水垢在消毒物品上留下渍迹。

3. 流通蒸汽消毒 利用由蒸汽发生器产生的100℃蒸汽的穿透作用，15~30min可杀灭细菌繁殖体和病毒。

（1）适用对象：适于餐（饮）具、毛巾、浴巾、枕套、被套、床单等耐热耐湿用品的消毒。

（2）消毒方法：由蒸汽发生器或蒸锅、蒸笼内的水沸腾后产生流动的水蒸气进行消毒，作用时间15~30min。

（3）注意事项：消毒物品的包装不宜过大、过紧，以利于水蒸气穿透。物品应洗净并干燥，垂直放置，物品之间留有一定空隙。消毒时间应从水沸腾后有水蒸气产生时计算。海拔较高的地区，应适当延长煮沸时间。

4. 紫外线消毒 利用紫外线灯或杀菌器发出的紫外线能够破坏微生物的核酸分子结构，使蛋白质变性、酶失活，造成生长性细胞死亡和/或再生性细胞死亡，达到杀菌消毒的效果。

（1）适用对象：室内空气和物体表面的消毒。

（2）消毒方法：采用紫外线杀菌器（灯）在室内无人情况下进行消毒。采用吊悬式或移动式紫外线器（灯）直接照射消毒。灯管吊装高度距离物体表面1.8~2.2m，安装紫外线灯的数量为平均≥1.5W/m³，照射时间≥30min。采用紫外线空气消毒器消毒时，应符合《紫外线消毒器卫生要求》（GB 28235—2020）的规定。

（3）注意事项：当对物体表面消毒时，应使消毒物品表面充分暴露于紫外线下；应保持紫外线灯表面清洁，每周用75%酒精湿巾擦拭一次；用紫外线消毒室内空气时，保持待消毒空间内环境清洁、干燥，关闭门窗，避免与外界空气流通；温度低于20℃或高于40℃，相对湿度大于60%时，应适当延长照射时间；紫外线消毒灯（器）应按照产品使用说明书进行安装、使用、定期维护和保养。

三、化学消毒法及化学消毒剂分类

（一）化学消毒法

利用化学药剂杀灭病原微生物的方法叫作化学消毒法。能够产生消毒作用的化学药剂称化学消毒剂。消毒剂通过渗透菌体内，使菌体蛋白凝固变性，干扰酶的活性，抑制细菌代谢和生长或损害细菌膜的结构，改变其渗透性，破坏其生理功能，从而达到消毒灭菌作用。理想的消毒剂要求安全、廉价、杀菌谱广、有效使用浓度低、作用速度快和持续抑菌时间长。

（二）化学消毒剂分类

1. 按照化学有效成分分类 分为含氯消毒剂、含溴消毒剂、含碘消毒剂、过氧化物类消毒剂、醛类消毒剂、杂环类消毒剂、醇类消毒剂、季铵盐类消毒剂、酚类消毒剂、胍类消毒剂等。一些复方消毒剂,由两种及以上消毒成分搭配组合,起到增溶、协同效应,具有更高的消毒杀菌效果。

2. 按照作用对象分类　分为空气消毒剂、水消毒剂、餐(饮)具消毒剂、物体表面消毒剂、手消毒剂、皮肤消毒剂、黏膜消毒剂和环境消毒剂等。常用的空气消毒剂有过氧乙酸、过氧化氢、臭氧、二氧化氯等。

3. 按照物理状态分类　分为固体消毒剂、液体消毒剂和气体消毒剂。固体消毒剂包括漂白粉、二溴海因泡腾片等;液体消毒剂包括过氧乙酸、过氧化氢、乙醇等;气体消毒剂包括环氧乙烷、臭氧、甲醛等。

4. 按照杀灭微生物的能力不同分类　分为灭菌剂、高效消毒剂、中效消毒剂和低效消毒剂。

(1)灭菌剂:能杀灭包括细菌芽孢在内的各种微生物,并能达到灭菌保证水平的化合物及其制剂。例如,甲醛、戊二醛、环氧乙烷、过氧化物类消毒剂等,在规定的条件下,以合适的浓度和有效的作用时间可以达到灭菌的水平。

(2)高效消毒剂:能杀灭包括细菌芽孢在内的各种微生物的化学消毒剂,但不能保证灭菌水平。这类消毒剂包括含溴消毒剂(常用二溴海因、溴氯海因)、含氯消毒剂(常用次氯酸钠、漂白粉)等。

有些灭菌剂,由于作用时间和浓度不足,达不到灭菌水平,只能作为高效消毒剂使用。如过氧化氢作为灭菌剂,浓度需 10%~25%,作用时间为 30~60min;作为消毒剂使用,浓度只需 3%~7.5%,作用时间为 5~30min。2%戊二醛作用 10h 可达到灭菌要求,作用 20~45min 不足以杀灭所有细菌芽孢,因而仅作为高效消毒剂使用。

(3)中效消毒剂:能杀灭细菌繁殖体、结核分枝杆菌、真菌孢子和病毒,但不能杀灭细菌芽孢。这类消毒剂有碘类消毒剂(如碘伏、碘酊)、醇类消毒剂(如乙醇、异丙醇)、酚类消毒剂。

(4)低效消毒剂:只能杀死一般细菌繁殖体、部分真菌和病毒,不能杀死结核分枝杆菌、细菌芽孢、抗力较强的真菌和病毒,如季铵盐类消毒剂、双胍类消毒剂。

四、化学消毒剂的使用方法

化学消毒剂的使用方法,可以是消毒液浸泡、擦拭或喷洒,也可以是气体或烟雾进行熏蒸,还可以是粉末进行处理。化学消毒法的多样性为各种对象的消毒提供了有利条件。

1. 浸泡法　是指将被消毒的物品洗净、擦干后完全浸没在规定浓度的消毒液内一定时间,达到消毒目的的方法。浸泡法利用溶液无孔不入的特性,可实现对消毒物品的全方位、无死角的清洁消毒。浸泡法是一种高效、简便易行、可靠的消毒方法,适用于大多数耐湿物品、器械,特别是手术器械、内腔镜和感染性织物等物品的消毒处理。注意事项有:

(1)不耐湿和不耐化学试剂腐蚀的物品不能用该法进行消毒。

(2)浸泡前要打开物品的轴节或套盖,管腔内要灌满消毒液。

(3)浸泡容器应尽可能密封,防止消毒剂的挥发或污染。

(4)当使用低效或中效消毒剂时,应注意消毒液的污染问题,应定时监测有效成分含量或更换消毒液。

(5)应先洗净并擦干再浸泡。因为污物的存在会削弱消毒剂的作用效果,水分的存在会降低消毒剂的浓度。消毒完,应用清水洗净,去除残留消毒剂。对于特殊感染性物品,应先消毒,再洗净擦干,最后彻底消毒。

2. 擦拭法　指将消毒剂用自来水充分溶解或稀释成使用浓度,用干净的布或其他擦拭物浸入其中,再拧至湿而不滴的状态,按照一定顺序有力度地擦拭拟消毒物品表面,保持表面湿润并作用至所用消毒剂规定的时间。应注意的事项有:

(1)不耐湿物品表面不能应用此法。

(2)应按照一定顺序进行擦拭,防止遗漏。

(3)污物可降低消毒剂的作用效果,应先清洁,后擦拭消毒。

(4)消毒后应用清水擦洗,去除残留消毒剂,以减轻可能引起的腐蚀、漂白等损坏作用。

3. 喷洒法　是指用常量喷雾器喷洒消毒液进行表面消毒的一种处理方法,喷洒应以使物品表面全部润湿为度,并作用至规定时间。喷洒消毒法适用于对物体(品)表面、地面、室内墙面、室外建筑物和帐篷表面、车辆外表面、装备及植被等实施消毒。使用方法为先从足下喷洒,开辟无害化通道至操作端点,而后按先上后下、先左后右的顺序依次喷洒。注意事项有:

(1)喷洒有刺激性或腐蚀性消毒剂时,消毒人员应佩戴防护口罩、眼镜,穿防护服。

(2)室内喷雾前,将食品、餐(饮)具、衣被及其他不需消毒的物品收叠放好,或用塑料膜覆盖防湿。

(3)室内禁止使用75%乙醇进行喷洒式消毒,以防发生火灾。

4. 喷雾法　是指用超低容量喷雾器喷雾消毒液,进行空气或物体表面消毒的处理方法。由于所喷雾粒小,雾粒直径20μm以下者占90%以上,可长期浮于空气中,且易蒸发,故兼有熏蒸的效果。适用于对室内、车辆、帐篷内的空气消毒,物体、器物、皮肤表面及伤口的消毒。喷雾前,需关好门窗。喷雾时,手持喷头朝向空中,按从里到外,自上而下、由左向右的顺序均匀喷雾。喷雾量以消毒剂溶液可均匀覆盖在物品表面或消毒液的雾团充满空间为度。作用一定时间后,打开门窗通风半小时以上,驱除空气中残留的消毒液的雾粒及气味。注意事项同喷洒法,需特别注意防止消毒剂气溶胶进入呼吸道,必须佩戴密闭性好的防护口罩和护目镜。

5. 气体或烟雾熏蒸法　是指应用气体消毒剂或加热易挥发消毒剂,利用气体分子或气溶胶的渗透性进行消毒的方法。常用的有杂环类气体消毒剂、甲醛、复方含氯消毒剂等,宜在仓库、帐幕、房屋、车厢、船舱等能密闭或近于密闭的条件下施用,在被熏蒸物体大量集中的情况下,可以有效地消灭隐蔽的害虫或致病菌。使用剂量根据熏蒸场所空间体积计算,浓度根据熏蒸时间、熏蒸场所密闭程度、被熏蒸物的量和对熏蒸剂蒸汽的吸附能力确定。

6. 粉剂喷洒法　是指由喷粉器或人工撒布消毒粉剂进行消毒的处理方法。消毒时需要较高的湿度,药物潮解才能发挥作用。适用于空气相对湿度大于90%时的潮湿地面和人、畜排泄物的消毒。如使用含氯消毒粉剂洒在受污染的粪便、呕吐物表面,略加搅拌,作用至一定时间,可达到消毒的目的。

7. 刷洗和冲洗法　使用合适浓度的消毒剂,对污染物品、医疗器械和设备进行刷洗或冲洗,连续冲洗或刷洗至规定时间,可达到消毒目的,对灭菌也有辅助作用。

第三节　影响消毒效果的因素

诸多因素对消毒效果起到了促进或制约的作用,认识这些因素,掌握其作用规律及影响程度,对消毒方案的制订和消毒效果的保证具有重要意义。影响消毒效果的主要因素包括以下内容:

1. **消毒剂量** 消毒剂量包括消毒因子的强度和作用时间两个因素,是杀灭微生物的基本条件。"强度"一词,在热力消毒中指温度;在紫外线消毒中指辐照强度;在电离辐射消毒中指剂量率;在化学消毒中指消毒剂的浓度。"作用时间"指处理方法对微生物作用的时间。一般来讲,强度越高,微生物越易死亡;时间越长,微生物被杀灭的概率越大。强度和时间的关系相辅相成,消毒因子强度增加,杀灭速度随之增加,因而,作用时间可以相应减少。作用强度减弱,杀灭速率降低,因而可通过延长时间来补偿。但任何消毒因子都有发挥作用的最小强度和最少时间。因此,在实际消毒中,必须明确消毒因子的强度和时间,并在操作中充分保证,才能达到预期的消毒效果。

2. **温度** 多数消毒因子会随着温度的升高而增加对微生物的作用强度。在热力消毒法中,无论是干热还是湿热,随着温度升高,微生物杀灭速度都会加快。对于化学消毒法,温度提高,增加了消毒剂的扩散和渗透速度,及其与微生物蛋白或酶的化学反应速度,因而能够提高灭菌的程度和速度。

3. **相对湿度** 消毒效果受空气湿度的影响因方法不同而异。对于紫外线消毒法,相对湿度较大时,不利于紫外线的穿透,可减弱消毒效果。而对于粉剂喷洒消毒则需要在消毒对象或环境湿度较大的条件下进行,因为湿度有利于药物迅速潮解并发挥作用。随着空气湿度降低,空气中微生物的存活率会降低,这有利于提高空气过滤法的除菌效果。

4. **酸碱度** 多数细菌适宜生长在中性及微碱性($pH=6\sim8$)环境下,霉菌和酵母菌可在$pH=4\sim6$的环境下生长。pH降低($pH<5$),可削弱微生物对热的耐受力。不同消毒剂其稳定和发挥作用的最佳pH环境也不一样。例如,季铵盐类消毒剂在碱性溶液中作用较大,也更稳定。戊二醛在酸性条件下稳定,在碱性环境中杀菌力强。

5. **化学拮抗物质** 是指存在于消毒物品中,阻碍或干扰消毒剂灭活作用的化学物质。当一些蛋白质、油脂等有机物包裹在微生物表面,会妨碍消毒因子的穿透,使其不能达到理想的消毒效果。这些有机物还会和次氯酸、过氧乙酸等氧化型消毒剂发生化学反应,使真正作用于微生物的消毒剂浓度不足,因而影响消毒效果。对于此类拮抗剂,有条件的可将污染物品清洗后再进行消毒或灭菌。

此外,对于化学消毒法,还可有其他拮抗物质。例如,季铵盐类消毒剂的作用可被肥皂或阴离子洗涤剂中和;次氯酸盐的作用可被硫代硫酸盐中和;过氧乙酸的作用可被还原剂中和。这些现象在消毒处理中都应避免发生。

6. **穿透条件** 不同消毒因子的穿透能力不同,达到的消毒效果也有区别。例如,电离辐射可穿透多种物质作用到物品内部深处,而紫外线只能作用于物体表面或浅层液体中的微生物。干热法的穿透能力比湿热法差;碘酊进行皮肤消毒时,穿透皮肤油脂层的能力强于碘液。因而,使用不同消毒方法应注意穿透条件,尽可能让消毒因子更多地接触到微生物,发挥作用。其实,消毒过程中,消毒因子穿透时间远大于杀灭微生物所需的时长,在某些消毒环境下,甚至需要十几至数十小时,才能达到消毒灭菌的效果。因此,在热力消毒过程中,物品不宜包扎太大、过紧;日光暴晒时,应将衣物摊开或挂起;化学消毒粪便、痰液时,应注意将药物与之搅拌均匀。

7. **压力** 以蒸汽或气体形式发挥作用的消毒因子,其效果受消毒器内部压力的影响。某些消毒器在运行过程中需要负压,如环氧乙烷灭菌柜、预真空压力蒸汽灭菌器等,其负压程度越高,意味着空气残留越少,环氧乙烷或高温蒸汽的穿透力越强。在湿热消毒灭菌时,气压越高,水的沸点越高,水蒸气的温度越高,灭菌时间越短。但如果压力蒸汽灭菌器中的冷空气未排净,虽然压力达到要求,但可因热空气的穿透力不如水蒸气的穿透力强而降低湿热灭菌法的灭菌效果。

8. 表面张力　消毒剂的表面张力越低,杀灭微生物的作用越强。选用表面活性剂复配可增进消毒效果。因为表面活性剂可降低消毒液在微生物表面上的张力,有利于增大药物与微生物的接触面,从而促进杀灭作用,增进消毒效果。例如:用乙醇配制的碘酒比水配制的碘液表面张力低,在含氯消毒剂中加入表面活性剂、苯酚溶液中加入某些湿润剂、氯代二甲酚溶液中加入少许饱和脂肪酸肥皂,都可提高消毒效果。

9. 微生物的污染程度　微生物污染程度越高,数量越大,消毒就越困难。微生物彼此重叠,加强了机械保护作用,并且耐力强的个体也随之增多。因此,需要加大消毒剂量,增加消毒因子作用强度或作用时间来保证消毒效果。

10. 微生物种类　微生物对消毒因子的抵抗力决定于其理化性质和遗传因素。不同种类的微生物或是同种但非同株的微生物对消毒因子的耐受力是不一样的。例如:在热力消毒中,甲肝病毒在 56℃,湿热 30min,或煮沸 1min 可被破坏其传染性,而乙肝病毒在 85℃ 加热 60min 才能被杀灭。因此,要根据被杀灭微生物对消毒因子的耐受力,有针对性地选择合适的消毒灭菌条件。

第四节　消毒方法的选择依据和消毒原则

一、消毒方法的选择依据

(一)根据污染物品上的微生物种类选择消毒水平
一般认为,引起传染病的病原体对消毒因子的抵抗力从低到高的顺序为:
1. 亲脂病毒(有脂质膜的病毒)　如乙型肝炎病毒、流感病毒等。
2. 细菌繁殖体　如金黄色葡萄球菌、大肠埃希菌等。
3. 真菌　如酵母菌、白念珠菌。
4. 亲水病毒(没有脂质包膜的病毒)　如甲型肝炎病毒、脊髓灰质炎病毒等。
5. 分枝杆菌　如结核分枝杆菌、龟分枝杆菌等。
6. 细菌芽孢　如炭疽杆菌芽孢、枯草杆菌芽孢等。
7. 朊病毒(感染性蛋白质)。

对受到致病菌芽孢、真菌孢子、分枝杆菌和经血传播病原体(乙型肝炎病毒、丙型肝炎病毒、人类免疫缺陷病毒等)污染的物品,应采用高水平消毒或灭菌;对受到真菌、亲水病毒、螺旋体、支原体、衣原体等病原微生物污染的物品,应采用中水平以上的消毒方法;对受到一般细菌和亲脂病毒等污染的物品,应采用达到中水平或低水平的消毒方法。

(二)根据物品污染后导致感染的风险高低选择相应的消毒或灭菌方法
1. 高度危险性物品　应采用灭菌方法处理。
2. 中度危险性物品　应采用达到中水平消毒以上效果的消毒方法。
3. 低度危险性物品　宜采用低水平消毒方法,或做清洁处理;遇有病原微生物污染时,针对所污染病原微生物的种类选择有效的消毒方法。

(三)根据微生物污染水平确定消毒因子的剂量
微生物污染程度轻,可以选择较低的作用强度或较短的作用时间。若微生物污染程度严重,就需要增加药物用量或能量和延长作用时间。当杀灭被有机物保护的微生物时,也应加大消毒剂的使用剂量。在实际消毒工作中,规定的剂量一般都能使污染比较严重的物品(每毫升洗液含菌量在10万左右)达到消毒要求,并还留有一定的安全系数。

（四）根据消毒对象或物品的性质选择消毒或灭菌方法

选择消毒方法时还需要考虑,既要保护消毒物品不受或少受损坏,又要使消毒作用更易发挥。应遵循以下基本原则:

1. 耐热、耐湿的诊疗器械、器具和物品,应首选压力蒸汽灭菌;耐高温的玻璃器材、油剂类和干粉类等应采用干热灭菌;不耐热、不耐湿的物品,宜采用低温灭菌方法如环氧乙烷灭菌、过氧化氢低温等离子体灭菌或低温甲醛蒸汽灭菌法等。

2. 对器械进行浸泡灭菌时,应选择对金属基本无腐蚀性的消毒剂。

3. 物体表面消毒,宜考虑表面性质。对于表面积较大、吸附能力强的衣服、毛巾、纸张等物品,毛细作用较强,适于采用浸泡、喷雾和熏蒸消毒法,相比于其他物品,其与消毒剂作用面积大,时间长,消毒效果更好。而对于不易吸收消毒剂的物品表面,如表面光滑的扶梯、门把手、按钮和家具等,宜采用消毒剂擦拭或紫外线灯近距离照射的方法,可达到理想的消毒效果。

（五）根据消毒环境的特点选择适宜的消毒方法

一方面考虑当地所具备的条件,另一方面考虑当地环境对消毒效果的影响。房屋密闭性好的,可选择熏蒸消毒法和紫外线照射法;密闭性差的只能选择化学消毒剂处理。对空气进行消毒时,外界空气好且室内外空气高度通畅的条件下,首选自然换气法。否则,必须采用气体熏蒸的方法。如若室内长期无人,可不考虑消毒剂的刺激性;若近期有人,可选用刺激性小,更安全环保的消毒器械,如空气洁净器等消毒器。

二、消毒遵循的原则

1. 消毒应以清洁卫生为主,预防消毒为辅。一般情况下先进行清洗,再进行消毒。被甲类传染病病人、朊病毒、气性坏疽、突发不明原因传染病污染时需先进行消毒再清洗。

2. 消毒应遵循首选物理消毒法,如常规压力蒸汽灭菌法,其次选择用化学消毒法或其他消毒法。

3. 消毒应坚持科学的原则,应根据消毒对象和消毒场所,选择适宜有效的物理或化学消毒法。调整消毒剂有效含量、作用时间和消毒频次。

4. 消毒应坚持安全的原则,使用的消毒设备和产品应是对环境影响最小、人体伤害最低、物品损坏程度最小的合格产品。

5. 消毒应根据消毒等级和消毒要求,科学合理消毒,不可随意提高浓度和缩短作用时间,防止过度消毒和滥用消毒剂,造成人和环境的危害及耐消毒剂病原体的出现。

三、"五加强七不宜"原则

国家卫生健康委办公厅于2020年2月18日发布了《消毒剂使用指南》,指南中明确指出在新型冠状病毒肺炎疫情防控期间,应合理使用消毒剂,遵循"五加强七不宜"原则,真正做到切断传播途径,控制传染病流行。

其中"五加强"分别指:隔离病区、病人住所进行随时消毒和终末消毒;医院、机场、车站等人员密集场所的环境物体表面增加消毒频次;高频接触的门把手、电梯按钮等加强清洁消毒;垃圾、粪便和污水进行收集和无害化处理;做好个人手卫生。"七不宜"分别为:不宜对室外环境开展大规模的消毒;不宜对外环境进行空气消毒;不宜直接使用消毒剂(粉)对人员进行消毒;不宜对水塘、水库、人工湖等环境中投加消毒剂(粉)进行消毒;不得在有人条件下对空气(空间)使用化学消毒剂消毒;不宜用戊二醛对环境进行擦拭和喷雾消毒;不宜使用高浓度的含氯消毒剂(有效氯含量大于 1 000mg/L)做预防性消毒。

第五节　消毒剂用量计算和配制方法

一、消毒剂浓度的表示方法

消毒剂浓度一般指有效成分的浓度。如含氯消毒剂有效成分为有效氯,含溴消毒剂有效成分为有效溴,碘酊消毒剂有效成分为有效碘,其他消毒剂有效成分为所含的化学成分本身。

气体消毒剂有效成分含量用每立方米空气中含消毒剂的质量克数表示,即用 g/m^3 表示。

固体消毒剂有效成分含量通常用质量百分数 w/w% 表示。即每 100g 固体消毒剂中含有效成分的克数。

液体消毒剂或消毒应用液有效成分含量常用以下方法表示:①质量浓度 mg/L,每升消毒液中含有效成分的毫克数;如做预防性消毒经常使用有效氯含量为 500mg/L 的含氯消毒液。②百分浓度%,即 100ml 液体消毒剂中含有效成分的克数或毫升数。例如,含 5%有效氯的 84 消毒液,指 100ml 溶液中含 5g 有效氯。而 75%乙醇消毒液,则指 100ml 消毒剂中含 75ml 乙醇。

二、消毒剂用量计算方法

(一)消毒原药取用量计算

依据消毒稀释液配制前后有效成分的质量不变原理,即根据公式 $C_1×V_1=C_2×V_2$,求出消毒原液取用量。

1. 液体消毒剂　液体消毒剂通常需稀释至一定浓度后应用。根据稀释前后溶液中有效成分的质量不变原理,由已知消毒液有效成分含量 C_1(百分浓度%或质量浓度 mg/L)和稀释后有效成分含量 C_2(百分浓度%或质量浓度 mg/L)及稀释后消毒应用液体积 V_2(L 或 ml),根据式 $V_1=C_2×V_2/C_1$ 计算,求出消毒原液的体积 V_1(L 或 ml)。注意应先使 C_1 和 C_2 的单位保持一致,再按如下公式计算:

$$消毒原液体积:V_1=C_2×V_2/C_1$$
$$稀释所需用水体积:V_水=V_2-V_1$$

2. 固体消毒剂(片剂或粉剂)　根据消毒片剂有效成分含量 C_1(mg/片)或消毒粉有效成分含量(w/w%),以及拟配消毒液的体积 V_2(L)及其有效成分含量 C_2(mg/L),计算需用消毒片剂的数量或消毒粉的质量(mg)。注意:对于固体消毒剂,不能将 C_1 的单位换算为 mg/L,直接代入公式即可。

$$消毒剂片数=C_2×V_2/C_1$$
$$消毒粉质量=C_2×V_2/C_1$$

举例1:

把含量为 5%的 84 消毒液配制成含有效氯为 500mg/L 的消毒液 2kg,需用 5%的 84 消毒液多少毫升?稀释需加水多少毫升?

解:因为稀释前后消毒剂有效成分含量单位不一致,不能直接代入公式,因此先换算,统一单位为 mg/L。

由于 5% = 5g/100ml = 5g/0.1L = 50 000mg/L,即 C_1 = 50 000mg/L, C_2 = 500mg/L;按照 1g = 1ml 换算,2kg = 2 000g = 2 000ml,即 V_2 = 2 000ml,求 V_1 = ?

$$V_1 = C_2 V_2 / C_1 = 500mg/L \times 2\ 000ml / 50\ 000(mg/L) = 20ml$$
$$V_水 = 2\ 000ml - 20ml = 1\ 980ml$$

也可将 C_2 = 500mg/L 有效氯换算成百分含量的单位,即:

500mg/L = 500mg/1 000ml = 50mg/100ml = 0.05g/100ml,用百分比浓度表示为 C_2 = 0.05%,而 C_1 = 5%, V_2 = 2 000ml,代入公式得:

$$V_1 = C_2 V_2 / C_1 = 0.05\% \times 2\ 000ml / 5\% = 20ml$$
$$V_水 = 2\ 000ml - 20ml = 1\ 980ml$$

答:需用含量为 5% 的 84 消毒液 20ml,稀释需加水 1 980ml。

举例 2：

拟配制 10L 含溴消毒液,浓度为 500mg/L,所用二溴海因有效溴含量为 50%,需加多少克消毒剂?

解:消毒粉质量 $= C_2 \times V_2 / C_1$
$$= (500mg/L \times 10L) / 50\%$$
$$= 5\ 000mg/0.5$$
$$= 10\ 000mg$$
$$= 10g$$

答:需加 10g 二溴海因消毒剂。

（二）消毒稀释液用量计算

某一区域的表面喷洒消毒,消毒稀释液用量 $V(L)$ 可根据单位面积喷药量 $B(L/m^2)$ 和喷洒面积 $A(m^2)$ 计算,计算公式为: $V = AB$。

密闭空间的喷雾消毒,消毒稀释液用量 $V(L)$ 可根据单位体积喷药量 $B'(L/m^3)$ 和房间容积 $A'(m^3)$ 计算,计算公式为: $V = A'B'$。

根据消毒稀释液用量 $V(L)$ 和配药桶容积 $V'(L)$,可计算用药桶个数 D。计算公式为: $D = V/V'$。

举例 3：

使用 2% 过氧乙酸对容积为 75m³ 的房间进行喷雾消毒,按 8ml/m³ 的用量喷雾,需配制稀释液多少毫升?需要过氧乙酸原液（20%）多少毫升?

解:消毒体积 A' = 75m³;单位体积用量 B' = 8ml/m³,
则稀释消毒液用量 $V_2 = A'B' = 75m^3 \times 8ml/m^3 = 600ml$
根据 $V_1 = C_2 V_2 / C_1 = 2\% \times 600ml / 20\% = 60ml$

答:需配制稀释液 600ml,需要 20% 的过氧乙酸原液 60ml 进行稀释。

三、消毒面积与体积的测量和计算

消毒面积或体积的测量方法:取卷尺,一人牵卷尺一端,固定在墙壁一角,另一人拉动卷尺测出室内墙壁的周长（m）。在测算面积时,除空气传播的传染病消毒墙壁高度需到顶外,其他传染病消毒墙壁高度均为2m。

计算公式如下：

1. 四面墙壁面积（m²）＝周长（m）×高（m）

2. 地面面积（m²）＝长（m）×宽（m）

3. 房屋体积（m³）＝长（m）×宽（m）×高（m）

根据消毒药液的实际用量，来计算消毒喷洒或熏蒸后在单位面积或体积上的存留量，计算公式如下：

$$实际单位面积或体积喷药量（L/m^2 或 L/m^3）=\frac{消毒稀释液体积（L）-剩余液体积（L）}{消毒面积（m^2）或体积（m^3）}$$

四、常用消毒剂的配制

（一）配制流程

配制消毒剂前，需准备好配制工具，如配药桶、搅拌棒、量筒或量杯、天平。由于消毒液对皮肤有一定的刺激性和腐蚀性，故在配制时需要佩戴胶皮手套或一次性医用手套、口罩、帽子进行个人防护。根据需配制消毒液的浓度、消毒原液的浓度或消毒片剂的有效含量及所需配制的消毒液体积，计算需取消毒药剂的量。加水溶解或稀释后的消毒液要用搅拌棒搅拌，盖上盖子，防止挥发，现用现配。

（二）500mg/L 含氯（溴）消毒液的配制

1. 漂白粉　称取2g漂白粉（有效氯25%），加入1L水中，用搅拌棒搅拌均匀。

2. 84消毒液　量取5%的84消毒液1ml，加入1L水中，用搅拌棒搅拌均匀。

3. 含氯泡腾片　取2片含氯泡腾片，每片有效氯含量250mg，加入1L水中，待片剂充分溶解后，搅拌均匀，即可使用。

4. 二溴海因消毒剂　取二溴海因消毒片或消毒粉（有效溴含量均为50%）1片或1g，放入1L纯净水中（水温大于40℃）。加水时注意控制水量，避免溶液溅出，搅拌均匀后即可使用。

（三）200mg/L 二氧化氯消毒液的配制

稳定性二氧化氯：将稳定性二氧化氯二元包装（A剂36g，B剂64g）的粉剂分别倒入装有1.3L纯水的配药塑料桶中，严禁将水倒入粉剂中。搅拌溶解后，加盖静置10min，得到黄绿色的二氧化氯母液，二氧化氯含量为10 000mg/L。再量取母液20ml，加入980ml水中，搅拌均匀，得到浓度为200mg/L的二氧化氯稀释液1L。

（四）2% 过氧乙酸消毒液配制

配合剂型的过氧乙酸：A、B两种成分平时分开存放，使用前混合均匀。A为经过处理的冰醋酸，B主要是按比例配制好的过氧化氢溶液。使用前一天，先把A、B两溶液按10∶8或12∶10（体积）混合，放于室温下，第2天过氧乙酸含量即可达到20%左右。取100ml过氧乙酸浓缩液，加入900ml水中，搅拌均匀即可使用，现用现配。

17

第三章

常用消毒器械

消毒器械为消毒工作中必不可少的工具。较为全面地了解消毒器械的种类和功能、熟练操作常用消毒器械以应对不同环境下的消毒工作是消毒员必须具备的知识和技能。本章将介绍包括湿热灭菌器、干热灭菌器、紫外消毒设备在内的常用消毒器械的原理、操作和维护等相关内容。

第一节　湿热灭菌器

一、设计原理及对微生物的杀灭作用

湿热灭菌器的原理是利用湿热蒸汽冷却相变时释放大量潜热和良好的穿透性,使微生物的蛋白质破坏和酶活性丢失,从而导致微生物死亡。

湿热灭菌器可产生饱和蒸汽,每 100℃ 的饱和蒸汽变为 100℃ 水时,能释放出 2.256kJ(539cal)热量。湿热蒸汽冷凝时,相变体积的变化可使密度增大 1 000 多倍,产生的局部负压力促使蒸汽渗透到灭菌物品的内部,提高了灭菌效果。

微生物体内的蛋白质分子在热力作用下,有序结构变为无序的漫散结构,使大量疏水基暴露于分子表面,互相结合成较大的聚合体,从而引发蛋白质和各种酶凝固和沉淀,核酸细胞壁和细胞膜破坏而导致死亡。这种湿热作用对微生物的蛋白质和酶的破坏是不可逆的。

湿热灭菌器可以杀灭各种微生物,包括细菌繁殖体、芽孢、真菌、病毒等。对不同微生物所需要的温度和时间不同。细菌繁殖体、亲脂病毒、立克次体、真菌和酵母菌,80℃,5~10min 可被灭活;真菌孢子需 100℃,30min 才能杀灭;亲水病毒一般需要加热 100℃,5min;细菌芽孢一般要 120℃,15min 以上才能杀死。煮沸消毒需要的时间要比湿热灭菌法长,一般细菌繁殖体和亲脂病毒需 100℃,5~10min;亲水病毒需要 15min;细菌芽孢需要 30min 以上。

二、类型

湿热灭菌器根据设计制造原理不同,可分为下排气式压力蒸汽灭菌器(图 3-1)、预真空(脉动真空)压力蒸汽灭菌器、流通蒸汽消毒器、煮沸消毒器等。

1. 下排气式压力蒸汽灭菌器　采用重力置换的原理设计制造,利用饱和蒸汽比冷空气轻的特点,使湿热的饱和蒸汽从灭菌室的上部进入,驱使冷空气从灭菌室下部排出,整个灭

菌室充满湿热蒸汽并与灭菌物品充分接触,湿热蒸汽释放出大量潜热作用于微生物,从而使其蛋白质凝固而死亡。

2. 预真空(脉动真空)压力蒸汽灭菌器 该灭菌器利用机械泵抽真空的原理,提高了气体的流通速度和蒸汽穿透速率,从而提高灭菌效果和效率。采用多次反复抽真空和充入蒸汽的方式,既能使灭菌室内的冷空气排除彻底,又由于脉动空化作用使吸附在灭菌物表面的气泡粉碎,增加湿热蒸汽与微生物接触的面积,提高了杀灭细菌的作用和灭菌效果。并在干燥阶段缩短了干燥所需时间,提高了灭菌效率。

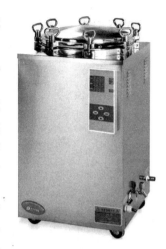

图 3-1 湿热灭菌器

3. 流通蒸汽消毒器 在非密闭的情况下采用煮沸水的方法产生热蒸汽(温度不超过 100℃),热蒸汽与消毒物品接触后将物品中的微生物杀灭。常用于食品、餐具和一些不耐高热物品的消毒。

4. 煮沸消毒器 是将消毒物品放入消毒器内,加热煮沸消毒器内的水,利用水的热量将消毒物品内的微生物杀灭。

三、影响消毒和灭菌的因素

(一) 温度和时间

温度和时间是影响消毒灭菌效果的关键因素,按消毒灭菌相关技术规范,其消毒灭菌的时间与温度如表 3-1 所列。

表 3-1 消毒温度和时间对灭菌效果的影响

物品种类	压力消毒灭菌不同温度时的作用时间			煮沸消毒的作用时间
	121℃ 0.105MPa	126℃ 0.140MPa	133℃ 0.210MPa	≤100℃,常压
器皿类	15~20min	10~15min	4~6min	15~120min
器械类	15~20min	10~15min	4~6min	15~120min
辅料类	30~45min	30min	4~6min	30~120min

(二) 微生物的种类和数量

微生物耐温越高、数量越多,则消毒灭菌的温度越高、时间越长。

(三) 灭菌物的性质和包装状况

灭菌物密度越大、包装越紧密、体积越大,消毒灭菌时间越长。

(四) 设备的类型

一般选脉动真空消毒灭菌器为好。因为它能达到高温快速消毒(134℃,4min)的效果,且能耗低。

四、适用范围

茶(餐)具(玻璃、陶瓷、金属、耐热塑料等制品)、毛巾、浴巾、床上用具(纺织制品)、理发美容工具(刀、剪、钳等金属制品,电动器具除外)、工作服和鞋等耐湿热蒸汽作用的物品,均可用湿热灭菌器进行消毒灭菌。

化妆品(油剂、粉剂、膏类)、电动器具及塑料等不耐湿热蒸汽的物品不适用于湿热灭菌器消毒。

五、使用方法

湿热蒸汽消毒灭菌设备其品种和规格繁多,操作使用方法存在一定差异,但基本步骤相同。下面以某品牌使用说明进行简单介绍。

(一)重力下排气手提式压力蒸汽灭菌器的使用方法

手提式压力蒸汽灭菌器为重力下排气式,是国内使用最广泛,价格最便宜的消毒灭菌器之一,其使用方法如下:

1. 加水　打开灭菌器盖,取出灭菌筒,加入适量纯水。

2. 装入灭菌物品　灭菌室内放入灭菌筒,按规定把灭菌物包或散装件装入灭菌筒内。

3. 加盖密封　将器盖上的排气软管对准灭菌筒边缘排气管插入槽,插入软管并对准器盖上的螺栓槽位,旋紧密封锁旋钮。

4. 加热升温　打开电源开关加热,打开放气阀,有蒸汽喷出时关闭放气阀或多次打开放气阀排气,使灭菌室内的冷空气充分排出。

5. 灭菌(保温)　温度升到126℃(0.14MPa)时,维持一定时间。

6. 冷却　到灭菌时间后,打开放气阀,排气冷却。

7. 出料　需要干燥的灭菌物,应先打开放气阀慢慢排气,使物品干燥。灭菌室压力表指示为零时开盖取物。液体类灭菌物,应自然冷却到灭菌室压力表显示零位时开盖取物。不得用放气阀快排蒸汽,防止因突然减压引起液体剧烈沸腾或造成爆炸。

(二)预真空(脉动真空)压力蒸汽灭菌器的使用方法

1. 预真空压力蒸汽灭菌器

(1)装物:按要求装入灭菌物品。

(2)夹套加热。

(3)抽真空:真空系统启动工作,使灭菌室抽真空排除冷空气。

(4)升温:抽真空结束后引入蒸汽,使灭菌室温度升高,达到灭菌的温度。

(5)灭菌:当灭菌室温度达到要求时灭菌室开始保温杀菌。

(6)干燥和冷却:打开灭菌室排气阀进行排气,当灭菌室压力减小到0MPa时系统开始抽真空,进行灭菌物品的干燥和冷却。

(7)取物:当灭菌室的真空度达到-0.09MPa时,开始向灭菌室内补充洁净的干燥空气,使压力恢复到0MPa,灭菌温度达到60℃以下时才能开门取物。

2. 脉动真空压力蒸汽灭菌器

(1)装物:按要求装入灭菌物品。

(2)抽真空和升温:蒸汽进入夹套使灭菌室预热,达到设定的灭菌温度。

灭菌室抽真空,使真空度达到要求。灭菌室通入蒸汽,使灭菌室压力达到要求。灭菌室抽真空,使真空度达到要求。灭菌室反复抽真空再进蒸汽,进行3~4次的脉动。

(3)灭菌:脉动到最后一次进蒸汽时,使灭菌室温度达到设定灭菌温度,保温4min进行灭菌。

(4)干燥和冷却:灭菌时间达到设定值时,灭菌室开阀排除蒸汽。当压力为0MPa时开始抽真空干燥冷却,当真空度达到-0.09MPa时充入洁净干燥空气使压力升高至-0.02MPa时,再抽真空到-0.09MPa,再一次通入洁净干燥空气升压到-0.02MPa。通常反复3次脉动,干燥冷却后,再通入洁净干燥空气使灭菌室压力恢复到0MPa,且灭菌物温度降到60℃以下时开门取物。

六、维护保养及注意事项

1. 灭菌器应保持良好的工作状态,确保使用安全 应定期进行维护保养,使用前例行检查以保证使用安全和灭菌效果的良好。对其中安全阀、安全联锁装置、密封圈、压力表、温度计、疏水器等控制配件类要着重检查。

2. 灭菌物品的包装 灭菌物品在包装前或直接放入灭菌室之前应彻底清洗干净和充分干燥。包装材料应允许物品内部空气排出和蒸汽透入。市售的普通铝饭盒与搪瓷盒不得用于盛放待灭菌的物品,应用自动启闭式或带通气孔的器具盛放。常用的包装材料包括全棉布、一次性无纺布、一次性复合材料(如纸塑包装)、带孔的金属或玻璃容器等。一次性无纺布、一次性复合材料必须经国家有关行政部门批准方可使用。新包装材料在使用前,应先用生物指示物验证灭菌效果。包装材料使用前应先在温度18~22℃、相对湿度35%~70%的条件下放置2h,仔细检查有无残缺破损。布包装层数不少于两层。杯、盘、盆、碗等器皿类物品尽量单个包装,包装时应将盖打开,若必须多个包装在一起时,所用器皿的开口应朝向一个方向。摆放时,器皿间用吸湿毛巾或纱布隔开,以利蒸汽渗入。灭菌物品能拆卸的必须拆卸,必须暴露物品的各个表面(如剪刀的刀刃),以利灭菌因子接触物体的所有表面。有筛孔的容器应将盖打开,开口向下或侧放。物品捆扎不宜过紧,外用化学指示胶带贴封,灭菌包每大包内和难消毒部位的包内放置化学指示物或生物指示物。

3. 灭菌物品装载 下排气式灭菌器的装载量不得超过柜室内容量的80%。应尽量将同类物品放在一起灭菌,若必须将不同类物品装放在一起,则以最难达到的灭菌物品所需的温度和时间为准。物品装放时,上下左右相互间均应间隔一定距离,以利蒸汽置换空气。大型灭菌器,物品应放于柜室或推车上的载物架上。无载物架的中小型灭菌器,可将物品放于网篮中。难于灭菌的大包放在上层,较易灭菌的小包放在下层,金属物品放下层,织物包放上层。物品应放于柜室内贴靠门和四壁的位置,以防吸入较多的冷凝水。金属包应平放,盘、碟、碗等应处于竖立的位置,纤维织物应使折叠的方向与水平面成垂直状态,玻璃瓶等应开口向下或侧放,以利蒸汽进入和空气排出。启闭式筛孔容器应将筛孔的盖打开。预真空(脉动真空)压力蒸汽灭菌器灭菌物品的装载量不超过灭菌器额定容量的90%。装载量最小不得小于灭菌器额定容量的10%(预真空式)和5%(脉动真空式),以防止"小装量效应"使残余空气影响灭菌效果。

4. 操作、维护保养 灭菌器的操作使用、维护保养、检查和修理应按照制造单位提供的使用说明书的要求执行。有关人员必须通过有资质的部门培训合格后才能持证上岗。

第二节 干热灭菌器

一、设计原理及对微生物的杀灭作用

干热灭菌器采用电阻丝或卤素电热管加热的方式加热空气,经风机使干热空气在消毒箱内循环,靠高温将箱内消毒物品中的微生物杀灭。干热灭菌的机理有干热高温使蛋白质变性、微生物受高温氧化作用而损伤、干热过程使微生物原浆中的电解质浓缩等3种学说。干热灭菌器在160℃条件下分别作用10min和40min可对嗜热脂肪杆菌(ATCC 7593株)和枯草杆菌黑色变种(ATCC 9372株)的芽孢均完全杀灭。160℃、120min,170℃、60min,180℃、30min可杀灭一般细菌芽孢。对细菌繁殖体、真菌和一般病毒,120℃、30min,干热灭菌器即可达到消毒效果。

二、类型

干热灭菌器分为电热烘箱(图3-2)和干热空气灭菌箱。两者加热方法和加热器位置有所不同,前者采用底部加热和上、下层通风道,热空气对流较慢。后者采用底部和两侧加热的方法,整体风道、逆风循环、箱内壁设有热空气对流孔,热风对流迅速,升温迅速。

根据干热灭菌器容积的大小又可将其分为不同的型号。

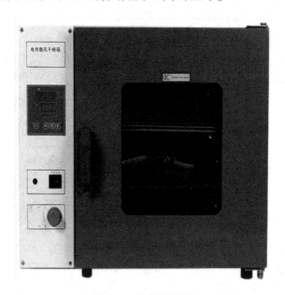

图3-2 干热灭菌器

三、影响消毒和灭菌的因素

(一)温度增加或作用时间延长,消毒效果提高

消毒物品不同,干热灭菌的效果不同。160℃条件下作用40min可对滑石粉、玻璃器皿、金属器械和纸等有效灭菌。

物品装量对温度升降时间和灭菌效果有影响,随物品装量增加,柜室内从室温升到所要求温度再降低的时间有所延长,从而影响消毒效果。

(二)活性水和相对湿度是干热消毒效果的重要影响因素

菌体外有机物的保护可使微生物更难于被干热杀灭。活性水是指微生物细胞或芽孢里面可利用的相对的水。如果微生物细胞或芽孢的含水量和周围环境的水分相平衡,则在理论上微生物的活性水等于外部的相对湿度。微生物的抗热力在干热(活性水<1.0)比在湿热(活性水=1.0)时强。在干热灭菌时,活性水=0.0~1.0,活性水越接近1.0,消毒效果越

好。相对湿度指示微生物周围大气中水分的状况。湿热灭菌时相对湿度=100%(或1.0),干热灭菌时相对湿度<100%,可以是0%~100%之间的任何数值。相对湿度越高,灭活效果越好。

四、适用范围

高温下不损坏、不变质、不蒸发物品均可使用干热灭菌器进行灭菌。玻璃制品、金属制品、陶瓷制品、油膏等消毒和灭菌可用干热灭菌器完成。外科手术器械中的手术刀、剪、镊、凡士林纱布、滑石粉,骨科用的锤、锯、钢针、骨夹板等,制药用品和药品如储存容器、转运、输送的金属器具、混合料斗、中成药、粉剂、颗粒、丸和制剂用的胶塞等,以及微生物实验室所用的器皿、吸管等的灭菌均可使用干热灭菌器完成。

五、使用方法

1. 设定 打开电源,按要求设定时间、温度等技术参数。参数参考:160℃作用120min;170℃作用60min;180℃作用30min。
2. 运行 灭菌器箱体升温,同时风机运转去除冷空气。
3. 灭菌 当箱内温度达到设定值时,开始灭菌时间记录。
4. 冷却 箱内加热系统停止后风机继续运行,转入空气自然降温状态。
5. 结束 当箱内温度低于80℃以下时,可开启箱门。

六、维护保养及注意事项

使用前认真阅读灭菌器说明书,按说明书进行安装、使用并定期维护。
1. 为防止灭菌失败或污物碳化待灭菌物品,干热灭菌前消毒物品应充分洗净。
2. 待消毒物品不宜重叠,避免与加热箱内壁接触,灭菌完成后须待箱内温度降至40℃方可开门,以防发生危险。
3. 待消毒物品包装不宜过大,物品总高度勿超过灭菌器内室高度的2/3。为了利于热空气在物品之间对流,待消毒物品间应留有空隙,粉剂和油脂不宜太厚,一般为0.7cm,凡士林纱布一般不超过1.3cm,以利于热穿透。
4. 灭菌时间的记录应从灭菌室内达到设定温度时开始计算。
5. 为保证物品不受到微生物的二次污染,开门取物等操作应按无菌操作方法完成。

第三节 紫外线消毒设备

紫外线消毒设备是根据紫外线对微生物的杀灭作用设计的一类消毒产品。
紫外线杀菌的机制为紫外线照射微生物后,微生物DNA链上的两个相邻胸腺嘧啶之间的正常连接被破坏,形成胸腺嘧啶二聚体阻止DNA复制,同时RNA链上相邻的尿嘧啶之间的正常连接也被紫外线破坏,形成尿嘧啶二聚体(UU),破坏RNA模板,导致微生物死亡。另外,微生物蛋白质上的残基、氢键和酶的结构也会遭到紫外线破坏,一些功能蛋白失活和结构损坏,导致微生物死亡,这也是紫外线杀菌的主要机制之一。

一、紫外线消毒灯

（一）设计原理及对微生物的杀灭作用

紫外线消毒灯用石英玻璃管或透短波紫外线的玻璃管制成灯管,灯管内充低压的惰性气体和汞蒸汽,灯端为金属冷电极或热灯丝电极,通电后产生电子轰击管内汞蒸汽,汞原子的外层电子跃迁到高能级轨道成为激发态的原子,当外层电子回到外层低能级轨道时释放出以波长 253.7nm 为主的紫外线杀菌。波长为 254nm 左右的紫外线具有最强的杀菌作用,可以杀灭包括细菌繁殖体和芽孢、分枝杆菌、真菌、病毒在内的多种微生物。

（二）类型

根据设计原理,紫外消毒灯分为热阴极低压汞紫外线杀菌灯、冷阴极低压汞紫外线杀菌灯、高压汞紫外线杀菌灯,其中热阴极低压汞紫外线杀菌灯又分为直管式紫外线杀菌灯、H型热阴极低压汞紫外线杀菌灯、低 O_3 紫外线灯、高 O_3 紫外线灯。

热阴极低压汞紫外线杀菌一般采用对紫外线透过率>80%的石英玻璃作灯管,用钨丝绕成双螺旋灯丝,涂上碳酸钡、碳酸锶、碳酸钙混合物制成电极,灯内充入压力为 0.799 9Pa 的汞蒸汽,灯启动时,灯丝加热,氧化物发射电子,轰击灯管内的汞蒸汽,使汞原子成为激发态的原子,最终辐射的紫外线 95% 以上波长为 253.7nm,同时也有少量 184.9nm、404nm、435nm、545nm、577nm 和 579nm 的辐射线。温度为 40℃时,这种灯辐射强度最大。

直管式紫外线杀菌灯是最经典的紫外线杀菌灯(图 3-3),灯管长度和直径可用公式计算。用石英玻璃管制备的直管式紫外线杀菌灯,30W 灯的辐射强度在 $90\mu W/cm^2$ 以上(1m处),要求使用中不得低于 $70\mu W/cm^2$,使用寿命为 3 000h。还有功率为 40W、30W、20W、15W、10W、8W、6W、4W 等。H 型热阴极低压汞紫外线杀菌灯,9W 的 H 灯,在距灯管 3cm 处的辐射强度≥9 000$\mu W/cm^2$。30W 的 H 灯在距灯为 100cm 处的辐射强度≥200$\mu W/cm^2$。低 O_3 紫外线灯,无论是直管式还是 H 型灯,均可在石英玻璃中加入 0.01%~0.05%氧化钛和 0.07%氧化铝,使波长小于 200nm 的紫外线被吸收,产生少量的 O_3,制成低 O_3 紫外线灯。高 O_3 紫外线灯在产生大量 253.7nm 紫外线的同时,也辐射较强的 184.9nm 的紫外线,产生大量的 O_3,由于 O_3 和紫外线有协同杀菌作用,故提高了消毒效果。

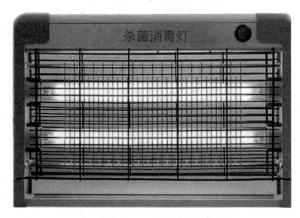

图 3-3　紫外线消毒灯

　　冷阴极低压汞紫外线杀菌灯用石英作灯管,镍制成电极,灯管内充入汞和氩气,在强电场作用下冷阴极发射电子轰击汞原子,使其激发发光。灯管可以做成各种形状,如盘香型、U型、直管型等,辐射的紫外线60%以上波长为253.7nm。

　　高压汞紫外线杀菌灯一般用于水的消毒,在灯管内充入最高可达几个大气压的汞蒸汽,功率可达500~1 000W或更高,在辐射光谱中有一小部分是杀菌紫外线,但总能量大。

(三) 影响消毒和灭菌的因素

　　1. 电压的影响　　电压是紫外光源辐射强度的重要影响因素,当电压不足时辐射强度会明显下降。

　　2. 距离的影响　　一般来说,距离的平方与辐射强度成反比。30W低压汞热阴极直管灯的辐射强度随距灯管距离的增加而降低。

　　3. 温度的影响　　温度通过影响紫外线光源的辐射强度影响消毒的效果,5~37℃范围内紫外消毒灯具有稳定的杀菌效果,过高和过低的温度对紫外线的消毒都不利。随着温度升高,紫外线辐射强度增大,到40℃时,辐射的紫外线强度达到最大,温度再升高,会引起辐射吸收增多,输出减少。在低温下,微生物变得对紫外线更敏感。

　　4. 相对湿度的影响　　紫外线消毒空气时相对湿度应在60%以下。相对湿度过高时空气中过多的小水滴可阻挡紫外线,影响消毒效果。

　　5. 照射时间的影响　　消毒效果随着照射时间的增加而增加。

　　6. 有机物的保护　　微生物表面的有机物影响紫外线对微生物内部的穿透,且可以吸收紫外线使消毒效果降低。此时应根据微生物种类和数量正确提高照射剂量及时间。

(四) 适用范围

　　适用于包括医院内的公共用品和器械的消毒,以及文化娱乐场所、浴业服务单位、宾馆、饭店、酒吧、茶馆、公共交通工具(公共汽车和出租车、轻轨和地铁车厢、飞机和轮船船舱)、商店和购物场所、社区活动场所、学校、图书馆和书店、公共二次供水水箱和储水容器、游泳池、银行、幼托机构、体育场所和公共健身器材、美容美发店、空调系统的消毒等。

(五) 使用方法

　　1. 对物品表面的消毒　　一般细菌繁殖体杀灭时的照射剂量应达到10 000μW·s/cm², 杀灭细菌芽孢时应达到100 000μW·s/cm²。真菌孢子的抵抗力更强,照射剂量应达到600 000μW·s/cm²,消毒不详目标微生物时,照射剂量不应低于100 000μW·s/cm²。病毒对紫外线的抵抗力介于细菌繁殖体和芽孢之间。

　　2. 室内空气的消毒　　高强度紫外线空气消毒器是室内空气消毒的首选,该设备可在室内有人活动时使用,且消毒效果可靠,开机消毒30min即可达到消毒合格。紫外线灯悬吊式或移动式直接照射可在室内无人的条件下采用,但采用室内悬吊式消毒时,室内安装紫外线消毒灯(30W紫外线灯,在1.0m处的强度大于70μW/cm²)的数量为平均每立方米不少于1.5W,照射时间不少于30min。

　　3. 水和其他液体的消毒　　可采用水内照射或水外照射。采用水内照射法时紫外光源应装有石英玻璃保护罩,且水层厚度应均小于2cm。

(六) 维护保养及注意事项

　　1. 在使用过程中,应保持紫外线灯表面的清洁,一般每两周用酒精棉球擦拭一次,发现灯管表面有灰尘、油污时,应随时擦拭。

2. 用紫外线灯消毒室内空气时,房间内应保持清洁干燥,减少尘埃和水雾,当温度低于20℃或高于40℃,相对湿度大于60%时应适当延长照射时间。

3. 用紫外线消毒物品表面时,应使照射表面受到紫外线的直接照射,且应达到足够的照射剂量。

4. 不得使紫外线光源照射到人,以免引起损伤。

二、紫外线消毒箱

(一) 设计原理及对微生物的杀灭作用

紫外线消毒箱是将高强度、高臭氧紫外线杀菌灯,装入不同形状的箱体内而制成。利用紫外线近距离照射,获得很高的紫外线强度,使消毒物品上的微生物在很短的时间内被杀灭。同时,紫外线灯能产生高浓度的臭氧,在紫外线的照射下,臭氧分解,产生大量初生态氧,有强大的氧化作用,对紫外线照射不到的表面也可达到消毒效果。同时在消毒箱的壁上配以反射材料,使照射到消毒箱壁的紫外线反射回消毒箱内,不但增加了照射表面的面积,也增强了紫外线的强度。紫外线消毒箱的腔体有圆形、方形和长方形等。无论哪种类型,紫外灯距中心的距离都不宜超过15cm,力求尽量减少死角。中间应有网状的置物架,使架上的物品能接收到紫外线照射。紫外线消毒箱应有照射时间指示、紫外线灯工作指示,并且消毒箱的门应密闭,以防臭氧泄漏。打开消毒箱门时,紫外线灯应自动关闭。

消毒箱内高强度紫外线和高浓度臭氧协同作用,可以杀灭各种微生物,包括细菌繁殖体、芽孢、病毒、真菌和结核分枝杆菌等。一个直径20cm、高25cm的消毒箱,内装3支12W高强度H型紫外线杀菌灯,消毒箱内各点的紫外线强度均在 $10\,000\mu W/cm^2$ 左右。消毒箱对玻片载体上的微生物有良好的杀灭作用,对大肠杆菌、金黄色葡萄球菌等细菌繁殖体作用1s,杀灭率达到99.9%以上;对白念珠菌作用15s,杀灭率达到99.9%以上;对枯草杆菌黑色变种芽孢,作用15s,杀灭率达到99.9%以上。乙型肝炎表面抗原,照射30s,可灭活。对物品上的自然菌作用60s,杀灭率达到90%以上。

(二) 影响消毒和灭菌的因素

1. 消毒对象的表面性质可以影响消毒效果 无孔的硬质表面上的微生物易于杀灭,当作用时间达到15s时,铝片、玻片、纸片上的微生物均可杀灭99.9%以上。

2. 有机物对微生物的保护可影响消毒效果,但在高强度紫外线和高臭氧的作用下,仍可将其杀灭。

3. 温度和杀菌效果有关,在6~35℃范围内,温度升高,消毒效果加强。在较低的温度下,需要延长照射时间。

4. 消毒物品放置位置,一般来说影响不大,因消毒箱内各点均有较高的紫外强度和臭氧浓度。载物架(网)对消毒效果影响不大。

(三) 适用范围

紫外线消毒箱可用于小件生活用品和诊疗用品的消毒,如听诊器、叩诊锤、文件、处方签、刀、剪、实验室器材、笔、鼠标、理发美容工具、手表、玩具等的消毒。

使用方法:用紫外线消毒箱进行预防性消毒时,一般照射3~5min;用于传染病疫源地消毒时,对消毒物品应照射10~15min。物品装量和装载方法,必须使消毒物品直接暴露于紫外线灯,或反射紫外线。具体消毒时间等可参照说明书执行。

(四) 维护保养及注意事项

1. 紫外线不能直接照射到人,在开启紫外线灯前,必须确认门已关闭。
2. 消毒时,消毒箱的任何部分都不得泄漏紫外线。
3. 对臭氧的泄漏也必须控制在最低水平,消毒箱附近(1m 范围内)臭氧的浓度不能高于 $0.2mg/m^3$。
4. 因臭氧对橡胶有破坏作用,不宜用于橡胶制品的消毒。

第四节　臭氧消毒器

臭氧消毒器是由臭氧发生器和附件组成的消毒设备。臭氧是由 3 个氧原子组成的氧的同素异形体。臭氧消毒机制主要是依靠其分解后产生的单原子氧和溶于水后羟基(OH)的氧化能力,可与细胞壁和细胞膜的脂类双键起反应,穿破胞壁进入细胞壁内,作用于外壳脂蛋白和内面脂多糖,最后导致细胞的通透性发生改变,直到微生物细胞死亡。臭氧也可破坏微生物的 DNA 或 RNA,杀灭微生物。

一、设计原理及对微生物的杀灭作用

臭氧消毒器产生臭氧的方法主要有无声放电法、光化学法、电解水法和沿面放电法。

1. 无声放电法　空气或氧气在一对间距很近的高压电极间通过时,O_2 发生电离,产生臭氧。此法臭氧产率较低(3%左右),能耗较大。

2. 光化学法　使用波长 185nm 左右紫外线照射空气或氧气,使氧分子分离再聚合来获取臭氧。此法臭氧产量低,但可与紫外线共同起杀菌作用。

3. 电解水法　用低压直流电电解,使水在特制的阳极界面氧化产生臭氧。阴极析出氢气。该法制造的臭氧发生器能产生较高浓度的臭氧,且产物中无有害的氮氧化物,应用较为广泛。

4. 沿面放电法　在高压高频强电场作用下,气体沿电介质表面发生脉冲电晕放电,产生低温等离子体,使氧分子在 10ns 内分解成单氧原子,在数十纳秒内与氧分子结合成臭氧。此法可产生 20%的高浓度臭氧。

臭氧是一种高效广谱杀菌剂,可杀灭细菌繁殖体和病毒、真菌等,并可破坏肉毒杆菌毒素。臭氧对不同微生物的杀灭效果不同。臭氧可较快杀灭细菌繁殖体,但不同细菌对臭氧的抵抗力不同。一般认为较敏感的细菌有枯草杆菌、肠系膜杆菌、金黄色葡萄球菌、大肠杆菌等。普通变形杆菌的抵抗力稍强,无色杆菌、假单胞菌的抵抗力最强。臭氧可以杀灭病毒,包括人类免疫缺陷病毒Ⅰ型(HIV-1)、脊髓灰质炎病毒、轮状病毒、细小病毒、单纯疱疹病毒、柯萨奇病毒、流感病毒等。臭氧对真菌的杀灭作用和细菌繁殖体相似。臭氧对水中隐孢子虫囊和贾第鞭毛虫囊的杀灭作用也较好。

二、类型

以臭氧发生器为主体,辅以必要的配件,可制成适用于不同消毒对象的臭氧消毒器。臭氧消毒器按安装方式可分为固定式和便携移动式。按外形构造可分为台式、立式、卧式、一体式和分体式。按用途分为臭氧水消毒器、臭氧空气消毒器、臭氧洗涤消毒器、臭氧消毒箱、臭氧消毒脚盆、臭氧餐具消毒柜等。

三、影响消毒和灭菌的因素

臭氧浓度越高,作用时间越长,杀菌作用越强。随着温度增加,臭氧的杀菌作用加强。相对湿度越大,杀菌效果越好,在干燥环境下杀菌效果差。有机物增多、水的 pH 升高、水的浑浊度增大都会降低消毒效果。

四、使用范围和方法

1. 臭氧水消毒器 大型臭氧消毒器,可用于自来水厂水消毒、污水消毒、游泳池循环水处理。游泳池水净化是防止皮肤病、眼病等传染病传播的重要环节。小型臭氧水消毒器可用于居民住宅水箱、污染地面水的消毒。

2. 臭氧表面消毒器 装在洗菜机和果蔬解毒机上,用于果蔬的消毒;装入鞋柜、衣柜内,对柜内鞋袜、衣物、被褥进行消毒和去除异味;装在洗碗机、消毒柜中,可对餐饮用具表面进行消毒;装在医用消毒器上,可对病人用被褥、衣物进行消毒;装入冰箱、冰柜内可对食品消毒。

3. 臭氧空气消毒器 用于候车室、影剧院、医院等大型室内公共场所及居室内空气净化,杀灭空气中的微生物,氧化分解有机挥发物,祛除异味,提高空气质量;也可用于火车空调车厢和公共空调汽车的空气消毒。

由于臭氧消毒器型号较多,使用时需根据用途和环境选择合适的消毒器,并按说明书正确使用。

五、维护保养及注意事项

1. 高浓度臭氧对人体有害,必须保证环境中臭氧浓度符合国家要求。国家规定大气中臭氧允许的浓度为 $0.2mg/m^3$,室内臭氧允许浓度为 $0.16mg/m^3$。

2. 臭氧对铜、铁、碳钢有腐蚀作用,对不锈钢基本无腐蚀,对氯丁橡胶有影响,使弹性降低,对硅橡胶基本无影响,对有色织物有漂白作用。使用时应避免臭氧对消毒物品的损害。

3. 温度、湿度、有机物、pH,水的浑浊度和色度均影响臭氧发生器的杀菌效果。

4. 臭氧不稳定,容易分解,无法保存。臭氧消毒器应现场使用,现场发生臭氧气体。

5. 由于气体流动会使臭氧消毒机内部逐渐积累灰尘,应定期清理保养。

第五节 环氧乙烷灭菌设备

环氧乙烷气体属第二代化学灭菌剂,由于其易燃、易爆、对人有致癌作用,必须在密闭的条件下使用。使用环氧乙烷进行灭菌的专用设备有环氧乙烷灭菌器、环氧乙烷灭菌袋、环氧乙烷灭菌室等。

环氧乙烷气体可以杀灭各种微生物,包括细菌繁殖体、芽孢、真菌、病毒等。用环氧乙烷消毒或灭菌时,不同的灭菌器消毒或灭菌效果不同。性能良好的灭菌器可以降低环氧乙烷使用剂量和减少灭菌时间。用 550mg/L,作用 1h,足以杀灭金黄色葡萄球菌、大肠杆菌等细菌繁殖体;用 458mg/L,作用 2.5h,可杀灭真菌。用于灭菌时,一般用 600~800mg/L,作用

6h。性能优良的环氧乙烷灭菌器只要用600mg/L,作用6h,即可杀灭各种微生物。

一、类型

环氧乙烷灭菌器按照灭菌器控制方式可分为可编程灭菌器和预置循环周期灭菌器。前者适用于在医疗器械工业生产中灭菌;后者通常的灭菌室容积≤1m³,适用于医疗器械灭菌和污染物品的消毒。

按照工作形式可分为真空压力式和非压力式。前者以箱体形成"密闭区域"为给定范围(静态体积)。将灭菌物品一次性放入,以给定的参数维持灭菌,适用于在医疗器械工业批量生产中灭菌。后者以软体袋形成"密闭区域"以给定参数灭菌,将消毒灭菌的物品放入灭菌袋内进行灭菌或消毒。

二、影响消毒和灭菌的因素

(一)剂量和作用时间的影响

在其他条件不变的情况下,使用的环氧乙烷剂量越大,消毒效果越好;作用时间越长,消毒效果越好。浓度、温度和作用时间是互相关联的,在一定的温度下,若浓度达不到最低要求,即使再延长作用时间也达不到灭菌效果。同样,灭菌时间的缩短也有一个极限,再高的浓度,达不到作用时间,也得不到满意的灭菌效果。

(二)微生物因素的影响

微生物种类不同,其对理化因子的抵抗力也不同。微生物污染程度越严重,导致消毒剂消耗增加,彼此重叠的微生物自身机械保护作用的加强,导致耐力强的个体随之增加,从而使消毒灭菌困难增加。

(三)消毒物品的包装和厚度的影响

灭菌过程中,环氧乙烷必须接触到微生物才能起杀灭作用。不同的材料结构、包装方法和消毒物品的厚度,都影响环氧乙烷的穿透能力,从而影响消毒效果。

温度、相对湿度和灭菌物品干燥程度对消毒效果均会产生影响。提高消毒环境的温度,消毒效果增加,一般在54~56℃下灭菌,环氧乙烷可发挥最好的作用。环氧乙烷灭菌需要水分,物品过度干燥或环境相对湿度太低,会影响消毒效果,但如果相对湿度太高和/或物品太湿,对消毒作用也不利。

三、适用范围

环氧乙烷灭菌设备主要用于怕热忌湿物品和器材的消毒和灭菌。包括诊疗用品、纺织品、精密仪器、资重物品、玩具等。特别是被致病性芽孢菌污染的上述物品。

四、使用方法

1. 灭菌前物品准备与包装 需灭菌的物品必须彻底清洗干净,注意不能用生理盐水清洗,灭菌物品上不能有水滴或水分太多,以免造成环氧乙烷稀释和水解。环氧乙烷几乎可用于所有医疗用品的灭菌,但不适用于食品、液体、油脂类、滑石粉和动物饲料等的灭菌。适合于环氧乙烷灭菌的包装材料有纸、复合透析纸、布、无纺布、通气型硬质容器、聚乙烯等;不能用于环氧乙烷灭菌的包装材料有金属箔、聚氯乙烯、玻璃纸、尼龙、聚酯、聚偏二氯乙烯、不能通透的聚丙烯。改变包装材料应作验证,以保证被灭菌物品灭菌的可靠性。

2. 灭菌物品装载　灭菌柜内装载物品上下左右均应有空隙(灭菌物品不能接触柜壁),物品应放于金属网状篮筐内或金属网架上;物品装载量不应超过柜内总体积的80%。

3. 灭菌处理　按照环氧乙烷灭菌器生产厂家的操作使用说明书使用。根据灭菌物品种类、包装、装载量与方式不同,选择合适的灭菌参数,包括环氧乙烷的浓度、灭菌时腔体内的温度和湿度以及作用时间等。

环氧乙烷灭菌参数常用范围:浓度 450~1 000mg/L,温度 37~63℃,相对湿度 40%~80%,灭菌时间 120~360min。

环氧乙烷灭菌程序应包括预热、预湿、抽真空、通入气化环氧乙烷达到预定浓度、维持灭菌时间、清除灭菌柜内环氧乙烷气体、解析以去除灭菌物品内环氧乙烷的残留。

4. 环氧乙烷的解析　解析可在环氧乙烷灭菌柜内继续进行,也可以放入专门的通风柜内,不应采用自然通风法。环氧乙烷残留的多少与灭菌物品材料、灭菌的参数、包装材料和包装大小、装载量、解析参数等有关。聚氯乙烯导管在 60℃时,解析 8h;50℃时,解析 12h。有些材料可缩短解析时间,如金属和玻璃可立即使用,有些材料需延长解析时间如内置起搏器。灭菌物品中残留环氧乙烷应低于 15.2mg/m³;灭菌环境中环氧乙烷的浓度应低于 2mg/m³。

五、维护保养及注意事项

1. 环氧乙烷对人及动物有毒,且有致癌作用。工作场所空气中环氧乙烷最高容许浓度为 2mg/m³。环氧乙烷非正常泄漏时,会导致眼睛损伤以及皮肤烧伤,还可能导致生殖系统和神经系统的损伤。应避免吸入环氧乙烷蒸汽。

2. 装有环氧乙烷的安瓿、铝罐、钢瓶含有加压的液体和气体。应避免在明火、热的表面使用。严禁在灭菌器附近吸烟。个别包裹灭菌电池,应与电子设备分开。

3. 敏感人群会对环氧乙烷气体产生变态反应。因此,敏感人群不能操作环氧乙烷,并且应避免吸入环氧乙烷蒸汽或皮肤接触到用环氧乙烷消毒过的材料。

4. 如果接触到液体环氧乙烷,必须立刻脱去受到污染的衣物、鞋子,用大量的水冲洗皮肤或眼睛至少 15min。如果液体环氧乙烷进入眼睛,必须马上就医。

5. 慢性接触浓缩环氧乙烷大于 1mg/m³,就会对健康有危害。环氧乙烷气体灭菌器的操作员必须经常接受环氧乙烷接触测试。若进入眼睛,应保持眼睛睁开,用水冲洗 15~20min。吸入环氧乙烷后必须立刻呼吸新鲜空气,呼吸困难者应立刻输氧。

6. 不能将从钢瓶中流出的环氧乙烷液体排入湖泊、河流、池塘、海洋或其他水源。在没有得到污水处理许可的前提下,不得将从钢瓶中流出的环氧乙烷液体排入下水道。

第六节　戊二醛气体消毒箱

一、设计原理及对微生物的杀灭作用

戊二醛气体消毒箱内部结构包括戊二醛液体盛器、气化装置、消毒室、加热装置、分散戊二醛气体的风机、残留戊二醛气体处理装置、半自动操作或电脑控制系统等。消毒过程分雾

化、戊二醛气体进入、杀菌、后期处理4个步骤。将消毒物品装入消毒室内、将消毒液经定量加液系统注入气化器内并加热气化、设定消毒温度、戊二醛气体进入消毒室并进行消毒、内置风机促使柜内空气均匀分布于消毒室内、完成消毒过程后气泵抽出残留戊二醛气体进行解析、取出消毒物品。

戊二醛气体属广谱高效消毒剂,对细菌繁殖体、细菌芽孢、分枝杆菌、真菌和病毒均有杀灭作用。故使用范围比较广泛。

二、影响消毒和灭菌的因素

(一)温度

在药物浓度和其他条件基本相同的情况下,观察到戊二醛气体的消毒效果随温度的升高而加强。在10~40℃范围内,其温度系数$Q_{10}=2$,即温度每升高10℃,消毒活性增加2倍。杀灭大肠杆菌和蜡样芽孢杆菌的D值,随温度的升高而减小。温度对戊二醛气体的杀灭芽孢作用影响的程度,比对繁殖体更为明显。

(二)相对湿度

戊二醛气体杀菌效果最佳相对湿度为80%~90%。因为戊二醛很易溶解于水,所以当相对湿度接近100%时,发生水凝聚作用,可将药物从空气中冲刷掉。这就是在很高相对湿度下空气中戊二醛浓度极低的原因。在较低的相对湿度下,戊二醛的杀灭芽孢作用是很慢的,并发现对繁殖体型细菌的D值也是很高的。

(三)加药方法和加药量

用喷雾法和水溶液加热煮沸法对消毒器加药,试验柜内戊二醛的浓度和消毒作用基本相同。当加药量为500mg/m² 时,消毒器内气体气溶胶戊二醛的浓度可达到15mg/m³;但若再增加药量,柜内戊二醛气体的浓度却无明显增加。推测原因,可能由于喷雾的水滴使其降落在表面或者加热时造成戊二醛变性导致浓度趋于稳定。

(四)pH

戊二醛喷雾液的pH不像它作为液体消毒剂时那样重要。有些比较性研究表明,缓冲到pH 8.0的喷雾液,其消毒作用并不显著地优于未经缓冲的酸性戊二醛溶液。

三、适用范围

戊二醛气体消毒箱适用于污染的不耐热、不耐压、不耐湿、怕腐蚀的金属、塑料、橡胶、玻璃、纸张、布类物品及各种器械。

四、使用方法

不同类型的戊二醛气体消毒器使用方法不同,可参照说明书操作。以全自动戊二醛气体消毒器为例,使用方法如下:

将适当浓度的戊二醛溶液加入容器内,打开电源开关,设定温度及作用时间,开机后戊二醛溶液经雾化加热成气体进入消毒室内;恒温气化重复循环可加强戊二醛气体对消毒物品的穿透,并使工作过程中内室保持预定的温度、浓度和相对湿度;当达到预定消毒时间时,系统定时自动关机,加热停止;消毒结束后进入排气过程,由空气泵抽出柜内残留戊二醛气体,经分析器解析后排出;向消毒室内充入经过滤的无菌空气,反复冲洗,以使消毒物品中戊二醛的残留量达到标准规定。

五、维护保养及注意事项

1. 戊二醛气体消毒箱不得用于手术器械、食品和餐(饮)具等物品的灭菌处理。

2. 消毒物品放入前须洗净,且不能重叠,以有利于气体的穿透。

3. 每次消毒完毕后,必须清洁消毒器内胆,可用消毒棉布擦净消毒器内壁及层架。

4. 消毒程序结束后,方能开柜取物。消毒过程中不能开柜取物,避免戊二醛气体对人体的毒害。

5. 连续作用时间长达72h后,对碳钢和铝有轻度腐蚀。

6. 消毒器应放置在干燥无腐蚀性气体,且通风良好的房间;使用环境必须通风良好,如消毒时有人员在场须开启门窗;安装时消毒器应离墙10cm以上,并将随机所附的排气管端与消毒器排气管连接,另一端置于室外。

7. 长期不使用本机或遇雷电时,应将电源插头拔掉;为保证消毒器的电气安全,电源插座必须使用有安全地线的三芯插座,以防漏电。

第七节　甲醛消毒灭菌设备

甲醛消毒灭菌设备是利用甲醛对微生物的烷基化作用而达到消毒和灭菌的目的。甲醛是第一代化学灭菌剂,其液体和气体对所有的微生物都有杀灭作用。甲醛气体消毒效果可靠,使用方便,对消毒物品无损害,但毒性较大。

一、甲醛熏箱

(一)设计原理和类型

甲醛熏箱是利用甲醛气体熏蒸原理制成的气体消毒设备,没有抽真空装置,仅能对甲醛蒸汽接触到的器材表面进行消毒处理。

1. 普通甲醛熏箱　箱内设有物品架供放消毒器材,并有一个风扇分散甲醛气体和氨气。消毒箱是密闭的,由软管和控制部分连接,气体发生装置为两个容量为500ml的瓶子,分别盛37%~40%甲醛水溶液(福尔马林)和氨水,共用一个蒸发器和鼓风机。

2. 自控甲醛熏箱　除装有消毒箱和反应皿外,还包括与反应皿连通的甲醛贮罐,在连通它们的管道上设置有电磁阀,控制投放甲醛。消毒箱与蒸发器相通,蒸发器通过投氨电磁阀与氨贮罐连接,消毒箱底部装有进气阀,其入口与风机连接,风机入口处接空气过滤器。消毒器顶部装有排气阀连接三通处理器,处理器上端通道口经加水阀与上水管连接,下端接排水管。在上述管路上设置的各电磁阀及风机与程序控制电路连接。该消毒箱使用的甲醛蒸汽可以通过反应法制得。

(二)对微生物的杀灭作用

甲醛气体熏蒸消毒试验表明,用10.0g/m³,作用60min可杀灭神灵杆菌99.99%;300min可杀灭肺军团菌99.99%;120ml/m³,熏蒸作用360min可完全杀灭布片上污染的大肠埃希菌、痢疾杆菌、伤寒杆菌等。用甲醛125ml/m³,在40℃条件下,熏蒸作用4h对不锈钢载片上污染的大肠杆菌、金黄色葡萄球菌杀灭率达100%。用福尔马林250ml/m³,在60℃条件下,熏蒸作用 24h 对不锈钢载片上污染的枯草杆菌黑色变种芽孢杀灭率达 99.99% 以上。

（三）影响消毒和灭菌的因素

1. 温度　温度对甲醛消毒效果有明显的影响，随着温度的升高，杀菌作用加强。用甲醛气体消毒时，温度低时，空气中的甲醛容易聚合而失去消毒作用，并且在被消毒物品表面容易冷凝成多聚甲醛粉末。温度升高，既可增加空气中甲醛的含量，又可减少由于甲醛聚合和物品的吸收而造成的损失，有利于提高消毒效果。温度可加强甲醛气体的穿透力，消毒温度应保持在 50～80℃ 之间。

2. 有机物　甲醛气体的穿透力很差，即使很薄的一层有机物的保护亦会大大影响消毒效果，对有机物污染的物品消毒时，需要延长作用时间或增加消毒剂浓度。

3. 相对湿度　相对湿度过高或者过低都不利于消毒效果的正常发挥。相对湿度在一定范围内（50%～90%），杀菌速度随着相对湿度的增加而增加。用甲醛熏箱消毒时，一般要求相对湿度应在 70% 以上，以 80%～90% 为宜。

4. 被消毒物品的性质和厚度　由于甲醛气体的穿透能力差，故不能有效地杀灭污染在织物深层及内部的病原微生物。用甲醛熏箱时消毒物品最好是单件物品摊开放置，才有利于增加甲醛气体的有效接触而提高消毒效果。

5. 浓度和作用时间　当相对湿度和温度不变时，甲醛气体的消毒速度与浓度之间基本上是直线关系，浓度越高，消毒速度越快。这个规律至少在 $0.04～0.31mg/L$ 的浓度范围内是适用的。

6. 气体的来源　甲醛气体来源可由福尔马林或多聚甲醛产生，在相对湿度为 33% 时，多聚甲醛产生的甲醛气体杀菌作用明显优于福尔马林产生的甲醛气体，当相对湿度达到 100% 时，两种来源产生的甲醛气体的杀菌作用和对物品的穿透性则无明显差别。

7. 消毒物品的表面性质　不同的物体表面对甲醛气体的吸收不同，表现出杀菌效果的差异。粗糙有孔的表面，如棉布等容易吸收甲醛，而光滑的表面则相反，所以污染在布片上的细菌容易杀灭，而玻璃、金属表面上的细菌则难杀灭。在平行比较试验中还发现，乳胶片表面最难消毒，这提示在甲醛熏蒸消毒时，不同的物体表面所选择的消毒剂量不同，监测消毒效果时，选择染菌载体应充分考虑其代表性。

（四）适用范围

甲醛熏箱用于不耐湿热、易腐蚀的物品、美容美发器械、皮毛、防护服、防护镜、无纺布制品、纸币、报告单、电线、烙铁等的消毒。

（五）使用方法

常用的甲醛消毒剂有福尔马林和多聚甲醛两种。甲醛气体可通过加热福尔马林或多聚甲醛获得，也可采用甲醛消毒液雾化法得到。使用甲醛气体消毒，必须在甲醛熏箱中进行，熏箱必须有良好的甲醛定量加入和气化装置。甲醛熏箱必须有可靠的密闭性能，控温控湿装置，消毒过程中，不得有甲醛气体漏出。

使用甲醛熏箱进行消毒时，工作过程分为 4 步：①加入福尔马林蒸发并通入甲醛气体，持续时间 70min～24h。②通入空气，除去甲醛气体，持续时间为 20min。③中和残留甲醛，加入氨水蒸发并通入氨气，持续时间为 40min。④通入空气，去除氢气，持续 50min 结束，合计消毒时间 3～26h。

(六) 维护保养及注意事项

1. 甲醛熏箱必须有良好的密闭性能,消毒过程中不能有甲醛气体泄漏。

2. 用甲醛蒸汽消毒物品时,不可使用自然挥发法。

3. 消毒时应严格控制相对湿度,相对湿度不应低于70%。被消毒物品应摊开放置,中间应留有一定空隙,污染表面应尽量暴露。

4. 不能用于具有狭长内腔的诊疗用品的消毒。

5. 消毒后,一定要去除残留的甲醛气体,可用抽气通风或用氨水中和。甲醛气体熏蒸消毒物品若为多孔性,则应适当增加甲醛用量。

6. 甲醛本身对物品无明显损害,但甲醛水溶液中存在的微量甲酸可使金属生锈,对橡胶和塑料也有轻度损害。

7. 甲醛气体对人有一定毒性,当吸入高浓度甲醛气体时损害中枢神经系统,可导致中毒性肺水肿,长期接触对人有致癌作用。对皮肤黏膜具有刺激性,可发生过敏反应。

二、低温蒸汽甲醛灭菌器

低温蒸汽甲醛灭菌器属于低温蒸汽真空处理设备,是近年来开发并应用的一种新型灭菌设备,在低温下可达到对畏热医疗器械灭菌的目的。

低温蒸汽甲醛灭菌器有较高的密封性能,采用微电脑控制器控制,全自动,有独特的汽化设施,准确控制温度和湿度,设备自身具有产生低温蒸汽的功能,满足了福尔马林的汽化和灭菌的需要,并且可消除残留的甲醛气体,不会对外部环境造成污染和对灭菌工作人员产生毒害。

(一) 设计原理和特点

低温蒸汽-甲醛灭菌器是利用甲醛和热蒸汽的协同作用进行灭菌的装置。灭菌过程为在温度低于85℃时,强制排出空气后,负压状态下注入蒸汽甲醛,待灭菌物品暴露于蒸汽甲醛中,在稳定的状态下维持一定时间达到灭菌要求。

甲醛的气体和液体在常温下消毒的速度都比较慢,需要较长的杀灭时间。而预真空法可以提升甲醛的穿透力,提高甲醛灭菌的效果。经过理论研究和应用实践,目前低温蒸汽甲醛灭菌技术日臻完善,工艺过程形成现代化模式:使用2%~5%(质量浓度)甲醛水溶液,在50~78℃和相应饱和水蒸气压120~450mbar(1mbar=100pa)负压条件下进行灭菌。该程序下即将甲醛的危害性和环境中的甲醛浓度降低至最小,并将灭菌效能发挥至最大。其灭菌效果可靠、消毒速度快、能满足器材的周转、易穿透包装深处,特别是管腔,对灭菌器材无损害,对人体安全,无残留物质污染环境,操作简易,自动化程度高。

(二) 类型

低温蒸汽-甲醛灭菌器一般为卧式,消毒内腔容积可变,有100~1 000L等;冷水压力最小150kPa,最大400kPa;压缩空气压力最小400kPa,最大600kPa;蒸汽压力最小140kPa,最大160kPa;福尔马林溶液为37%~40%甲醛水溶液。消毒条件:消毒温度为80℃时,消毒作用时间为10min±5s;消毒温度为55℃时,消毒作用时间为60min±10s。消毒温度为80℃和55℃,应设定温度与消毒腔内温度误差为±2℃。

(三) 影响消毒和灭菌的因素

1. 温度的影响 消毒时的温度控制,一般要求温度控制在80℃,误差不能太大,因温度降低,会使灭菌或消毒失败。

2. 浓度的影响　必须保证甲醛浓度在设定的范围内。

3. 物品的性质和数量　如果一次消毒的可吸收甲醛的物品太多,则消毒效果降低。

(四)适用范围

低温蒸汽-甲醛灭菌器适用于各种怕高热物品的消毒和灭菌,如美容美发、足浴器械、诊疗器械和用品、污染的用品、衣物、玩具等。

(五)使用方法

该消毒器为微机控制方式,具有自动和手动的操作程序,完全实现按设定参数自动加水、加温、加湿,并产生低温蒸汽,满足灭菌需要。甲醛在真空状态下自动汽化。进药进行灭菌处理,灭菌后转入真空低温蒸汽脉冲和空气脉冲程序,去除甲醛气味和灭菌物品中的残留,转入干燥脉冲,再次清除残留,过滤空气使柜内压力平衡,开门取物。使用方法如下:

1. 参数设定　工作压力-90kPa,工作温度80℃,按0.5ml/L加入福尔马林(含甲醛37%~40%),作用时间25min,其他参数不变。

2. 自动操作程序　共分为6步。

(1)进水:进水阀开启,向夹套进水,当水箱水位到达设定值时,进水阀关闭。

(2)预热:加热系统自动加热,当达到温度、压力设定值时,自动断电,低于温度值时,自动加热。始终保持设定的温度、压力值。

(3)真空:真空泵自动运行,同时福尔马林已经满足气化要求,当达到真空设定值时,通过设定的进气程序,包括进气次数,向灭菌室内进气。当灭菌室内达到药量、温度、湿度的指标后,自动转入灭菌程序。

(4)灭菌:开始计时,灭菌室内的温度保持不变。阀门自动控制。

(5)置换:灭菌时间到,执行置换的指令,把物品内部的甲醛水溶液残留进行有效的置换处理。通过设定的脉冲程序使物品干燥,消除了甲醛气味和残留。

(6)结束:最后是注入通过过滤的无菌空气,使灭菌室内、外压力平衡,开门取物。

3. 手动操作程序　手动操作程序与自动操作程序的区别,一般是针对特殊需要的生物实验数据,需逐项进行的程序,或重新设定的新程序验证。操作方法为在触摸屏自动界面上按下"停止"键,然后按"返回"键进入操作界面,按"手/自动转换"键,便进入手动状态。按下"手控界面"键,就可以设定新的数据和程序。如需返回自动,按"手/自动转换"键即可。

(六)维护保养及注意事项

1. 首先按使用说明书的要求进行安装、使用、维护,确保灭菌柜的安全使用。

2. 工作环境温度宜在5~40℃,相对湿度不宜超过85%。

3. 要保持门密封面的清洁,以免损伤密封胶条,造成灭菌柜内负压波动,气体泄漏,污染环境。

4. 保证甲醛水溶液的浓度含量,确保灭菌效果。

5. 使用过程中应注意安全性能检查和灭菌效果的检测。灭菌结束后关闭电源、水源。

6. 操作时注意个人防护。

第八节 过氧化氢等离子体灭菌器

一、设计原理及对微生物的杀灭作用

过氧化氢低温等离子体灭菌器选用过氧化氢气体作为灭菌介质,借助机械装置,将过氧化氢定量注入灭菌室内,经特定的真空和射频电磁场等条件激发产生辉光放电,形成过氧化氢气体等离子体。可能的反应方程式为:

$$H_2O_2 \rightarrow HO^\bullet + HO^\bullet (HO^\bullet \text{为氢氧自由基})$$
$$HO^\bullet + H_2O_2 \rightarrow H_2O + HO_2^\bullet (HO_2^\bullet \text{为过羟自由基})$$
$$H_2O_2 \rightarrow H_2O_2^\bullet (H_2O_2^\bullet \text{为激发态的过氧化氢分子})$$
$$H_2O_2^\bullet \rightarrow H_2O_2 + \text{可见光/紫外线}(3.3 \sim 3.6eV)$$
$$HO^\bullet + HO^\bullet \rightarrow H_2O + O^\bullet (O^\bullet \text{为活化氧原子})$$
$$HO^\bullet + O^\bullet \rightarrow H^\bullet + O_2 (H^\bullet \text{为活化氢原子})$$
$$HO^\bullet + HO_2^\bullet \rightarrow H_2O + O_2$$

过氧化氢低温等离子体灭菌器的主要灭菌原理是:在负压条件下,使过氧化氢液体汽化,到达作用部位后依靠过氧化氢的氧化能力达到灭菌。灭菌循环过程中,等离子体具有一定的杀菌作用,且等离子体快速全面分解过氧化氢的能力,使该低温灭菌技术克服了过氧化氢自身的缺点,避免残留,极大地降低了过氧化氢对物品的腐蚀性。

二、影响消毒和灭菌的因素

1. 过氧化氢的用量、浓度和纯度 过氧化氢的用量、浓度和纯度对灭菌效果的影响较大。用量多则灭菌效果好,但副作用大,用量少则灭菌效果差,故加入量的准确性和可控能力是衡量灭菌系统好坏的因素之一。过氧化氢浓度与纯度越高,则灭菌效果越好,但受各项法规和自身技术限制,产品实际使用时,浓度与纯度有一定的限制,注入过氧化氢浓度稳定的能力也是衡量灭菌系统好坏的因素之一。

2. 灭菌器的灭菌程序 过氧化氢低温等离子体灭菌程序包括预热、排气、过氧化氢注入与热空气注入、再排气与等离子化等过程,每一个环节都影响灭菌效果,其中过氧化氢注入与热空气注入是最关键的环节,该环节也是灭菌阶段,时间多在6min以上。

3. 灭菌器的排气 灭菌循环中的排气阶段也是影响灭菌效果的因素之一。排气因素包括真空度和抽真空速率两个方面。在排气时,真空度越低越有利于过氧化氢的雾化和扩散,有利于过氧化氢进入细长管腔,从而有利于细长管腔的灭菌。排气时抽真空的速率越慢,越有利于细小管腔中空气的排出,有利于灭菌。

4. 灭菌器的温度 与大多数灭菌器相似,过氧化氢低温等离子体灭菌器在灭菌循环中设定的温度是影响其灭菌效果的因素之一,且温度设定越高,灭菌效果越好。但由于该灭菌器是低温灭菌,需考虑被灭菌物品的温度耐受范围,故多数设定为50℃。该灭菌器的加热圈多在腔壁外缠绕,温度通过腔壁传到腔体,腔壁内侧装有温度探头,一般温度设定在65℃以内。因此,灭菌腔体内温度与管壁的热传导能力和管壁热传导的均匀性有关。管壁的热传导能力越快,均匀性越好,越有利于腔体温度在排气后快速复温,有利于灭菌。选用传热能力强的材质作为腔壁材料是衡量灭菌系统好坏的要素之一,在使用前需要预热,预热越充分,灭菌越有保障。

5. 灭菌对象　灭菌对象的材质、形状、污染状况和包装等因素直接影响灭菌效果。试验证明,该灭菌方法对不锈钢管腔的灭菌能力明显低于铁氟龙管腔。实心物品或结构较为简单的物品易于过氧化氢气体穿透,灭菌效果较好。细长管腔、复杂器械,不利于过氧化氢气体穿透,灭菌效果较差。有机污染物、无机盐和各种离子如钙、镁、钠、铁、氯离子等均可影响灭菌效果,因此物品灭菌前需彻底清洗。灭菌时物品上的水分在真空过程中会首先蒸发带走大量热量,降低灭菌对象的温度,影响灭菌效果,所以清洗后的物品还需对其干燥度进行监测,保证物品干燥后放入灭菌器中灭菌,从而确保灭菌效果。

三、适用范围

过氧化氢低温等离子体灭菌适用于不耐热、不耐湿的医疗器械的灭菌,但并不适用于所有不耐高温高湿的物品,不适用于可吸附过氧化氢的物质如纸、棉线、液体、粉剂等,不适用于阻碍过氧化氢穿透的材料如油剂。某些可加快过氧化氢分解的金属材质也不适用本方法。

四、使用方法

过氧化氢气体低温等离子体灭菌应当在专用的灭菌器内进行,使用时应严格遵循生产厂家的使用说明书进行操作,根据灭菌物品种类、包装、装载量与方式不同,选择合适的灭菌温度、过氧化氢浓度和灭菌时间等灭菌参数。

五、维护保养及注意事项

1. 彻底清洗、充分干燥　过氧化氢气体低温等离子灭菌对物品的清洁度和干燥度要求非常高,故在灭菌前,需将灭菌对象彻底清洗干净,并充分干燥,特别是管腔类物品的管腔内部,必须保持干燥,否则影响灭菌效果。

2. 合理包装和摆放　灭菌物品的包装应选择过氧化氢气体低温等离子体灭菌专用包装,尺寸根据需要的大小而定,包装应一次性使用,不可重复使用,不可随意使用布类或纸类进行包装,以免影响灭菌效果。物品的摆放也有严格规范,摆放时物品间应留有相应空隙,避免物品触及灭菌舱的壁、门及排气口,以免影响灭菌效果。

3. 规范操作　由于过氧化氢低温等离子灭菌的影响因素较多,故对操作人员的专业水平要求较高。操作人员需具有丰富的消毒灭菌知识和仪器操作经验,能按说明书规定的程序操作,监测控制电压、电流、真空度、管壁温度、各段作用时间等参数,注意过氧化氢用量和浓度的准确性,能选择合适的灭菌对象。

4. 过氧化氢是一种强氧化剂,对某些材料有一定的腐蚀作用,同时有些材料也会引起过氧化氢的变质,凡是接触过氧化氢的包装材料需耐过氧化氢腐蚀,且不导致过氧化氢质量的降低。因此,过氧化氢低温等离子灭菌包装需选择专用的包装材料,灭菌对象的包装及放置情况应有利于过氧化氢的穿透,否则将影响灭菌效果。

第九节　喷雾消毒器

一、设计原理

喷雾一类器具简称为喷雾器。喷雾器利用空吸作用将消毒液变成雾状,均匀地喷射到其他物体上,以实现消毒的目的。主要由压缩空气的装置和细管、喷嘴等部分组成。

不同类型的喷雾器分别利用伯努利原理、碰撞原理、离心原理、超声雾化原理实现液体消毒剂的雾化。

伯努利原理是在流质里,流速大,压强小;流速小,压强大。流体会自动从高压流向低压。在通过三叉管时,低速流动的水流向高速流动的空气。水被高速空气撕成小液滴。这些小水滴喷出来后就成了雾。

碰撞原理是把水压入细管造成高速水流,高速水流碰到障碍物后裂成小水滴的原理。

离心原理是高速旋转的雾化盘利用离心力将液体甩出去,撕碎为小液滴,类似于雨伞旋转时的情形。

超声雾化原理是利用电子高频震荡(振荡频率为 1.7MHz 或 2.4MHz),通过陶瓷雾化片的高频谐振,将液态水分子结构打散而产生自然飘逸的水雾,不需加热或添加任何化学试剂。

二、类型

喷雾器按动力形式分为手动、电动和机动;分为手提式、手持式、背负式、担架式、车载式和飞机装载式等。按喷洒技术分为常量喷雾(图 3-4)、弥雾喷雾、超低容量喷雾、热烟雾喷雾等。

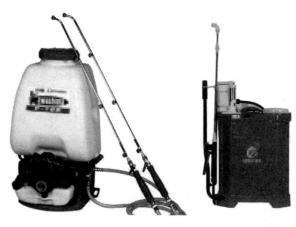

图 3-4　喷雾器

三、影响消毒和灭菌的因素

1. 雾滴大小　雾滴大小对消毒效果影响很大。雾滴大小用体积中值直径表示。分为粗雾（>400μm）、细雾（101~200μm）、弥雾（50~100μm）、气雾（<50μm）四种。雾滴覆盖密度与防治效果密切相关，一般说来，在一定数值范围内，雾滴细则覆盖密度高，防控效果好。此外，小雾滴还具有穿透性好和沉积率高的特点。

2. 喷雾压力　喷雾作业时，喷雾压力是将药液化成细小雾滴的外力和手段。压力高、雾滴细、分散、覆盖均匀、防控效果好。在正常工作压力范围内，选用较高压力还可增大喷雾容量，增大喷射幅宽，增大喷雾角，改善雾化程度和喷洒质量。

四、适用范围

喷雾器的使用根据喷洒技术不同，适用范围不一。

1. 常量喷雾　喷雾雾滴一般为粗雾、中雾和细雾，小型家用喷雾器和手动喷雾器属于此类，主要用于蚊蝇等滋生地处理和表面滞留喷洒，也可用作小型室内空间处理。

2. 弥雾喷雾　即低容量喷雾。雾滴直径介于常量喷雾和超低容量喷雾之间。

3. 超低容量喷雾　喷雾雾滴一般为气雾，主要用于空气消毒、防治飞行害虫。对环境要求较高，当气温较高，风力大于3级时，不宜选用，因雾滴容易蒸发和飘移。

4. 热烟雾喷雾　喷雾雾滴属于气雾，由于采用油剂稀释，所以又称烟雾，其雾滴在空间不易蒸发，悬浮时间长，穿透性、附着性都较强，主要用于空间处理如防治飞行害虫和下水道等处防治蟑螂等。室外空间处理时，如风力超过3级，或非逆温气象条件下，不宜选用热烟雾喷雾。

五、使用方法

以常用的手提式手动压缩喷雾器和手提式电动喷雾器为例介绍使用方法。

1. 手提式手动压缩喷雾器重量轻、容量大、操作简单、使用方便且喷头可调成线状或雾状，可根据喷洒部位的需要，增加喷杆长度。操作方法如下：

（1）安装：按照使用说明书的要求正确安装喷雾器部件，塑料喷雾器各连接部位，不要旋得过紧，以免破裂。

（2）试喷：使用前先用清水试喷，检查各连接处有无漏气、漏水，雾点是否均匀。

（3）加药液：配制药液时，要严格按照药液使用说明操作，药液液面不能超过安全水位线，以保持桶内有一定的空间储藏压缩气体。

（4）打气：装好泵体并且旋紧，使不漏气、不漏水即可打气。有的喷雾器当压力达到一定程度，会自动排气，没有自动排气功能的喷雾器的气压不宜太足。

（5）喷雾：雾滴大小与压力强度有关，可根据杀灭对象和环境条件，调整喷头进行喷洒。

2. 手提式电动喷雾器功率大，使用220V交流电。通过产生的高速气流，将药液压送到喷管与高速气流汇合，药液被雾化成微小气溶胶粒子。手提式具有操作简单、方便、重量轻、射程远、覆盖面积大等特点。操作方法如下：

（1）安装：按照使用说明书的要求，正确安装喷雾器部件。

（2）试喷：使用前先用清水试喷，检查各连接处有无漏气、漏水，雾点是否均匀。

（3）加药液：将配制好的药液加入药箱，药液液面不能超过刻度线。旋紧药箱盖，接通电源，即可使用。

（4）喷雾：保持喷头呈水平状态，室外操作时注意风向，与风向一致或呈夹角。不要随意摆动喷头,以免造成雾滴不匀,影响使用效果。

六、维护保养及注意事项

手提式手动压缩喷雾器作业完毕后,应将桶内余气放掉,用剩的药液按药物生产厂家所提供的处理方法存放或处理,桶内及打气筒用清水清洗,并打气喷雾清洗软管、喷杆和喷头。处理完毕后将喷雾器放置在阴凉干燥处通风保存。若长期不使用,应将各连接部位擦抹少量润滑油,包装存放。

手提式电动喷雾器作业完毕后,将用剩的药液倒出,并加入清水至药液箱进行多次清洗,然后加入肥皂水进行喷雾,以清洗喷管,最后再用清水清洗一次。处理完毕后将喷雾器放置在阴凉干燥处通风保存。若长期不使用,应将各连接部位擦抹少量润滑油,包装存放。

第十节 空气消毒器

空气消毒器通过过滤、净化、杀菌等设备对空气进行消毒,除杀灭细菌、病毒、霉菌、孢子等病原微生物外,有的机型还能去除室内空气中的甲醛、苯系物等有机污染气体。消毒效果可靠,并能够在有人活动的情况下进行消毒,实现人机共存。空气消毒器根据灭菌原理不同分为较多种类,主要包括紫外线空气消毒器、静电吸附式空气消毒器、高压脉冲电场空气消毒器、中央空调消毒装置、等离子体空气消毒机、光催化空气消毒净化机及等离子微静电消毒净化装置等。本节主要介绍常用的紫外线空气消毒器、静电吸附式空气消毒器、高压脉冲电场空气消毒器、中央空调消毒装置。

一、紫外线空气消毒器

(一)设计原理及对微生物的杀灭作用

紫外线空气消毒器结合紫外线的杀菌作用以及空调循环风换气技术,工作时室内混合气体在通风机的作用下首先通过初效过滤器,气体中直径大于 0.5mm 的尘埃和空中悬浮物被过滤器阻挡,进入紫外消毒室的气体再次被紫外线消毒,消毒杀菌后带有负氧离子的气体进入室内。室内气体经多次循环、过滤和消毒杀菌后,成为洁净空气。紫外线空气消毒器可用低臭氧高强度紫外线杀灭微生物,同时具有除尘作用,且臭氧浓度很低,对室内的人员无伤害,可用于室内有人活动的情况下的室内空气消毒。

(二)类型
紫外线空气消毒器根据每小时处理空气量不同,分为不同的型号。

(三)影响消毒和灭菌的因素
1. 紫外线灯的质量 杀菌紫外线波长范围一般在 240~280nm 之间,高质量的紫外线灯辐射杀菌紫外线的强度高、产生的臭氧和氮氧化物浓度低、使用寿命长,选用高质量的紫外线灯是保证消毒效果和安全性的重要条件。

2. 紫外线灯安装和组合方式 紫外线灯的安装和排列方式、间隔距离、灯管的照射距离、紫外线灯的功率等,均影响消毒效果。

3. 气流速度 紫外线空气消毒器对空气的消毒效果与设定气流速度在一定范围内随着气流速度的增大而减小。

4. 其他因素 环境的温度和湿度、空气的洁净度以及室内活动人员的数量也可影响消毒效果。

(四) 适用范围

紫外线空气消毒器适用于室内空气的动态净化与消毒,在包括医院、宾馆、饭店、娱乐场所、公共交通部门以及会馆等室内场所中被广泛运用。

(五) 使用方法

该类产品使用方法简单,一般按产品说明书操作即可,但对如呼吸道感染病人居住的房间等复杂环境消毒时,应根据情况延长消毒时间。

(六) 维护保养及注意事项

1. 紫外线空气消毒器工作时的臭氧浓度应小于 $0.02mg/m^3$。

2. 紫外线空气消毒器工作时,其环境周边紫外线泄漏量应小于 $0.2\mu W/cm^2$。

3. 紫外线空气消毒器工作环境温度应在 5~40℃ 之间,相对湿度应小于 60%,大气压应在 860~1 060hPa 之间。

4. 应定时检查初效过滤器,结合实际情况及时清除过滤器上过多的尘埃和空中悬浮物,至少一年清洗一次。

二、静电吸附式空气消毒器

(一) 对微生物的杀灭作用及设计原理

细菌等生物污染物,常常依附于尘埃粒子表面,呈气溶胶状态而散布于空气中,可以利用静电除尘原理使空气中的细菌尘埃去除。微生物气溶胶通过高压电场(电场强度为 8.5~10kV/cm^2)时,可极化成带电荷的气溶胶涌浪,并迅速向两极聚集中和放电。尘埃聚集后,微生物在电场中击杀,从而发生除菌集尘作用。静电吸附消毒器的除菌过程可以分为电晕放电、细菌荷电、飘尘迁移、极板沉积四个步骤。

静电吸附式空气消毒器基本结构是箱体、电源、前置过滤器、高压静电场、集尘电极、后置过滤器和风机等。设计原理是以前置滤网滤除空气中的大颗粒粒子和片状污染物,高压静电场产生高浓度的离子,使 $0.001\mu m$ 以上的尘埃粒子和细胞荷电,达到饱和电量。带电微粒在电场两极放电去除尘埃粒子、浮游细菌,而后置过滤器采用活性炭等复合介质过滤,去除空气中的荷电尘埃粒子,吸附异味及有毒有害气体。消毒器的结构采用窄间距、双区蜂巢针棒状、三级串联的高压静电场,高压静电场可击碎细菌胞囊,具有除菌功能。

(二) 类型

按照处理空气量的大小不同,静电吸附式空气消毒器分为不同型号。

(三) 影响消毒和灭菌的因素

1. 消毒环境的空气相对湿度高时,会对消毒效果产生不利的影响。

2. 室内空气的洁净度和污染程度,可影响消毒效果,尘埃太多和污染严重的空气,难以消毒。

3. 电压的高低会影响高压静电场的强度,从而影响消毒效果。

(四) 适用范围

在传染病消毒中,静电吸附式空气消毒器适用于室内空气的消毒和除尘。可用于会议室、办公室、文体活动室、购物场所、医院手术室、病房、新生儿室、烧伤病区、血液透析房、中心供应室、重症监护病房（ICU）、实验动物室、隔离室、急诊室、换药室、实验室等要求洁净空气场所的空气消毒。

（五）使用方法

该类消毒器可在有人状态下连续使用。操作简单，程控设计，设定后可实现各种功能自动完成，并可以远程遥控，定时开机关机，设有待机状态的指示，具有时间、日期显示，设定手动和自动操作。具体操作，可按说明书执行。

（六）维护保养及注意事项

1. 消毒环境的空气湿度不能太高，相对湿度宜<90%。

2. 消毒器上的负离子发生器开放时间，宜滞后 20min。

3. 前置过滤网和后置过滤网，每使用 1~2 个月，应清洁一次。非专业人员切勿拆洗滤网，以免发生危险。

三、高压脉冲电场空气消毒器

（一）设计原理及对微生物的杀灭作用

高压脉冲电场会在细菌的细胞膜上产生跨膜电压，当跨膜电压增大到一定值后，可以使细菌的细胞膜产生不可恢复性破坏，导致细菌死亡。同时高压脉冲电场也可以产生电子逃逸和带电粒子的碰撞，造成微生物 DNA 链损伤和被灭活导致微生物死亡。

高压脉冲电场空气消毒技术是使空气经过高压脉冲电场，在电场的作用下，将空气中的微生物杀灭。其设计原理是，在消毒器内部产生高压脉冲电场，电场中产生的高能粒子，破坏微生物的细胞膜和 DNA 链，将空气中的微生物杀灭。由于消毒器内的高压脉冲电场对人安全，故可用于人在情况下的室内空气的连续性消毒。高压脉冲电场空气消毒器功率一般在 5~30W，电场强度在 10~16kV。

该空气消毒器能杀灭包括细菌芽孢在内的多种微生物。模拟现场试验显示，在一个 30m³ 实验室内，安装一台高压脉冲电场空气消毒器，染菌后进行杀灭试验。结果扣除自然衰亡后，消毒 45min，对枯草杆菌黑色变种杆菌芽孢、白色葡萄球菌、大肠杆菌的杀灭率均达 99.9%以上。

（二）类型

高压脉冲电场空气消毒器有落地式、挂壁式、吸顶式、移动式等各种类型，可根据需要选择。

（三）影响消毒和灭菌的因素

杀菌效果受温度、相对湿度、使用空间、作用时间等因素的影响。

（四）适用范围

适用于有人条件下的室内空气消毒。也适用于医院Ⅱ类环境的空气消毒。

（五）使用方法

在需要空气消毒的空间内安装脉冲电场空气消毒器，根据房间大小确定安装台数，房间 ≤60m² 安装一台，消毒时间≥120min。在开启空气消毒器进行消毒时门窗应尽量关闭，人无须离开现场，可连续使用。

（六）维护保养及注意事项

1. 消毒器进风口阻挡空气中丝状漂浮物的挡尘板 6 个月应清洗一次；消毒时应关闭

门窗。

2. 主要元器件-高压脉冲电源包使用寿命为 10 000h,超过 10 000h 应及时更换。

3. 避免在过度潮湿、强烈阳光直射、靠近热源、温湿度长时间波动太大的环境中使用。

4. 不应同时与化学药品或其他潜在的腐蚀性产品同放一处。

四、中央空调消毒装置

(一)对微生物的杀灭作用及设计原理

中央空调消毒装置运用紫外线消毒的物理原理,结合空调通风换气和过滤技术,同时特别设计了反射聚焦装置,使输出的气体为消毒后的洁净气体。同时,应用计算机芯片,设计智能反馈控制系统,用弱电(安全电压)控制操作,可根据需要选择通风和消毒运行状态,设定连续、间断和定时开/关的运行模式;设有自动记忆功能和自动记录功能,能记忆上次运行的状态和模式,并能记录紫外线灯工作时间和累积工作时间;可调节风量;设有紫外线灯故障自动报警显示和自锁功能。

(二)类型

中央空调消毒装置(消毒式中央空调)可以分为安装消毒风机盘管式中央空调和安装风管的消毒式中央空调;根据所装消毒部件又有紫外线消毒型、过滤除菌型和紫外线+过滤装置型。后者具有除尘和杀菌双重功能。各类型中又可根据每小时处理风量的不同分为不同型号。

1. 消毒风机盘管式中央空调 消毒风机盘管安装于中央空调的水-盘管系统的末端,由过滤器、通风机组、消毒室、换热器机组、外壳组件和控制系统组成。在通风机组的作用下,室内混浊气体首先从回风口进入系统,经滤器过滤,阻挡了大于 0.5mm 的尘埃和空气中悬浮物,经通风机组进入装有紫外线灯组和聚焦器的消毒室,并被高强度紫外线光照射,混杂在气流中的微生物被杀灭,然后气流经换热器处理,成为冷/热气体,经送风管,从散流器到出风口扩散到室内空间,既达到调节空气温度的目的,又清除了空气中的微生物。

2. 消毒风管式中央空调 安装消毒风管,也可使中央空调具有消毒功能。消毒风管由送风机组和紫外线消毒室等部件组成,可以安装在送风或回风系统的各个部位,为了安装、检修和维保工作的方便,适宜安装在空调送风室的送风系统上,是风管系统的组成部分,根据消毒杀菌的要求,可以多支消毒风管串接。在送风机组的作用下,混浊气体沿送风管进入消毒风管,经消毒室时,被高强度紫外线照射,空气中的微生物被杀灭,再从消毒风管流出,经送风管输送到所需的室内空间。

(三)影响消毒和灭菌的因素

1. 紫外线杀菌灯的质量 紫外线杀菌灯的中心波长是 253.7nm,是杀菌能力最强的波长区段。优质紫外线杀菌灯必须具有较强杀菌能力,同时还应有较少的臭氧产生、极低浓度的氮氧化合物和较长的使用寿命。选用高质量的紫外线杀菌灯是确保消毒效果和安全性的重要因素。紫外线杀菌灯的照射强度是消毒杀菌的主要元素,选择相应功率和形状的紫外线杀菌灯,以满足消毒效果和安装的需求。

2. 紫外线杀菌灯的安装和组合方式 气流点的照射强度与照射距离的平方成反比;多光源照射时,气流点的照射强度是各光源作用于该点照射强度的叠加之和;在布局上,多灯呈线性布局时,要避免照射死角,并尽可能达到等强度照射;同时,要最大程度减少杀菌灯对气流的阻力。

3. 气流速度　气流速度越快,受照射的时间就越短,对微生物的杀伤力就越低。气流受照射时间与速度成反比;影响气流速度的主要因素是通风截面、通风道气流阻力和根据室内空间设定的流量。气流速度过慢,换气量达不到要求,会产生混浊气体。

4. 电源中央空调消毒器外接电源的电压、电流、频率都会影响紫外线杀菌灯的发光能力和使用寿命。因此,要求使用稳压电源。

5. 环境　紫外线杀菌灯工作环境的温度、相对湿度、空气洁净度、安装稳定性等,对消毒效果和使用寿命均会产生影响。因此,要求使用环境条件为:温度 5~40℃,相对湿度≤80%,大气压力 860~1 060hPa;工作电源 220V 50Hz,周边无振动源。尽可能减少环境对消毒效果和使用寿命的影响。

6. 反光聚焦装置　合理的反光聚焦装置可有效提高气流受紫外线光的照射强度。提高的程度与选用的材料和设计的曲面结构有关。

(四) 适用范围

消毒式中央空调的系统可对有人活动的环境进行持续的空气消毒。适用于传染病的预防性消毒和疫源地消毒。

(五) 使用方法

1. 安装　消毒中央空调是中央空调系统的末端装置,安装于所需的空间,由专业工人安装机组和连接电路,其明/暗形式与室内装饰相适应。

2. 使用方法　电源接通时,操作面板红色指示灯亮,操作按钮可设置通风/消毒运行状态;可设置连续、间断或定时开/关的模式;可设置高、中或低三挡风机转速;可设置负离子的开与关;可设置控制温度,由系统智能反馈给电磁阀,自动开/闭通流口径,以节约能源。所有的设置操作均在操作液晶屏上直观显示。

3. 报警　通风机和消毒功能出现故障时,液晶屏上会出现相应的报警显示。

(六) 维护保养及注意事项

1. 消毒中央空调产生的臭氧浓度应<0. 2mg/m^3,紫外线泄漏量应≤0. 2μW/cm^2,在使用过程中应定期测定。

2. 消毒中央空调使用环境条件:温度 5~40℃,相对湿度≤80%,大气压力 860~1 060hPa。

3. 工作电源:220V 50Hz,环境无振动。阻挡在过滤器外的杂物会阻碍气体流动,须及时清除。每年至少清洗 2 次。

第十一节　餐(饮)具消毒器

一、设计原理及对微生物的杀灭作用

餐(饮)具消毒器是利用红外线、紫外线、臭氧的杀菌机制设计而成。紫外线可以杀灭各种微生物,包括细菌繁殖体、芽孢、分枝杆菌、病毒、真菌、立克次体和支原体等,具有广谱性。在消毒器内采用近距离照射,可在数秒钟至数分钟内达到消毒效果。臭氧不仅能杀灭一般细菌、真菌和病毒,还能破坏乙型肝炎表面抗原,杀灭流感病毒、脊髓灰质炎病毒、大肠杆菌噬菌体、猿轮状病毒和人轮状病毒Ⅱ型、人类免疫缺陷病毒、支原体、衣原体等病原微生物。

高温餐(饮)具消毒器依赖于大功率系统,以≥100℃的远红外线高温进行消毒。高温可以弥漫整个消毒室,所以它能够杀死一般的细菌和病毒。

二、类型

依据消毒原理不同,餐(饮)具消毒器主要有高温消毒器、臭氧消毒器和紫外线消毒器以及它们之间的组合消毒方式,以采用臭氧与紫外线的组合者为主。

1. 高温消毒餐(饮)具消毒器　一般采用加热至120℃左右,保持10~15min,使微生物机体蛋白质变性而将其杀灭。加热方式一般是采用远红外线方式。

2. 臭氧餐(饮)具消毒器　在消毒器内装有臭氧发生器,利用臭氧的强氧化性进行消毒。较高浓度的臭氧使病原微生物的蛋白质和外壳氧化变性,可杀灭细菌繁殖体和芽孢、病毒、真菌等。常见的大肠杆菌、粪链球菌、金黄色葡萄球菌等,杀灭率在90%以上。臭氧还可以杀灭肝炎病毒、流感病毒等,臭氧在空气中弥漫快而均匀,消毒无死角。

3. 紫外线餐(饮)具消毒器　紫外线能破坏微生物的核酸结构,使其丧失繁殖的能力。但紫外线只能沿直线传播,辐射能量低,穿透力弱,仅能杀灭直接照射到的微生物,因此消毒时尽量使消毒部位充分暴露。

4. 紫外线臭氧餐(饮)具消毒器　利用紫外线和臭氧的协同杀菌作用,可弥补各自的缺点。紫外线直射到的地方杀菌速度快,紫外线遵守光的反射和聚焦定律,因此,内箱体材料尽量采用紫外线反射系数高的材料,这样部分紫外线还可以通过反射光的直射起到杀菌作用。对紫外线照射不到的地方,利用臭氧可在消毒箱内弥散、杀菌无死角的优点来弥补,通过两者的结合达到完美杀菌的目的。

三、影响消毒和灭菌的因素

(一)影响臭氧杀灭微生物效果的因素

1. 浓度　浓度是决定臭氧消毒效果的重要因素,而与接触时间关系不大。对于病毒和细菌芽孢,当臭氧浓度达不到灭活剂量时,延长时间也不能提高杀灭率。

2. 湿度　相对湿度较高时,杀菌效果较好。相对湿度小于35%时,即使臭氧浓度较高,对细菌的杀灭率也很低。应用臭氧进行表面消毒,干燥表面的细菌较难杀灭。

3. 有机物　有机物可显著减弱臭氧对微生物的杀灭作用。

4. 温度　随温度升高,臭氧的消毒作用增强。但温度升高,会使臭氧在水中的溶解度降低,因此总的来说会影响消毒效果。

(二)影响紫外线消毒效果的因素

1. 强度　紫外线强度越大,消毒效果越好。

2. 距离　紫外线灯照射距离越近,紫外线光源的辐射强度越大。

3. 温度　消毒环境的温度越高,消毒效果越好,在40℃时辐射的杀菌紫外线最强,温度降低,紫外线灯的输出减少,但温度高于42℃,辐射的紫外线因吸收增多,输出也减少。因此,过高和过低的温度对紫外线的消毒都不利。

4. 相对湿度　相对湿度过高时,空气中小水滴增多,可以阻挡紫外线,相对湿度最好在60%以下。

5. 照射时间　紫外线的消毒效果与照射剂量呈指数关系,在紫外光源的辐射强度达到要求强度的情况下,可通过保证足够的照射时间来达到要求的照射剂量。

6. 有机物　微生物体外的有机物可以影响紫外线对微生物内部的穿透,并且可以吸收紫外线,影响消毒效果。

不同微生物对紫外线的抵抗力水平不同,根据抵抗水平不同可将微生物分为三类。高度抵抗型:耐辐射球菌、枯草杆菌芽孢、橙黄八叠球菌;中度抵抗型:微球菌、鼠伤寒沙门氏菌、酵母菌、乳链球菌;低度抵抗型:大肠杆菌、金黄色葡萄球菌、普通变形杆菌、牛痘病毒、啤酒酵母菌、大肠杆菌噬菌体 T_3。

7. 污染微生物的数量　消毒物品上污染的微生物的量越多,消毒效果越差。

(三)影响高温消毒效果的因素

主要为消毒温度和消毒时间因素。消毒温度都要在 100℃ 以上,温度越高杀菌效果越明显。消毒时间要保持 15min 以上。

四、适用范围

使用臭氧和紫外线组合的常温消毒柜,消毒温度一般在 75℃ 以下,适合各类污染餐(饮)具,特别是不耐高温的塑料、玻璃制品的消毒。用红外线高温、超温蒸汽消毒的高温消毒柜,消毒温度一般在 100℃ 以上,消毒效果好,适合于污染的陶瓷、不锈钢等耐高温制品的消毒。另有一些双门消毒柜,上面一层属臭氧紫外线组合消毒,用于不耐高温的食具消毒;下面一层是红外线高温消毒,用于耐高温的食具消毒。

五、使用方法

消毒时间一般为 30min,或参考使用说明书规定的时间。

消毒时,放入柜内的餐(饮)具不要重叠摆放,不能装得太满,以免影响热流的循环。应将餐(饮)具洗净沥干后再放入消毒碗柜内消毒,这样能缩短消毒时间和降低电能消耗。未消毒的餐(饮)具不要和消毒过的餐(饮)具混入柜内,以免交叉污染。预防性消毒应 1~2d 消毒一次,传染病疫源地消毒应随时进行,病人用过的餐具应每次用后都消毒。

六、维护保养及注意事项

1. 餐(饮)具消毒前必须先洗干净,将水沥干后再放进消毒柜内,这样能缩短消毒时间,也利于消毒柜的保养。

2. 餐(饮)具在消毒柜中最好竖着放,并且要留有间隙,不可摞在一起;物品不要放得太多,一般在总容积的 2/3~3/4 为宜。

3. 消毒过程中不要打开柜门,消毒结束后,柜内温度较高,也不要立即打开柜门,一般要过 10min 后,方可开柜取物。

4. 消毒柜不是储物柜,不可将物品长期置于内,更不可以将湿的物品长期放置。

5. 餐(饮)具消毒柜应水平置于安全、平衡的地方,电源插座必须安装可靠的地线。

6. 消毒柜应定期清洗,每次消毒完毕,都要及时关闭电源,或拔下电源插头。

7. 安放餐(饮)具消毒柜的处所应远离热源和煤气、酒精等易挥发和燃烧的物品,避免潮湿,要防止自来水溅到消毒柜;所用电源引线不要随意加长,不要贴近餐(饮)具消毒柜表面,以免其表面过热而使电源线绝缘层失效,引起漏电事故。

8. 对不同类型的物品应该分别消毒,如不能将毛巾和食具一起消毒。

9. 要定期对消毒柜进行清洁保养,将柜体下端集水盒中的水倒出并洗净。若太脏,可先用湿布蘸中性洗涤剂擦洗,再用干净的湿布擦净洗涤剂,最后用干布擦干水。

10. 清洁消毒柜时,先拔下电源插头,用干净的湿布擦拭消毒柜内外表面,禁止用水冲淋消毒柜。

11. 餐(饮)具消毒器的高温、臭氧、紫外线对人体均有伤害,所以消毒器箱体要定期检查密封,以免高温、臭氧以及紫外线泄露对人体造成伤害。要经常检查柜门封条是否密封良好,以免热量散失或臭氧逸出,影响消毒效果。

第十二节　新型消毒设备

近年来,随着人工智能技术、5G 通信技术以及大数据技术的发展,特别是 2019 年新型冠状病毒疫情暴发后,众多新型智能设备在实际消毒工作中得到了更多应用,其中以智能消毒机器人、无人机以及人员通道消毒器运用较为广泛。

一、智能消毒机器人

智能消毒机器人在机器体内部装置消毒系统可产生消毒气体(液),利用机器人的气动系统将消毒剂快速在室内(外)空间扩散,增加覆盖面和均匀性,能有效、无死角地杀灭空间中的病原微生物,消毒机器人能够根据设定的路线自动、高效、精准地实施消毒防疫。智能消毒机器人主要包括自感知模块、视觉雷达、机器学习算法、高浓度干雾过氧化氢、紫外线消毒灯、机器人云、空气净化器、激光雷达、超声波雷达、全向移动底盘、升降装置。智能化消毒机器人可通过数据采集,自动测算所需消毒区域的面积及所需时间,且整个消毒过程呈现弥散性、可移动性,防止局部消毒浓度分部不均衡,避免传统手工消毒存在死角的可能。智能消毒机器人具有消毒彻底、不留死角、反应快速、便于清洗、高效广谱、点多面广等特点,在替代人工消毒、测量、保证消毒效果及减少医护人员交叉感染风险等方面具有较大优势。

根据消毒方式的不同,智能消毒机器人主要分为紫外线灭菌机器人、二氧化氯消毒服务机器人、干雾过氧化氢消毒服务机器人,以及汽化过氧化氢灭菌机器人。

(一)紫外线灭菌机器人

紫外线灭菌机器人利用紫外线的光化作用达到灭菌效果。不同波长的紫外线杀菌能力有所差异,短波的杀伤力最佳。目前采用的较为环保的方式通常是利用氙气产生氙光,氙光中的紫外线光强度是太阳的 2.5 万倍,使用氙光照射物体表面可以迅速起到对微生物 DNA 或 RNA 的破坏作用,达到灭菌效果。

(二)二氧化氯消毒服务机器人

二氧化氯消毒服务机器人以机器人为载体,在机器人内部装置的消毒系统能够产生消毒气体,并结合机器人的气动系统将干燥的二氧化氯气体迅速在需要消毒的空间内扩散。由于二氧化氯属于高效的消毒剂,因此具有广谱的杀菌作用,对甲肝、乙肝、人类免疫缺陷病毒等都有良好的杀灭和抑制作用。

(三)干雾过氧化氢消毒服务机器人

干雾过氧化氢消毒服务机器人(图 3-5)利用空气增压结构,使用 5%浓度的过氧化氢、

50ppm 的银离子以及 50ppm 正磷酸的混合溶液,用压力产生 8~10 微米的颗粒,曝气后,干雾遗留在空间里被动分解,而后在消毒空间中通过布朗运动达到普通消毒方式无法到达的角落,从而杀灭各种病菌,消毒完成后将消毒剂分解为水和氧气,对环境不产生污染。

(四) 汽化过氧化氢灭菌机器人

汽化过氧化氢发生器已广泛运用于各大医疗机构,其消毒原理为将浓度为 35% 的过氧化氢溶液汽化产生过氧化氢蒸汽,并通过管道输送或直接喷射的方式对密闭空间进行生物去污。然而,由于存在无法灵活移动而容易导致扩散不均的弊病,特别是复杂的环境结构中更是如此,因此市面上诞生了将过氧化氢发生器与智能机器人结合的过氧化氢灭菌机器人。该类机器人运用闪蒸技术,以低温灭菌工艺(4~80℃)将过氧化氢和水同步蒸发,当消毒空间内过氧化氢的浓度达到饱和后对微生物产

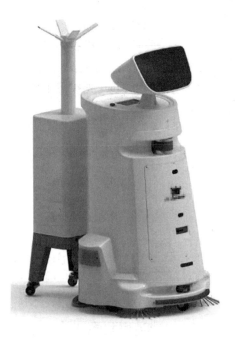

图 3-5 智能消毒机器人

生消毒灭菌的效果,该消毒方式对细菌孢子达到 6log 的杀灭率,包括艰难梭菌、抗甲氧西林金黄色葡萄球菌(MRSA)、耐万古霉素肠球菌(VRE)、鲍氏不动杆菌以及病毒。

二、无人机

通过 5G 网联无人机可以实现喷药消杀飞行路线的自主规划,消杀效率高,可达 200 亩 $(1$ 亩 $=666.67m^2)$/h(与药剂喷洒要求有关)。通过 5G 的大带宽、超低延时特性,可以实现超视距的飞行,消毒喷洒不受距离限制,同时无人机能够在毫秒级实现飞行响应,远程控制更加精准。利用无人机喷药消杀,可快速、精准、大范围地进行自主喷药消杀,既可以提高工作效率保障安全,又可以减小消杀人员进入疫区后感染的风险。

三、人员通道消毒器

人员通道消毒器入口装有红外感应传感器,有人员进入时,风机系统工作,消毒水箱持续产生水雾,在风机的作用下,经风管快速进入消毒通道,实现在通道方向多喷口的水雾喷射。消毒水雾从通道上部下降,经过人的头部、身体、腿部,然后从水雾出口对面的返水板出口流出,流出时经返水板回收消毒液滴。正压新风通道消毒系统包括自动控制系统、雾化系统、喷雾系统、信息感知系统、远程监控系统。该系统采用红外感应传感器实时监测人员通过情况,控制系统驱动风机使雾化消毒水雾经风道喷出,实现通过人员全身消毒的目的。同时,该系统还有远程在线通信功能,社区或疾控管理中心可通过网站链接远程监测消毒防控、人员进出、设备状态等情况。

第四章

常用化学消毒剂

化学消毒剂是用于杀灭传播媒介上的微生物,使其达到消毒或灭菌要求的化学制剂。按有效成分可分为醇类消毒剂、含氯消毒剂、含碘消毒剂、过氧化物类消毒剂、胍类消毒剂、酚类消毒剂、季铵盐类消毒剂等;按用途可分为物体表面消毒剂、医疗器械消毒剂、空气消毒剂、手消毒剂、皮肤消毒剂、黏膜消毒剂、疫源地消毒剂等;按杀灭微生物能力可分为灭菌剂、高水平消毒剂、中水平消毒剂和低水平消毒剂。

第一节　烷基化消毒剂

烷基化消毒剂指能使微生物蛋白质和核酸分子中一些基团烷基化而使其失活的一类消毒剂。主要包括甲醛、戊二醛、环氧乙烷、环氧丙烷等常用消毒剂。其中,甲醛被誉为第一代化学灭菌剂,环氧乙烷被誉为第二代化学灭菌剂,戊二醛被誉为第三代化学灭菌剂,在医学消毒和工业灭菌上都受到了普遍的关注。

烷基化消毒剂的主要杀菌机制为通过对微生物的蛋白质、DNA 和 RNA 的烷基化作用(图 4-1)而使蛋白和核酸分子变性、凝固,造成微生物死亡。

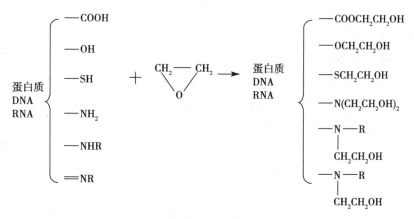

图 4-1　环氧乙烷对蛋白质、核酸的烷基化作用

一、环氧乙烷

环氧乙烷属于烷基化气体灭菌剂,也是公认的灭菌效果较好的低温化学灭菌剂之一。

其气体穿透力强,对大多数物品无损害,特别适合不耐湿热物品和精密贵重物品的灭菌。常对皮革、塑料、医疗用品包装后进行消毒或灭菌,由于对纸张色彩无影响,常被用于书籍、文字档案材料的消毒。环氧乙烷具有毒性、刺激性和致敏性,属于易燃易爆化学品,目前,使用比较广泛的是环氧乙烷灭菌器,广泛应用在医疗场所、医药工业,特别是医院、实验室物品的消毒或灭菌方面。

(一)理化性质

环氧乙烷(epoxyethane),是一种简单的环氧化合物,又称氧化乙烯(ethyleneoxide)。分子式为 C_2H_4O,分子量为 44.05,结构式为 $\begin{array}{c} H_2C\!-\!CH_2 \\ \diagdown\,\diagup \\ O \end{array}$ 。

在常温常压下环氧乙烷是无色气体,比空气重,其相对空气的密度为 1.52,具有芳香醚味,可闻出的气味阈值为 760~1 064mg/m³,当温度低于 10.8℃时,气体液化。在 4℃时比重为 0.884,沸点为 10.8℃,冰点为−111.3℃。在低温下为无色液体,可以任何比例与水混合,并能溶于常用的有机溶剂和油脂,其气体可被某些固体(如橡皮、塑料等)吸收。环氧乙烷液体本身又是一种良好的有机溶剂,能将某些塑料溶解。故在消毒过程中应防止环氧乙烷液体和塑料物品直接接触。环氧乙烷的化学性质比较活泼,可与多种化学品发生反应。环氧乙烷的蒸汽压比较大,所以对被消毒物品的穿透性强,可以穿透微孔而达到物品的深部,5min 能穿透 0.1mm 厚的聚乙烯或聚氯乙烯塑料薄膜,22min 能穿透 0.04mm 厚的尼龙薄膜,26min 能穿透 0.3mm 厚的氯丁胶布,41min 能穿透 0.39mm 厚的丁基橡胶布。对未破的蛋壳和硬纸盒也可以穿透。

环氧乙烷易燃易爆。当空气中含有 3%~80% 环氧乙烷时,则形成爆炸性混合气体,遇明火时易发生燃烧或爆炸。常用的环氧乙烷消毒浓度为 400~800mg/L,空气中环氧乙烷的含量在燃烧和爆炸的范围内,因此使用时必须特别小心。

(二)杀菌机制

与微生物的蛋白质、DNA 和 RNA 发生非特异性烷基化作用,使蛋白质失去需要的反应基团,从而阻碍细菌蛋白质正常的新陈代谢。此外,还能抑制微生物的酶活性,阻碍其正常代谢,最终微生物失活。

(三)对微生物的杀灭作用

环氧乙烷液体和气体对各种微生物,包括细菌繁殖体、芽孢、分枝杆菌、真菌和病毒均有较强的灭菌作用。相比之下,气体杀微生物作用更强,所以在消毒或灭菌上一般多用其气体。不同种类的微生物对环氧乙烷的抵抗力有些差别,细菌芽孢比繁殖体对环氧乙烷的抵抗力仅强 5 倍。

1. 杀灭芽孢作用 环氧乙烷对细菌繁殖体和芽孢均有非常强大的杀灭作用。抵抗力最差的是酵母菌和真菌,最强的是细菌芽孢。试验发现,对各种繁殖体无论每升空间用 0.05ml 环氧乙烷,还是用 0.1ml 环氧乙烷,均可在 6h 内杀灭。而在同样浓度下,对枯草杆菌黑色变种芽孢则需要将灭菌时间延长至 10~24h。

2. 杀灭结核分枝杆菌 环氧乙烷气体能杀灭琼脂斜面上的牛型结核分枝杆菌卡介苗菌株。用 90%CO₂ 和 10% 环氧乙烷混合气体可杀灭湿痰中的结核分枝杆菌,但对干痰中的结核分枝杆菌作用较差。液体环氧乙烷不能完全灭活牛型结核分枝杆菌。

3. 杀真菌作用 环氧乙烷气体对粮食中的真菌具有很好的杀灭作用。

4. 杀病毒作用 环氧乙烷对多种病毒具有灭活作用。一些研究证明,其至对有血清保护的多种病毒亦能发挥作用,不仅可破坏病毒的感染性,而且可破坏病毒的抗原性。

在环氧乙烷自动消毒器内进行杀病毒的试验中,所用病毒株为 4 种有代表性的病毒:牛痘病毒(vaccinia virus)株、单纯疱疹病毒株 HF 株,副流感病毒 C243 株和 2 型脊髓灰质炎病毒 MEF1 株。单纯疱疹病毒和牛痘病毒都是亲脂性 DNA 病毒,前者代表疱疹病毒,后者代表牛痘病毒;副流感病毒也是亲脂病毒,但属 RNA 病毒,代表粘病毒,脊髓灰质炎病毒是小 RNA 病毒,为亲水病毒。试验病毒污染在羊毛华达呢布片上,样片置于打开的盘内或封入聚乙烯膜内。在可抽真空的自动消毒箱内,用 100% 环氧乙烷气体消毒。结果发现,无论是在 29℃暴露 180min,还是在 60℃暴露 48min,均可使样片上的病毒减少到可检出的水平以下。各病毒滴度降低的情况分别是:疱疹病毒≥2.7~5.0log;牛痘病毒≥4.0~6.0log;副流感病毒≥1.8~4.9log;脊髓灰质炎病毒≥4.9~7.7log。

(四)影响消毒作用的因素

1. 相对湿度 消毒物品的含水量、微生物本身的干燥程度和消毒环境的相对湿度均对环氧乙烷的灭菌作用有显著的影响。水是环氧乙烷进行烷基化反应的介质,可增强其穿透能力。当水分低于临界值(一般相对湿度为 30%),环氧乙烷的灭菌能力得不到发挥。

细菌含水量和灭菌环境的水分之间的相对比例,对环氧乙烷的杀菌效果也有明显的影响。当微生物含水量过高、灭菌环境湿度低时,水分的渗透方向是向外的,环氧乙烷不易进入微生物内,故灭菌效果不好;当微生物含水量低于外环境湿度且不太干燥时,水分向微生物体内渗透,环氧乙烷易于进入,则消毒效果较好;当细菌含水太高,外环境湿度亦大,两者处于高湿度的动态平衡,由于水分太多,环氧乙烷被稀释或水解,则消毒效果差,需要提高环氧乙烷浓度或延长作用时间才能达到灭菌效果;若细菌太干燥,外部水分亦低,两者处于低湿度的动态平衡,则环氧乙烷不易透入微生物内部,亦缺乏烷基化反应所必需的水分子桥,故消毒效果很差,即使延长暴露时间,亦不能起到灭菌作用。

2. 温度 环氧乙烷气体的杀菌作用和温度有密切的关系。在一定的范围内,随着温度的升高,环氧乙烷的杀菌作用加强。在超过一定温度后,灭菌效率上升不明显。过高的温度也可能对灭菌物品有损坏。通常选用的灭菌温度为 40~60℃。

3. 浓度 在一定的温度范围内,随着环氧乙烷浓度加倍,消毒效果增加,杀菌时间可缩短。但过高的浓度不能无限提高效率,反而会增加灭菌成本。常用的环氧乙烷的浓度是 400~800mg/L。

4. 消毒物品的表面性质及厚度 消毒物品的表面性质对环氧乙烷气体的消毒效果有明显的影响。在不可穿透的表面上(如玻璃、石棉纤维纸等),污染的微生物,用环氧乙烷难以杀灭。要想取得较好的消毒效果,就必须提高干燥和消毒时的相对湿度。对于可穿透的表面,如棉布等,在 33% 的相对湿度下干燥和灭菌即可取得满意的效果。

5. 有机物的影响 有机物对环氧乙烷的杀菌作用有一定影响,但和其他消毒剂相比,环氧乙烷受有机物的影响是较小的。一般来说,菌体表面含的有机物越多,就越难以杀灭。这是因为,一方面有机物质在微生物的外面形成了一层保护层;另一方面周围的有机物和环氧乙烷发生反应,消耗掉一部分消毒剂,使到达微生物内部的环氧乙烷量减少。

6. 菌龄的影响 一般认为,菌龄较大的微生物对环氧乙烷的抵抗力比幼龄微生物强。用环氧乙烷杀灭枯草杆菌黑色变种芽孢,对菌龄(培养天数)不同的芽孢杀灭效果不同,菌龄在 2~6d 能够被杀死,而菌龄在 18~14d 者则不能完全杀灭。

(五) 特点和毒性损害

1. **特点**　①杀菌谱广,对各种微生物均可杀灭。②杀菌力强,对各种微生物均有强大的杀灭作用,且杀灭细菌芽孢和杀灭细菌繁殖体所需时间非常接近。含氯消毒剂、重金属类消毒剂、酚类和季铵盐类消毒剂杀灭细菌芽孢所需时间是杀灭繁殖体的 1 000 ~ 10 000 倍,而在使用烷基化消毒剂时,两者仅相差 5 ~ 10 倍。③对物品无损害或损害轻微。对金属不腐蚀,无残留气味。

2. **物品的损害**　一些研究证明,环氧乙烷对大多数消毒物品无损害,包括皮革、毛/棉织物、木质物品、纸、文件、书籍、金属物品、化学纤维及其织物等。聚乙烯、聚丙烯和尼龙在环氧乙烷液体中浸泡 5h 无变化,而聚氯乙烯塑料浸泡 5h 可致变大变软。丁腈橡胶在环氧乙烷液体中浸泡 4h 变长变宽,而天然橡胶、氯丁橡胶、丁基橡胶浸泡后则无变化。环氧乙烷可以破坏食物中的某些成分,如维生素 B_1、维生素 B_2、维生素 B_6 和叶酸。消毒后食物中组氨酸、甲硫氨酸、赖氨酸和半胱氨酸的含量降低,链霉素用环氧乙烷灭菌后效力降低 35%,但对青霉素则无灭活作用。环氧乙烷不能用作血液灭菌,可致红细胞溶解、补体灭活和凝血酶原破坏。环氧乙烷平时只能灌装于特制安瓿或耐压专用金属罐内,放阴冷处保存。

3. **毒性**　环氧乙烷对人及动物的毒性高于四氯化碳和氯仿,低于二氧化硫和氯化氢,和氨气相似。人能嗅出环氧乙烷气味的阈值为 1.26mg/L,工作环境的空气中环氧乙烷的浓度可能是 0.18mg/L 或更低,环氧乙烷消毒器的操作者、运送和保存环氧乙烷消毒物品者,可能并不知道自己正暴露于环氧乙烷的有害浓度。因此需要经常检测工作环境中环氧乙烷的浓度。

(六) 在消毒中的应用

1. **适用范围**　因不损害物品且穿透力很强,不宜用一般方法灭菌的物品均可用环氧乙烷消毒和灭菌。例如电子仪器、光学仪器、医疗器械、书籍、文件、皮毛、棉、化纤、塑料制品、木制品、陶瓷及金属制品、内镜、透析器和一次性使用的诊疗用品等。环氧乙烷遇水后可形成有毒的乙二醇,故不可用于食品的灭菌。

2. **环氧乙烷灭菌器使用方法**　详见第三章。

3. **注意事项**　环氧乙烷具有毒性、致癌性、刺激性和致敏性,属于易燃易爆化学品,因此并不常见于日常生活消毒。一旦意外与人体接触需立即处理。

二、戊二醛

(一) 理化性质

戊二醛(glutaraldehyde)是一种 5 碳双缩醛化合物(1,5-戊二醛),分子式为 $C_5H_8O_2$,分子量为 100.13。可以经加成或缩合反应形成乙缩醛、氰醇、肟、腙等,它的两个活泼的醛基可与蛋白质发生交联反应。

戊二醛的分子结构式:H—C—C—C—C—C—H

戊二醛消毒液呈无色或淡黄色液体,挥发性低,有醛的刺激性气味,属灭菌剂,具有对金属腐蚀性小、杀菌作用受有机物影响小等特点,主要用于医疗器械的浸泡消毒和灭菌。其优点是消毒、灭菌效果高效可靠,对消毒物品损坏轻微。戊二醛不能用于皮肤黏膜和环境表面的消毒。戊二醛常用的消毒、灭菌浓度为 2.0%~2.5%,呈中性,可以任何比例溶于水和醇以及其他有机溶剂。其水溶液在酸性条件下比较稳定,在碱性条件下,戊二醛单体易合成丁间醇型不饱和多聚体。

在戊二醛溶液中加入阳离子表面活性剂,可以明显地增加其杀菌作用,称为强效的戊二醛复合灭菌剂,其 1.0%~1.2% 的浓度相当于 2% 原戊二醛的杀菌效果。

(二)戊二醛消毒液剂型

1. 2%碱性戊二醛水溶液 在 2%戊二醛水溶液中加入 0.3%碳酸氢钠而制成。由于戊二醛一经碱化,稳定性大大降低。故近年来国内生产戊二醛水溶液时,按比例配以碳酸氢钠装在小塑料袋内,使用前将其放入戊二醛水溶液中,使其变成碱性戊二醛,其 pH 在 8.0 以上。

2. 2%强化酸性戊二醛 在 2%戊二醛水溶液中加入 0.25%聚氧乙烯脂肪醇醚而制成。稳定性强,可使用一个月,pH 在 5.0 上下。其缺点是杀灭芽孢作用不及碱性戊二醛,且对金属有一定的腐蚀性。

3. 2%中性戊二醛 将 2%强化酸性戊二醛溶液用碳酸氢钠调 pH 至 7.0 而制成。其优点是具有类似于碱性戊二醛的杀灭芽孢作用,又具有酸性戊二醛的稳定性,在室温条件下使用 4 周。

4. 复方增效戊二醛 是含有 1.0%~1.2%戊二醛和表面活性剂、碳酸氢钠、亚硝酸钠的复方增效戊二醛,水溶液的 pH 为 6~7,具有杀菌作用强、对金属器械的腐蚀性小等优点,可用于内镜消毒及器械灭菌,可达到 2%碱性、中性和酸性戊二醛的杀菌效果。

(三)杀灭微生物的机理

戊二醛的杀微生物作用主要靠两个活泼醛基与生物分子的烷基化作用,使微生物死亡。戊二醛两个活泼的醛基可与蛋白质发生交联反应,从而抑制酶的活性。可与肽聚糖的氨基发生烷基化作用,使细胞壁受到破坏。还可与核酸作用,抑制 DNA 和 RNA 的合成。

戊二醛可使细菌芽孢外层中吡啶二羟酸释放困难,从而阻止细菌芽孢出芽;同时交链作用又可使芽孢壁封闭,致使芽孢和真菌孢子死亡;而复方增效戊二醛,由于发挥了双长链季铵盐的协同作用,从而加速了芽孢和真菌孢子的死亡。

(四)对微生物的作用

戊二醛属高效消毒灭菌剂,具有广谱、高效杀菌作用,可以杀灭包括细菌芽孢在内的各种微生物。

1. 细菌繁殖体和真菌 2%戊二醛消毒剂作用 2~10min 可杀灭细菌繁殖体 99.99%~100%;2%碱性和酸性戊二醛在 10~30min 可杀灭白念珠菌,60min 内可杀灭各种真菌;复方增效戊二醛消毒剂作用 2~10min 可杀灭大肠杆菌和金黄色葡萄球菌,作用 2~10min 可杀灭白念珠菌。

2. 细菌芽孢 2%碱性戊二醛作用 3~4h 对枯草杆菌黑色变种芽孢可完全杀灭;复方增效戊二醛作用 3h 对枯草杆菌黑色变种芽孢的杀灭率达 100%。

3. 病毒 戊二醛对多种病毒都有良好的灭活作用,2%戊二醛和复方增效戊二醛作用 30min,均可灭活乙型肝炎表面抗原(HBsAg)。

(五)影响消毒灭菌效果的因素

1. 微生物种类 各种微生物对戊二醛的抵抗力不同,一般来说,抵抗力从低到高的顺序为:细菌繁殖体和亲脂病毒、亲水病毒、真菌、分枝杆菌、细菌芽孢。

2. pH 碱性条件下,戊二醛的杀菌作用加强。

3. 温度 虽然戊二醛在较低的温度下也有消毒作用,但温度对其杀菌作用有明显的影响,温度升高,杀菌作用加强。

4. 有机物 有机物对戊二醛的杀菌作用影响较小,但当微生物受浓度较高的有机物保护时,对杀菌效果也有影响。

5. 阳离子和非离子表面活性剂 对戊二醛有增效作用,复配后杀菌作用大大加强。

(六) 在消毒中的应用

1. 适用范围 适用于不耐热的医疗器械的浸泡消毒或灭菌;适用于内镜清洗消毒机和手工内镜消毒。不能用于室内物体表面的擦拭或喷雾消毒、室内空气消毒、手及皮肤黏膜的消毒;不能用于注射针头、手术缝合线及棉线类物品的消毒或灭菌。

2. 应用方法

(1)一般采用浸泡法或擦拭法:将洗净晾干的待消毒处理的医疗器械及物品浸没于戊二醛消毒液中,消毒一般 30~60min,取出后用无菌水冲洗干净并擦干。

(2)较大设备及精密仪器表面的消毒:可使用戊二醛消毒液擦拭消毒 2 遍,20min 后再用清水擦干。

(3)灭菌处理一般采用浸泡法:将洗净晾干的待处理的器械及物品浸没于 2%戊二醛消毒剂中或复方增效戊二醛消毒液中,浸泡 10h 后,无菌操作取出,用无菌水冲洗干净并无菌擦干后使用。

3. 注意事项

(1)操作人员对醛过敏者禁用。

(2)戊二醛对皮肤和黏膜有刺激性,对人有毒性,戊二醛使用液对眼睛有严重的伤害。应在通风良好处配制、使用时注意个人防护,戴防护口罩、防护手套和防护眼镜。如不慎接触,应立即用清水连续冲洗,如伤及眼睛应及早就医。

(3)应在通风良好处使用,必要时使用场所应有排风设备。如使用处空气中戊二醛浓度过高,建议配备自给式呼吸器(正压式防护面具)。

(4)用于浸泡器械的容器,必须洁净、加盖,使用前需先经消毒处理。

(5)在室温条件下,用于医疗器械浸泡消毒或灭菌戊二醛消毒液最多可连续使用 14d。连续使用过程中,应加强日常监测,掌握其浓度变化,戊二醛含量低于 1.8%停止使用。

(6)经消毒或灭菌后的医疗器械,使用前以无菌方式取出,用无菌蒸馏水反复冲洗干净,然后用无菌纱布等擦干后再使用。切忌用生理盐水或其他含盐成分的水冲洗,否则产生腐蚀。

(7)对消毒或灭菌处理后的器械或物品,存放和取用应防止再污染。

(8)戊二醛应密封、避光,置于阴凉、干燥、通风处保存。不得露天存放,不得与其他有毒物品混贮。

三、甲醛

(一) 理化性质

甲醛(formaldehyde)又叫蚁醛,分子式为 CH_2O,分子结构式:$H-\overset{\overset{\displaystyle O}{\|}}{C}-H$,是一种无色,具有强烈刺激性气味的气体。

沸点为-19.5℃,燃点为300℃,气体相对密度1.067。易溶于水和乙醇,化学性能稳定。性质活泼,分子易聚合,可形成固体聚合物。

用于消毒的甲醛通常为35%~40%的甲醛水溶液,又称福尔马林液体,是无色澄清液体,有强烈的刺激性气味,沸点为96℃,比重为1.081~1.096,呈弱酸性。当放置太久或温度降至5℃以下时,易凝聚成为白色沉淀的多聚甲醛。溶液的甲醛浓度越高,越易发生凝聚。产生白色沉淀的福尔马林溶液,加热后可变澄清。消毒时用稀释的福尔马林溶液,浓度为10%~20%(相当于4%~8%甲醛),或用70%乙醇配成8%甲醛乙醇溶液。其中乙醇为稳定剂,可以防止甲醛聚合。

(二)对微生物的作用和机制

甲醛可用于灭菌,对细菌芽孢、繁殖体、病毒、真菌均有杀灭作用。甲醛通过烷基化作用,直接与细菌蛋白质和核酸上的氨基、巯基、羟基发生烷基化反应,破坏细菌的蛋白质和核酸,导致微生物死亡。另外,通过竞争反应,甲醛和半胱氨酸作用,使甲硫氨酸不能合成,细胞核和细胞质合成被抑制,导致微生物死亡。

(三)特点及毒性

福尔马林溶液可浸泡消毒,但多采用甲醛气体灭菌。甲醛气体灭菌效果可靠,使用方便,对消毒、灭菌物品无损害。但有致癌性、刺激性、穿透性较差、作用慢的缺点,是一种不理想、但效果可靠的熏蒸灭菌剂。

(四)影响消毒效果的因素

1. 浓度 浓度对杀菌效果的影响最为显著。在熏蒸条件下,甲醛气体产生量与其杀菌能力成正比关系。甲醛浓度还与灭菌时间有关,随着时间延长,甲醛逐渐被物品吸收和凝聚,从而降低了甲醛蒸汽的浓度,杀菌能力随着下降。

2. 温度 温度升高,甲醛穿透能力增强,杀菌作用加强。温度降低,甲醛凝聚加速,活性甲醛浓度减少,消毒最适温度为50~80℃。

3. 有机物 甲醛气体穿透力差,有机物可形成保护层,因而受有机物存在影响较大。

4. 相对湿度 甲醛气体灭菌的相对湿度宜在80%~90%之间。

5. 表面性质 不同表面性质的物品对甲醛气体的吸收能力不同,粗糙的表面如棉布等吸收甲醛较多,光滑的表面如金属表面吸收的甲醛较少。

(五)在消毒中的应用

1. 适用范围 甲醛毒副作用明显,使用甲醛灭菌,必须在甲醛消毒灭菌箱(柜)中进行,消毒灭菌箱(柜)必须有良好的甲醛定量加入和气化装置。目前,我国国家卫生健康委员会只批准注册了低温蒸汽甲醛灭菌器和甲醛气体熏蒸消毒柜。低温蒸汽甲醛灭菌器用于一些不耐湿热的医疗器械的消毒,甲醛气体熏蒸消毒柜在医疗用品中有一些应用。

2. 应用方法 将被消毒物品分开摊放或挂起,调节消毒箱内的温、湿度,使温度达(54±2)℃,相对湿度为70%~90%,一般可按消毒100mg/L、灭菌500mg/L计算甲醛用量,加热使其产生甲醛气体,密闭消毒箱,作用3h以上,消毒完毕,可蒸发25%氨水去除甲醛气味。甲醛消毒或灭菌箱必须有可靠的密闭性能,在消毒、灭菌过程中,不得有甲醛气体漏出。具体操作可按说明书执行。

3. 注意事项

(1)甲醛对人有一定毒性和刺激性,使用时应注意防护,并不宜用于室内空气消毒。

（2）被消毒物品应摊开放置,中间应留有一定空隙,污染表面应尽量暴露,以便甲醛气体有效地与之接触。

（3）消毒后,一定要去除残留甲醛气体,可用抽气通风或氨水中和法。

第二节 过氧化物类消毒剂

过氧化物类消毒剂是化学分子结构中含有过氧基"—O—O—"、能产生活性氧、具有强大氧化能力的一类消毒剂,如过氧乙酸、过氧化氢、臭氧、过氧戊二酸、过氧丁二酸等。由于它们杀菌效能高,且消毒后对环境的危害轻,在消毒领域中获得较高的评价,特别是专用雾化消毒器械的发展,为过氧化物类消毒剂的应用提供了广阔前景。

过氧化物类消毒剂的优点是:①可分解成无毒成分,无残留毒性;②为无色透明液体,无染色之弊害;③杀菌能力较强,大多可作为灭菌剂;④易溶于水,使用方便。缺点是:①易分解,不稳定;②对物品有一定漂白与腐蚀作用;③药物未分解前对人有一定刺激性或毒性。

一、过氧乙酸

过氧乙酸(peracetic acid),又名过醋酸,属灭菌剂。2003 年 SARS 防治期间,它被作为室内空气消毒的首选消毒剂。时隔 17 年后,新型冠状病毒疫情让过氧乙酸又一次走进了普通大众的视野,并被纳入国家重点应急管理物资名单。它对细菌繁殖体、芽孢、真菌、病毒均有非常好的杀灭作用。具有广谱、高效、低毒、对金属及织物有腐蚀性、受有机物影响大、稳定性差等特点。

（一）理化性质及剂型

分子式为 $C_2H_4O_3$,分子量为 76.05,结构式为 $H_3C—CO—O—OH$。无色液体,有强烈刺激性气味。溶于水、醇、醚、硫酸。属强氧化剂,极不稳定。遇高热、还原剂或有金属离子存在引起爆炸。

我国曾使用的过氧乙酸消毒剂有如下一些剂型:

1. 二元液体制剂 此为过氧乙酸的传统剂型。由于过氧乙酸稳定性较差,但合成过氧乙酸所用的冰醋酸、硫酸与过氧化氢等原料却比较稳定。因此,将加入催化剂的冰醋酸装于 A 瓶,将按比例配制好的过氧化氢溶液装于 B 瓶,A、B 两种成分平时分开存放,使用前一天,先把 A、B 两液按 10∶8 或 12∶10(体积)混合,放于室温下,第 2 天过氧乙酸含量即可达到 20% 左右。若温度低于 10℃,可适当延长反应时间,若温度在 30℃ 左右,配合后 6h 浓度即可达到 20% 左右。

2. 二元固体制剂 将一种可以溶于水的含乙酰基的固态有机化合物和一种可以溶于水的含过氧基(—O—O—H)的固态化合物,作二元包装,平时单独存放,使用时按比例溶于水,两种化合物发生化学反应,生成过氧乙酸。如以四乙酰乙二胺与过碳酸钠为组分的二元包装为白色粉末,溶于水后得到无色透明的过氧乙酸,有效成分含量可达 163g/L,用时可用去离子水稀释至所需浓度的水溶液。

3. 一元稳定型固体制剂 组成一元稳定型固体制剂的原料主要有两种类型:由四乙酰乙二胺与过碳酸钠组成的配方和由乙酰水杨酸与过硼酸钠组成的配方。加入一定的稳定剂和缓释剂后制成一元包。使用时加水溶解,由固体有机酸与固体过氧化物经过水解化合生成过氧乙酸。

4. 一元稳定型液体制剂 通常以过量的过氧化氢与冰乙酸混合,通过加入稳定剂、表面活性剂和过量的过氧化氢不断补充分解的过氧乙酸,使其含量相对稳定。这种复合型过氧乙酸消毒液无色透明,使用前无须活化。过氧乙酸含量有高浓度型的,如含过氧乙酸 30~60g/L,过氧化氢 220~280g/L。也有低浓度型的,如含过氧乙酸 2.7~3.3g/L,过氧化氢含量为 37.8~46.2g/L。

(二)杀灭微生物的机制

过氧乙酸可以和酶、氨基酸、核酸等发生化学反应,不但可以分解 DNA 的碱基,还可以使 DNA 双链解开和断裂。过氧乙酸对细菌芽孢的杀灭,会先破坏芽孢壳层和皮质的通透性屏障,进而破坏和溶解核心,使内容物渗漏,导致芽孢死亡。其中,活性氧起主导作用,过氧化氢和乙酸起协同作用。

(三)对微生物的作用

过氧乙酸可杀灭细菌繁殖体、真菌、病毒、分枝杆菌、细菌芽孢等微生物,且在低温下仍有效。

对常见细菌繁殖体等微生物的杀灭所需浓度和时间见表 4-1。

表 4-1 过氧乙酸杀灭细菌繁殖体的浓度及时间

细菌	过氧乙酸浓度/(mg·L^{-1})	杀灭时间/min
大肠杆菌	5~50	1~15
痢疾杆菌	20	2
铜绿假单胞菌	10~50	1~15
金黄色葡萄球菌	5~50	1~60
结核分枝杆菌	3 500	5
类结核分枝杆菌	3 500	5~60
白念珠菌	100~200	1~2
毛发癣菌	100~200	1~3
枯草杆菌黑色变种芽孢	500~5 000	10~30
脊髓灰质炎病毒	2 000	5

根据不同的微生物群可以选择使用不同的杀菌浓度及作用时间,表 4-2 给出了过氧乙酸对多种微生物菌悬液的杀灭效果,消毒效果通常要求杀灭对数值>5。

表 4-2 过氧乙酸消毒液对多种微生物的杀灭效果

微生物	作用浓度/(mg·L^{-1})	作用时间/min	杀灭对数值
大肠杆菌 ATCC 25922	300	1	>5
金黄色葡萄球菌 ATCC 6538	300	1	>5
单增李斯特菌 ATCC 19115	300	1	>5
铜绿假单胞菌 ATCC 15442	300	1	>5

续表

微生物	作用浓度/(mg·L⁻¹)	作用时间/min	杀灭对数值
粪链球菌 ATCC 25912	300	1	>5
产气荚膜梭菌 ATCC 13124	300	1	>5
枯草杆菌黑色变种芽孢 ATCC 9372	800	3	3.7
	1 000	5	>5
白念珠菌 ATCC 10231	400	3	4.7
	400	5	>5
黑曲霉菌 ATCC 16404	1 500	3	2.8
	2 000	5	>5

(四) 影响消毒效果的因素

过氧乙酸的消毒效果受浓度、温度、作用时间和有机物的影响。用其气体消毒时还受环境的相对湿度等因素的影响。

1. 浓度及作用时间 在相同的温度条件下,浓度越高,杀菌效果越好。殷社等人报道,作用时间为 1min 时,过氧乙酸浓度为 500mg/L、1 000mg/L、1 500mg/L、2 000mg/L 时对芽孢的杀灭效果会随浓度的提高而逐步提高杀灭率;当过氧乙酸浓度为 500mg/L 时,作用时间从 1min 延长至 5min 时对芽孢的杀灭率能缓慢地接近 100%;当浓度>1 000mg/L 时,延长作用时间对芽孢的杀灭率能快速地接近 100%。

2. 温度 过氧乙酸液体和气体的杀菌作用均随温度的升高而加强,随温度降低,杀菌力减弱。但温度降到−20℃时,仍有显著的杀菌作用。

在浓度相同时,温度升高杀菌效果增强。在实际生产过程中由于存在其他杀菌因素的干扰,使用过氧乙酸浓度>1 000mg/L、消毒剂温度>50℃可以达到理想的杀灭芽孢的效果。国内有人用 1%的过氧乙酸溶液杀灭枯草杆菌芽孢,0℃时需 10min;−20℃时需 30min。用 0.05%的过氧乙酸于 0℃时,杀灭大肠杆菌和铜绿假单胞菌只要 5min,杀灭金黄色葡萄球菌要 15min;于−20℃时,杀灭大肠杆菌及铜绿假单胞菌需 10min,杀灭金黄色葡萄球菌则需 30min。

3. 有机物 殷社等人报道,过氧乙酸 1 000mg/L,室温条件下作用 3min,有机干扰物浓度为 0mg/L 的情况下,过氧乙酸对芽孢的杀灭对数值>5。有机干扰物浓度达到 500mg/L 时,杀灭效果大幅下降。杀灭率下降可能由于微生物被大量有机物包裹保护,同时过氧乙酸会与有机干扰物结合,损失部分有效杀菌浓度。上海市卫生防疫站用 0.005%的过氧乙酸对金黄色葡萄球菌作用,无论菌液是否加有 20%的牛血清,均能在 5min 内杀死。而对铜绿假单胞菌菌液中未加牛血清者,5min 可杀死;加有 20%牛血清者,则需 10min 才能杀死。

4. 相对湿度 相对湿度对过氧乙酸气溶胶及蒸汽的杀菌作用有一定影响,若相对湿度不低于 40%,则过氧乙酸的杀菌效果仍是很显著的。有实验证明,相对湿度为 20%～80%时,湿度越大,过氧乙酸气溶胶的杀菌效果越好;相对湿度低至 20%时,杀菌作用则很差。故用过氧乙酸气溶胶杀菌时,应使空气相对湿度达 60%～80%为宜。

5. 醇的协同作用 醇能增强过氧乙酸的杀菌作用。用醇稀释的过氧乙酸比用水稀释的杀菌作用要强。

（五）在消毒中的应用

1. 适用范围　过氧乙酸适用于普通物体表面消毒、食品用工具和设备消毒、空气消毒、耐腐蚀医疗器械消毒（如透析机管路清洗消毒、透析器灭菌、内镜消毒与灭菌等）、传染病疫源地消毒。

2 应用方法　常用的施药方法有浸泡法、喷雾法、熏蒸法、擦拭法和喷洒法。

（1）浸泡法：浸泡时，物品与过氧乙酸溶液充分接触，可收到较好的消毒效果。凡能耐腐蚀，可浸泡的小件物品均可采用此法消毒。例如，衣服、毛巾、用具、餐（饮）具、便器、体温计等的消毒，若要在0℃以下进行消毒，则可在过氧乙酸溶液中加入乙二醇或乙醇防冻。

（2）喷雾法：喷雾后，雾状微滴能均匀地覆盖于消毒物品表面，雾滴越小，效果越好。室内物体表面消毒可以用0.8%过氧乙酸水溶液按2~40ml/m³喷雾，密闭60min即可；空气消毒用气溶胶喷雾器，过氧乙酸浓度0.5%，按20ml/m³，作用30min即可。凡浸泡不可能时，均可用喷雾法，如建筑物的墙壁、门窗、地板和家具等的消毒。

（3）熏蒸法：熏蒸也是一种常用而简便的消毒方法。可将过氧乙酸稀释至一定浓度，放于面积稍大的搪瓷盘内，加热使其蒸发，产生的蒸汽即能有效地杀灭微生物。按1g/m³计算，熏蒸60min即可，若只用于空气消毒，则250mg/m³即可。喷雾及熏蒸消毒，相对湿度以60%~80%效果最好。若大气相对湿度较低，应先蒸发水或洒水，使其湿度达到60%以上，然后再进行消毒。

（4）擦拭法：家具等大件物品，可用擦拭法进行消毒，使用剂量参照浸泡法，到达作用时间后应用清水擦净。

（5）喷洒法：用于环境消毒时，用0.2%（2 000mg/L）~0.5%（5 000mg/L）过氧乙酸溶液喷洒作用30~60min，物体表面消毒后用清水冲洗去除残留消毒剂。

3. 注意事项

（1）过氧乙酸不稳定，应贮存于通风阴凉处，用前应测定有效含量，原液浓度低于12%时禁止使用。

（2）稀释液临用前配制。配制溶液时，忌与碱或有机物相混合。

（3）过氧乙酸对大理石和水磨石地面有腐蚀作用，一般不用于地面的消毒。

（4）过氧乙酸对金属有轻度腐蚀，对织物有漂白作用。金属制品与织物采用浸泡消毒浓度不可过高（200~4 000mg/L为宜），浸泡后及时用清水冲洗干净。

（5）使用浓溶液时，谨防溅入眼内或皮肤黏膜上，一旦溅上，即时用清水冲洗。

（6）消毒被血液、脓液等污染的物品时，需适当延长作用时间。

二、过氧化氢

（一）理化性质和剂型

过氧化氢（hydrogen peroxide），又称双氧水，是一种较强的氧化剂，分子式为H_2O_2，分子量为34.01，结构式为H—O—O—H。液体无色、无臭、透明，味微酸，可产生泡沫。易溶于水，在水中可分解为水和氧，碱可加速此反应，而酸可起阻滞作用。在微量金属离子等杂质或光、热的作用下，极不稳定，最终分解产物为氧气和水，对环境无污染。

过氧化氢可与水以任何比例混合。市售过氧化氢原液含量为 30% ~ 50%。过氧化氢浓度在 3% 以下时常用于消毒,6% 以上用于灭菌。

过氧化氢消毒剂有单方和复方两大类。单方过氧化氢消毒剂有效含量为 0.5% ~ 20% 不等。复方过氧化氢消毒剂是过氧化氢和增效剂、稳定剂复配而成的液体消毒剂,有效成分含量在 0.5% ~ 10% 之间不等,相比于单方,其稳定性、杀菌能力、杀菌速度都相应地提高,而表面张力相应地降低,是一种优良消毒剂。

(二) 杀灭微生物机制

过氧化氢及过氧化氢分解过程中产生羟基和活性氧等自由基团,可直接氧化细胞外层结构,使细胞的通透性屏障遭到破坏,还可与微生物蛋白质和核酸发生反应。其次,过氧化氢分解产物还可使细菌酶系统受到抑制,并可与酶蛋白中的氨基酸反应。再次,过氧化氢进入细胞内可作用于 DNA 链中磷酸二酯链,并使其断裂。以上作用都可使微生物死亡。

(三) 对微生物的杀灭作用和特点

3 000mg/L 可杀灭细菌繁殖体和亲脂病毒,5 000mg/L 可杀灭结核分枝杆菌和真菌,也可杀灭亲水病毒。浓度 ≥60 000mg/L,作用 120min,可杀灭细菌芽孢。复方过氧化氢消毒剂 50 000mg/L 作用 60min,可杀灭细菌芽孢。

过氧化氢消毒剂属高效消毒剂。具有杀菌范围广、杀菌能力强、作用时间短、刺激性小、腐蚀性低、不残留毒性等优点。

汽化过氧化氢技术是近些年兴起的一种高水平消毒技术,有研究表明,过氧化氢气溶胶喷雾杀菌效果明显高于普通喷壶喷雾,仅需较低的浓度即可比液态具有更强的杀灭芽孢能力,而且可以节约药物用量。现应用较广的过氧化氢灭菌装置有过氧化氢气体灭菌器、过氧化氢气体等离子体灭菌装置。相关知识详见第三章。

(四) 影响消毒效果的因素

1. 浓度　浓度越高,杀菌作用越强,杀灭伤寒杆菌的稀释系数为 0.5,杀灭枯草杆菌黑色变种芽孢的稀释系数为 0.7 ~ 0.9。

2. 温度　过氧化氢的杀菌作用随温度的升高而加强,温度每升高 1℃,消毒速度加快 0.5 ~ 3.0 倍。

3. 作用时间　作用时间越久,杀菌作用越好。用 10% 过氧化氢杀灭枯草杆菌芽孢,其 D 值(杀灭 90% 的微生物所需时间)为 12.04min。

4. 相对湿度　用过氧化氢气体消毒时,消毒效果受相对湿度的影响,湿度太低或太高,对消毒效果均不利,以相对湿度在 60% ~ 80% 为好。

5. 有机物　在试验菌悬液中含有 5% ~ 10% 小牛血清对杀灭枯草芽孢作用基本无影响,含有 25% 的小牛血清对杀灭作用有轻度影响。

(五) 毒性及对物品的损害

过氧化氢对人体皮肤、黏膜有腐蚀性,吸入过多可使人中毒。作业场所空气中容许的阈限值为 1.4mg/m³。过氧化氢长时间接触物品,对金属有腐蚀作用,对织物有漂白、褪色的作用。

(六) 在消毒中的应用

1. 适用范围　过氧化氢适用于普通物体表面消毒、食品用工具和设备消毒、空气消毒、皮肤伤口冲洗消毒、黏膜消毒、耐腐蚀医疗器械消毒、传染病疫源地消毒,以及丙烯酸树脂制成的外科埋植物、隐形眼镜、不耐热的塑料制品、餐具、服装、饮水等消毒和口腔含漱。

2. 应用方法

(1)物体表面:3%过氧化氢,喷洒或浸泡消毒作用时间30min后,用清水冲洗去除残留消毒剂。

(2)室内空气消毒:3%过氧化氢,用气溶胶喷雾方法,用量按10~20ml/m³ 计算,消毒作用60min后通风换气;也可使用15%过氧化氢加热熏蒸,用量按7ml/m³ 计算,熏蒸作用1~2h后通风换气。

(3)皮肤伤口消毒:3%过氧化氢消毒液,直接冲洗皮肤表面,作用3~5min。

(4)医疗器械消毒:耐腐蚀医疗器械的高水平消毒,6%过氧化氢浸泡作用120min,消毒结束后使用无菌水冲洗去除残留消毒剂。

(5)丙烯酸树脂制成的外科体内埋置物、角膜接触镜、不耐热的塑料制品、餐具、服装、饮水、救护车以及宇宙航行器等消毒:可用3%~6%浓度溶液作用10min;作为灭菌剂,可用10%~25%浓度溶液作用60min(25℃)。

3. 注意事项　①过氧化氢消毒剂有强腐蚀性和氧化性,对眼睛、黏膜和皮肤有灼伤危险,使用时应戴防护手套。若不慎接触,应用大量水冲洗并及时就医。②在实施消毒作业时,应佩戴个人防护用具。如出现容器破裂或渗漏现象,应用大量水冲洗,或用沙子、惰性吸收剂吸收残液,并采取相应的安全防护措施。③易燃易爆,遇明火、高热会引起燃烧爆炸,与还原剂接触,或遇金属粉末有燃烧、爆炸危险,应保存于阴凉干燥处。

三、臭氧

臭氧消毒已有百年历史,作为气体灭菌剂,扩散性好,杀菌广谱彻底,无化学残留,是一种具有消毒、杀菌、除臭、防霉多功能的绿色环保高级消毒剂。

(一)理化性质

臭氧(ozone)是氧气的同素异形体,分子式为O_3,分子量为48.00,结构式为$\overset{O}{\underset{O \diagdown O}{}}$,是一种在常温、常压下具腥臭味的淡蓝色气体,有强氧化作用,在常温下为爆炸性气体,密度为1.658。臭氧气体经冷压处理可呈液态,其液体的密度为1.71,沸点为-112.3℃。易溶于水。臭氧稳定性极差,在常温下可自行分解为氧气,所以臭氧一般都是现场生产,即刻使用。

(二)杀灭微生物的机制

臭氧的灭菌机制与其强化学氧化性有关。O_3灭菌有以下3种形式:

1. 臭氧能氧化分解细菌内部葡萄糖所需的酶,使细菌灭活死亡。

2. 直接与细菌、病毒作用,破坏它们的细胞器和DNA、RNA,使细菌的新陈代谢受到破坏,导致细菌死亡。

3. 严重损伤细胞的表面,破坏分布在细胞膜表面的各种蛋白质,阻止细胞膜正常功能的发挥而致细菌死亡。

(三)杀灭微生物作用

臭氧属于高效广谱消毒剂,可杀灭各种微生物,包括细菌繁殖体和芽孢、病毒、真菌、霉菌等,并可破坏肉毒杆菌毒素。臭氧气体或水溶液都有很强的杀灭微生物的作用,其杀灭微生物的速度比有效氯快百倍。

(四) 影响杀菌效果的因素

1. 浓度和作用时间　臭氧的消毒效果直接受其浓度的影响。在一定条件下,作用时间对臭氧水的杀菌效果影响不大。

2. 相对湿度　影响臭氧杀菌效果的环境因素主要是湿度。一般情况下,湿度大则杀灭效果好,相对湿度≤45%,对空气中悬浮微生物几乎没有杀灭作用,相对湿度>70%,杀灭效果才真正体现出来。这是由于相对湿度提高,可以使细胞膨胀,细胞壁变薄,使之更容易受到臭氧的渗透溶解。

3. 温度　随着温度的增加、臭氧的杀菌作用加强。居喜娟等报道,臭氧在 30~32℃ 时的杀菌效果优于 20~22℃ 和 10~12℃。

4. 有机物　水中的有机物可加速臭氧分解,消耗部分臭氧,故对杀菌作用有明显影响。

(五) 在消毒中的应用

1. 适用范围　空气消毒、水的消毒(包括医院污水)。

2. 应用方法　在医院消毒方面,臭氧的用途主要有下列几种:

(1) 诊疗用水消毒:一般加臭氧量 0.5~1.5mg/L,水中保持剩余臭氧浓度 0.1~0.5mg/L,维持 5~10min。对于质量较差的水,加臭氧量应在 3~6mg/L。

(2) 医院污水处理:用臭氧处理污水的工艺流程是污水先进入一级沉淀池,净化后进入二级净化池,处理后进入调节储水池,通过污水泵抽入接触塔,在塔内与臭氧充分接触 10~15min 后排放。

一般 300 张床位的医院,建一个污水处理能力 18~20t/h 的臭氧处理系统,采用 15~20mg/L 臭氧投入量,作用 10~15min,处理后的污水清亮透明,无臭味,细菌总数和大肠菌数均可符合国家污水排放标准。

(3) 空气消毒:臭氧对空气中的微生物有明显的杀灭作用,采用 30mg/m³ 浓度的臭氧,作用 15min,对自然菌的杀灭率达到 90% 以上。

用臭氧消毒空气,必须是在封闭空间,且室内无人条件下进行,消毒后至少过 30min 才能进入。可用于手术室、病房、工厂无菌车间等场所的空气消毒。

(4) 表面消毒

1) 用臭氧气体消毒:臭氧对物品表面上污染的微生物有杀灭作用,但作用缓慢,一般要求 60mg/m³,相对湿度≥70%,作用 60~120min 才能达到消毒效果。

2) 用臭氧水消毒:要求水中臭氧浓度>2mg/L,作用时间 5~20min。

3. 注意事项

(1) 臭氧对人有毒,国家规定大气中允许浓度为 0.2mg/m³。

(2) 臭氧为强氧化剂,对多种物品有损坏,浓度越高对物品损害越重,可使铜片出现绿色锈斑、橡胶老化、变色、弹性降低,以致变脆、断裂,使织物漂白褪色等,使用时应注意。

(3) 多种因素可影响臭氧的杀菌作用,包括温度、相对湿度、有机物、pH、水的浑浊度、水的色度等,使用时应加以控制。

第三节　含氯消毒剂

含氯消毒剂是指溶于水后能产生具有杀菌活性的次氯酸的一类化学消毒剂,其合成工艺简单,价格低廉,水溶性好,使用方便,杀菌谱广,对细菌繁殖体、病毒、真菌孢子及细菌芽孢都有较强杀灭作用,属高效消毒剂。缺点是杀菌作用受有机物影响很大,有强烈的刺激性气味、对金属有腐蚀性、对织物有漂白作用,化学性质不稳定。

含氯消毒剂主要分为有机和无机两大类,前者以二氯异氰尿酸钠、三氯异氰尿酸为主,后者主要包括漂白粉、漂白粉精、次氯酸钠、氯化磷酸三钠、次氯酸。两类消毒剂的水溶液均不稳定,见光、遇热、受潮及吸收二氧化碳均会分解,挥发出具有刺激性的氯气,从而逐渐丧失其杀菌能力。目前,含氯消毒剂有数十种之多,在世界各国使用仍然最为普遍,常见有机含氯消毒剂和无机含氯消毒剂的性质见表4-3和表4-4。

表4-3 常用有机含氯消毒剂

有效成分	通用名	性状及溶解性	有效氯含量	酸碱性
氯胺T	氯亚明	白色或微黄色晶粉,溶解度为12%	24%~26%(W/W)	碱性:5%水溶液 pH=8~10
二氯异氰尿酸钠	优氯净	白色晶粉或颗粒,水溶解为25%	60%~65%(W/W)	微酸性 pH=5.0~6.5
三氯异氰尿酸	三氯异氰尿酸粉	白色晶粉或颗粒,水溶解为2%	85%~90%(W/W)	酸性,1%水溶液 pH=2.8~3.2
1,3-二氯-5,5二甲基海因	二氯海因	白色泡腾片,易溶于水	60%~70%(W/W)	水溶液微酸性,pH=5.0~7.0

表4-4 常用无机含氯消毒剂

有效成分	通用名	性状及溶解性	有效氯含量	酸碱性
次氯酸钙	漂白粉	白色粉末,易溶于水	25%~32%	水溶液呈碱性,pH>11
次氯酸钙	漂白粉精	白色粉末,溶于水	80%~85%	水溶液呈碱性 pH>10
次氯酸钠	84消毒液	无色或淡黄色液体	5%左右	碱性,pH=10
次氯酸钠	次氯酸钠溶液	无色或淡黄色液体	10%~12%	强碱性,pH=10~12
次氯酸钠	氯化磷酸三钠	白色针状或棒条状晶体,易溶于水	3%~5%	水溶液呈碱性 pH=12~13
次氯酸	酸性氧化电位水	无色透明液体	50~70mg/L	强酸性,pH=2.0~3.0
次氯酸	微酸性电解水	无色透明液体	40~80mg/L	微酸性,pH=5.0~6.5

一、次氯酸钠

(一) 理化性质

次氯酸钠(sodium hypochlorite),分子式为NaClO,分子量为74.50。纯品次氯酸钠为白色粉末,易与水混溶,溶液透明,呈碱性。溶于水后水解生成次氯酸(HClO),为主要杀菌成分。次氯酸有强氧化作用和漂白作用,遇光、遇热分解迅速。反应式:$2HClO \rightarrow 2HCl+O_2$。

次氯酸钠别名高效漂白粉,是目前我国应用最为广泛的高效消毒剂。工业上将氯气通入氢氧化钠溶液中,生成白色或淡黄色次氯酸钠乳状液,有效氯含量为9%~12%,

pH 为 10~12。通过电解食盐水的方法也可制得次氯酸钠水溶液,有效氯含量一般为 1%~5%。

(二)杀灭微生物的机制

主要为次氯酸(HClO)对微生物的作用机制。首先是次氯酸钠溶解于水产生次氯酸分子。次氯酸分子小,且不带电荷,很容易进入微生物的细胞壁,浸入菌体细胞内与菌体蛋白结合,使其变性致死。次氯酸还通过破坏微生物的电子传递链及各种代谢中的关键酶,对微生物的代谢造成严重的影响,这在次氯酸杀灭微生物的过程中起着非常重要的作用。其次是氧化作用,次氯酸很不稳定,易产生新生态氧[O],具有很强的氧化性,可与菌体成分及病毒的核酸物质发生氧化作用而破坏微生物的正常代谢繁殖。再次是氯化作用,次氯酸钠消毒剂中的活性氯能使细胞壁、细胞膜的通透性改变,细胞膜破裂,引起细胞内容物外渗,导致微生物死亡;氯能与蛋白结合,形成氮-氯化合物,改变蛋白质的性质,干扰细胞代谢导致微生物死亡。

(三)对微生物的作用

实验室研究证明,10~50mg/L 的次氯酸钠可杀灭细菌繁殖体;100mg/L 的有效氯作用 5min,可杀灭白念珠菌;1 300mg/L 的有效氯作用 5min,可杀灭类星形念珠菌、热带念珠菌、克柔念珠菌等;1 000mg/L 的有效氯作用 10min 可灭活口蹄疫病毒;100mg/L 的有效氯作用 10min 可灭活 HIV、甲型肝炎病毒(HAV)等病毒;500mg/L 作用 5min,可灭活纯化 HBsAg。次氯酸钠在清洁条件有效氯 125mg/L 作用 10min 可杀灭结核分枝杆菌,在污染条件有效氯 1 000mg/L 作用 10min 可杀灭结核分枝杆菌。次氯酸钠杀灭细菌芽孢的效果随实验条件和芽孢种类不同而存在差异,含 4 000mg/L 有效氯的次氯酸钠消毒液作用 30min,对枯草杆菌黑色变种芽孢起到良好的杀灭作用。含有 500mg/L 有效氯的次氯酸钠消毒液作用 15min,可灭活 F_2 噬菌体和脊髓灰质炎病毒。

(四)影响杀菌效果的因素

1. pH pH 越高,杀菌作用越弱。因为碱性条件,主要成分以次氯酸根存在,杀菌活性低于次氯酸,因此,可降低杀菌活性,但稳定性相对增强。所以,次氯酸钠消毒液通常在碱性条件下保存,使用前用水稀释至中性,消毒效果最佳。

2. 温度 温度升高,杀菌能力增强。温度每升高 10℃,杀菌时间可以缩短 50%~60%。如温度由 20℃降低到 10℃,其杀灭细菌繁殖体的效果下降 2log,但在 35℃以上时,含氯消毒剂的稳定性将会极大降低。

3. 有效氯含量 一般认为含氯消毒剂浓度增加,杀菌作用增强,但这一关系不是恒定的倍比关系。浓度升高,pH 也会随之上升,反而需要延长作用时间才能过到消毒目的。

4. 有机物 蛋白质类型的有机物可消耗有效氯,降低杀菌能力。

5. 氨和氨基化合物 由于游离氯可以和氨发生反应生成氯胺,从而使消毒剂的杀菌作用降低。有报道指出,当氨的浓度低于总有效氯量的 1/8 时,氨会全部被破坏,剩余氯会变成游离有效氯表现出杀菌作用,当氨的浓度超过游离有效氯的 1/4 时,有效氯会形成氯胺,杀菌速度变慢。

6. 水的硬度 试验证明,水中 Mg、Ca 等离子的存在,对次氯酸盐的抗菌作用几乎没有影响,20℃时,0~4 000mg/L 条件下,次氯酸盐的杀菌作用未受到任何影响。

（五）在消毒中的应用

1. 适用对象　次氯酸钠消毒剂不仅适用于医疗卫生机构、公共场所和家庭的一般物体表面、医疗器械、医疗废物、食炊具、织物、果蔬和水等的消毒，也可用于室内空气、二次供水设备设施表面、手、皮肤和黏膜的消毒，还适用于疫源地各种污染物的处理。

2. 疫源地消毒应用方法

（1）环境和物体表面消毒：使用擦拭、浸泡和喷洒的方法进行消毒。采用500～2 000mg/L的次氯酸钠消毒剂作用1h，可杀灭细菌繁殖体、亲水和亲脂性病毒及分枝杆菌。采用10 000～15 000mg/L的次氯酸钠消毒剂作用2h，可杀灭细菌芽孢。

（2）餐（饮）具消毒：使用250～1 000mg/L有效氯浸泡餐（饮）具0.5h，可杀灭细菌繁殖体、亲水和亲脂性病毒及分枝杆菌。使用5 000～10 000mg/L有效氯浸泡餐（饮）具0.5h，可杀灭细菌芽孢。

（3）污染衣物消毒：使用1 000～2 000mg/L有效氯浸泡1～2h，可杀灭细菌繁殖体、亲水和亲脂性病毒及分枝杆菌。使用3 000mg/L有效氯浸泡2h，可杀灭细菌芽孢。

（4）排泄物和分泌物消毒：对于稀薄排泄物或呕吐物使用2 000mg/L有效氯搅拌放置2h可杀灭细菌繁殖体、亲水和亲脂性病毒及分枝杆菌，放置6h可杀灭细菌芽孢；对于成型粪便，5 000mg/L有效氯2份加入1份粪便中，作用2h可杀灭细菌繁殖体、亲水和亲脂性病毒及分枝杆菌，放置6h可杀灭细菌芽孢；对于尿液，使用1 000mg/L有效氯作用2h，均可杀灭细菌繁殖体、亲水和亲脂性病毒及分枝杆菌，放置6h，可杀灭细菌芽孢。

（5）疫区污水消毒：多采用次氯酸钠发生器产生，直接进入污水池，作用1～2h，使余氯大于6.5mg/L，可杀灭细菌繁殖体、亲水和亲脂性病毒及分枝杆菌，作用4～6h，余氯不低于10mg/L，可杀灭细菌芽孢。

3. 注意事项　水溶液不稳定，遇光和热会加速分解，需避光阴凉密闭保存，时间不超过1年。稀释液临时配制，不能存放和连续使用。如存放时间较长，应测定实际有效氯含量，校正配制用量。

二、酸性电解水

酸性电解水是一种通过电解氯化钠和/或盐酸水溶液生成的以次氯酸为主要杀菌成分的低浓度有效氯的酸性水溶液。其中包括酸性氧化电位水（pH为2.0～2.7）和微酸性电解水（pH为5.0～6.5）。酸性电解水具有较强的氧化性和快速杀灭微生物的作用，对各种微生物都有较强的杀灭作用。具有杀菌速度快、安全可靠、不留残毒、有利于环保等特点。

（一）酸性氧化电位水

酸性氧化电位水是无色透明液体，有轻微氯味。主要有效成分为次氯酸（HClO），含有活性氧、活性羟基，有效氯含量为50～70mg/L，其氧化还原电位在1 100mV以上，酸性氧化电位水由酸性氧化电位水生成器制取。

将软化水中加入低浓度的氯化钠（浓度小于0.1%），在有离子隔膜式电解槽中电解后，从阳极一侧电解生成氯气，与此同时，水在阳极电解，生成氧气和氢离子，使阳极一侧产生pH为2.0～3.0的液体，在该pH下主要以Cl_2为有效氯形态。氯气再与水反应生成盐酸和次氯酸（杀菌最终有效形式）。电极反应如下：

$$\text{阳极 } H_2O \rightarrow 1/2O_2 + 2H^+ + 2e^-$$

$$2Cl^- \rightarrow Cl_2 + 2e^-$$

$$Cl_2(aq) + H_2O \rightarrow HCl + HClO$$

$$\text{阴极 } H_2O + e^- \rightarrow 1/2H_2 + OH^-$$

（二）微酸性电解水

微酸性电解水是一种 pH 介于 5.0~6.5,以次氯酸为主要杀菌成分的微酸性水溶液。因为 pH 介于 5.0~6.5 范围内,溶液中活性成分主要为次氯酸根,比率在 90% 以上(图 4-2),因此也称微酸性次氯酸水。微酸性次氯酸水可由微酸性电解水生成器制备。将软化水中加入低浓度盐酸和/或氯化钠,在有隔膜或无隔膜电解槽中电解后,在阳极生成氯气和 H^+,H^+ 溶于水使水呈酸性,pH 为 5.0~6.5。氯气与水反应生成盐酸和次氯酸,阴极只生成氢气。其有效氯含量一般为 40~80mg/L。有的装置实现在 0~150mg/L 的范围内可调。氧化还原电位在 600mV 以上。其反应方程式如下:

$$\text{阳极 } 2Cl^- \rightarrow Cl_2 + 2e^-$$

$$Cl_2 + H_2O \rightarrow HClO + H^+ + Cl^-$$

$$\text{阴极 } H^+ + e^- \rightarrow 1/2H_2$$

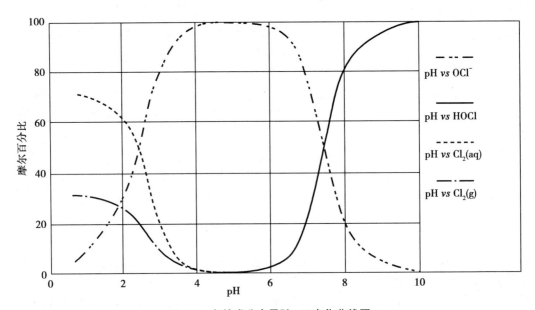

图 4-2　有效成分含量随 pH 变化曲线图

微酸性电解水由于具有更适宜皮肤接触的 pH 和更多的杀菌活性成分,未来可应用于医疗领域,是一种新型高效,具有广泛应用前景的消毒剂。

（三）杀灭微生物的机理

1. 酸性氧化电位水杀菌作用　酸性氧化电位水的 pH<3.0,ORP 大于 1 100mV,超出了微生物的生存范围(pH=3~10,ORP 介于 −400mV~+900mV 之间),再加上生成作用过程中产生的次氯酸、羟自由基和活性氧的协同作用,使细胞膜电位瞬间发生改变,导致细胞膜肿胀破裂,细胞内 DNA、蛋白和代谢酶被迅速分解、灭活,故而能快速杀灭微生物。

2. 微酸性电解水杀菌作用　pH=4~6 的微酸性电解水中有效氯主要以次氯酸形式存

在,次氯酸是次氯酸根杀菌能力的 80 倍。这是因为次氯酸作为一种中性,不带电的分子可以更容易穿透微生物细胞和孢子壁,而带电的次氯酸根阴离子不易穿透带负电荷的细菌的细胞壁。进入细胞内的次氯酸可阻断细菌关键酶的生成,阻碍细菌的正常代谢,破坏微生物的 ATP 的形成,使细菌无法获得能量而死亡。

(四) 影响消毒效果的因素

1. 有机物 有机物对消毒效果影响很大,消毒物品消毒前应清洗干净。

2. 温度和光照 40℃ 以下,消毒效果随温度升高而增强,超过 40℃ 或光照条件下次氯酸会分解,降低杀菌效果。因此,酸性电解水应在室温、密闭、避光的条件下保存。

3. 水质 水的硬度、电导率不同,影响酸性电解水指标合格率,缩短电极使用寿命。电解水生成器宜安装软化水处理装置。

(五) 在消毒中的应用

1. 适用范围 酸性电解水适用于手卫生、皮肤和黏膜的消毒、餐(饮)具、食品加工器具及瓜果蔬菜的消毒、一般物体表面和环境表面的消毒、织物类物品的消毒。其中酸性氧化电位水可用于灭菌前手工清洗手术器械、内镜的消毒。微酸性电解水可适用于口腔综合治疗台水路的消毒。

2. 使用方法

(1) 表面消毒

1) 一般物体表面的消毒:清洗干净后,用酸性氧化电位水流动冲洗浸泡消毒作用 3~5min,或反复擦洗消毒 5min,或用微酸性电解水流动冲洗浸泡消毒作用 10min,或反复擦洗消毒 10min。

2) 地面等环境表面的消毒:将地面清洁干净后,用酸性氧化电位水消过毒的拖布擦拭地面 1~2 次(应朝同一方向擦拭)。

3) 织物类物品的消毒:清洗干净后,用酸性氧化电位水流动浸泡消毒 3~5min。清洗干净后,用微酸性电解水流动浸泡消毒 10min。

(2) 食品或餐(饮)具消毒:对于餐(饮)具、食品加工和器具的消毒,先用碱性电解水或洗涤剂彻底清洗表面油污垢渍,自来水冲净后,用酸性氧化电位水或微酸性电解水流动冲洗浸泡消毒 10min。对于瓜果蔬菜的消毒,自来水洗净后,用酸性氧化电位水流动浸泡消毒 3~5min 或微酸性电解水流动浸泡消毒 10min。

(3) 病人用过的诊疗器材消毒:尤其是频繁接触的表面如仪器的按钮、操作面板,可用酸性氧化电位水擦拭消毒。呼吸机螺纹管、管路、"Y"形接头、呼吸气阀、水杯、麻醉机、雾化器、氧气湿化瓶的管路和瓶体使用后彻底清洗,用酸性氧化电位水流动浸泡消毒 3~5min,然后自然干燥或烘干。灭菌前手工清洗手术器械和用品的消毒:用酸性氧化电位水流动冲洗浸泡消毒 2min,净水冲洗 30s 取出烘干或用无菌布擦拭干后灭菌处理。

(4) 手卫生和皮肤黏膜的消毒:用酸性氧化电位水或微酸性电解水冲洗,或反复擦洗消毒 3~5min。

(5) 口腔综合治疗台水路的消毒:首次消毒用 40mg/L 微酸性电解水。对管路流动浸泡消毒至水路各出水端水质达到《生活饮用水卫生标准》(GB 5749—2006)菌落总数 ≤100cfu/ml 要求后,日常持续应用 10mg/L 微酸性电解水对管路进行卫生处理及漱口。

3. 注意事项

（1）酸性电解水不稳定，水中所含有效氯含量会随时间推移而下降，每次使用前，应在电解水生成器出口处分别测定 pH 和有效氯含量。

（2）贮存时应选用避光、密闭、硬质聚氯乙烯材质制成的容器，室温条件下不超过 3d。宜现用现配，并不得稀释使用。

（3）对除不锈钢以外的金属物品有一定的腐蚀作用，应慎用。

三、二氯异氰尿酸钠

（一）理化性质和剂型

二氯异氰尿酸钠（sodium dichloroisocyanurate），俗称优氯净，分子式为 $C_3O_3N_3Cl_2Na$，分子量为 219.95，结构式为

白色粉末或晶粉。易溶于水，在 25℃ 条件下溶解度为 25%。在水中可形成次氯酸，在空气中可分解出氯气，具有很强的氧化性。

二氯异氰尿酸钠属于氯代异氰尿酸类化合物，有效氯含量 55%~65%，剂型有粉剂、颗粒剂和片剂三种类型。

（二）特点

二氯异氰尿酸钠属于高效、低毒消毒剂。杀菌力强、储存稳定、易于运输、水溶性好、使用方便、适用范围广、杀菌谱广。缺点是水溶液不稳定、有刺激性气味、对金属有腐蚀性、对纺织品有损坏作用。

（三）杀菌机制和对微生物的作用

主要依靠水解产生的次氯酸、新生态氧及活性氯对菌体蛋白的氧化和氯化作用杀菌。对细菌繁殖体、病毒、真菌孢子和细菌芽孢均有杀灭作用。

（四）影响杀菌效果的因素

1. 有效氯含量　在 pH、温度、有机物不变的情况下，有效氯含量越高，杀菌作用越强。

2. 酸碱性　酸性条件杀菌作用更强。

3. 温度的影响　在一定范围内，温度越高，杀菌作用越强。

4. 有机物　蛋白质及还原性有机物可消耗有效氯，降低杀菌效果。含氨基化合物等还原性物质，均可降低其杀菌作用。溴和碘可以增强其杀菌效果。

（五）在消毒中的应用

1. 适用范围　主要用于环境表面和物品的消毒，餐（饮）具和卫生洁具等消毒，干粉可用于污染的分泌物和排泄物的消毒。

2. 应用

（1）医疗用品消毒：凡不怕腐蚀的医疗用品均可用二氯异氰尿酸钠水溶液浸泡消毒。比较清洁的污染物品可用 1 000mg/L 以上有效氯溶液浸泡 30min，达到消毒要求。带有脓血便的污染物品则需要用 5 000~10 000mg/L 的有效氯溶液浸泡 60min，达到消毒要求。

（2）物体表面和地面消毒：一般物体表面用 500~1 000mg/L 有效氯水溶液擦拭或喷洒，作用 3min 后用清水擦干净，可防止损坏物品。地面消毒可用 500~1 000mg/L 有效氯水溶液擦拭，作用 30min 以上。

（3）餐（饮）具消毒：二氯异氰尿酸钠是良好的餐具消毒剂，不仅消毒效果好，且易去除，不留异味。未清洗的餐具可用 500~1 000mg/L 有效氯浸泡 30min，然后刷洗即可。清洁的餐具可用 250mg/L 浸泡 30min，然后刷洗即可。

（4）水消毒：二氯异氰尿酸钠易溶于水，无不溶性物质，是良好的水消毒剂。饮用水的消毒，加氯量 5mg/L，可对清洁的河湖及池塘水进行消毒。水质比较差的水，可先用净水剂沉淀，然后将加氯量提高到 10mg/L。游泳池水消毒，一般情况下加氯量可在 5~10mg/L 之间，保持余氯量 0.5mg/L，即可保证水的质量。

3. 注意事项　有刺激性，对金属有腐蚀性，对纺织品有损坏作用。

第四节　二氧化氯消毒剂

二氧化氯消毒剂的有效杀菌成分是二氧化氯（ClO_2）分子，有效氯含量是氯气的 2.63 倍，氧化能力为氯气的 2.5 倍，是目前公认的第四代新型消毒剂。二氧化氯溶液及气体的扩散、渗透能力均很强，杀菌所需用量和时间较短，杀菌广谱高效，几乎不与水中有机物生成有毒有害的卤代物，不像其他含氯消毒剂一样与有机物作用生成"三致"物质，被世界卫生组织列为 A1 级高效安全消毒剂。

一、理化性质

二氧化氯（chlorine dioxide），分子式为 ClO_2，分子量为 67.45，分子为"V"形。其中氯原子以 sp^2 杂化轨道分别与两个氧原子结合，形成 σ 键，氯原子中的一个电子垂直于 O—Cl—O 平面，并与 O—O 的 4 个电子形成 3 原子 5 电子的离域大 π 键。分子结构如图 4-3：

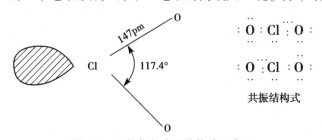

图 4-3　二氧化氯分子结构式示意图

常温下，二氧化氯是一种比空气重，易溶于水的黄绿色气体。沸点 11℃。相对蒸汽密度 2.3g/L。20℃时，水中溶解度为 8 300mg/L。溶于碱液中生成亚氯酸盐和氯酸盐。遇热水或光则分解成次氯酸、氯气、氧气。其水溶液于冷暗处相对稳定。分子具有强氧化性，其氧化能力为氯气的 2.5 倍，能与酚类、硫类、三级胺、各类微生物、金属离子发生强烈的氧化反应。

二、特点和剂型

1. 特点　高效强力、快速持久、广谱、无毒、无刺激性。对金属有腐蚀性，对织物有漂白作用,二氧化氯活化液和稀释液不稳定。

2. 剂型

(1)二氧化氯发生器:由于二氧化氯是相对不稳定的气体,空气中其体积浓度达10%以上时,便有爆炸性,并且不能被压缩或液化,因此必须在现场产生二氧化氯,使其溶解在水中。现场制备二氧化氯的装置即二氧化氯发生器。发生器制备二氧化氯的方法主要有电解法和化学法。电解法原理是用食盐为原料,铂或钛电极在隔膜电解槽中反应产生含有二氧化氯、氯气、过氧化氢、臭氧等多种气体的混合溶液。化学法的原理是在酸性介质中加入还原剂,将氯酸还原成二氧化氯,主要有以氯酸钠和亚氯酸钠为原料发生二氧化氯的方法。

(2)稳定性二氧化氯溶液:将高纯二氧化氯气体溶解于含有碳酸钠、过碳酸钠、硼酸钠、过硼酸钠等稳定剂中制得,使用前用盐酸或柠檬酸活化,根据需要稀释后即可使用。一般制成2%~8%水溶液,作为商品出售。液体制剂的最大优势是即开即用,无须现场制备。

(3)固态二氧化氯消毒剂:将稳定二氧化氯液体吸附在载体上制成胶体、膏体、粉末、片剂等各种形状的固体,使用时将活化剂与其混合,并且控制活化速率,就可获得不同二氧化氯释放速率的消毒剂,满足不同场合的需要;或是将二氧化氯前体物质和活化剂以及稳定剂等混合在一起制成反应型固体制剂。固态含二氧化氯产品包括粉剂、片剂、二元包装及三元包装等形式的产品。

三、杀灭微生物的机制

1. 二氧化氯能够改变 6-磷酸葡萄糖脱氢酶的活性,使得磷酸戊糖途径受阻,微生物无法进行糖类的代谢而死亡。

2. 二氧化氯能够破坏细菌或病毒的 DNA 二级结构,即破坏嘧啶和嘌呤之间的共轭双键。DNA 形态结构的改变,最终影响细菌或病毒的 DNA 转录翻译及蛋白质表达,从而导致微生物死亡。

3. 氧化氯能增加细胞膜的通透性,细胞内的钾离子、镁离子、ATP 等小分子物质从细胞膜中流出,改变细胞内外的渗透压,导致细胞的生命活动出现异常,甚至会因内外渗透压的差别过大而使细胞破裂。ATP 供能物质的泄漏会导致细胞内的能量不足以维持细胞本身的生命活动,从而导致细菌死亡。

四、对微生物的作用

二氧化氯能有效杀灭细菌繁殖体、分枝杆菌、真菌和细菌芽孢、病毒、藻类物质。属于高效消毒剂。

五、影响消毒效果的因素

二氧化氯的消毒能力受浓度、作用时间、环境 pH、温度、有机物、无机离子等多方面因素的影响。

1. 浓度和作用时间　一般来说,浓度越高,杀菌效果越好。作用时间越长,杀菌效果越好。

2. 酸碱度　pH 越低,其活化率越高,但因为二氧化氯是中性分子,在水中不发生水解,因而对环境的酸碱度有较强的耐受力。有研究表明,二氧化氯消毒剂在酸性的条件下(pH

在 3~5 之间)杀菌效果好。在 pH 为 6.0~10.0 的范围内,二氧化氯对病毒的灭活效果受 pH 的影响较小。

3. 温度　温度与二氧化氯对微生物的杀灭能力成正比。有研究表明,在同等条件下,当环境温度从 20℃降低到 10℃,二氧化氯对隐孢子虫的灭活率降低了约 40%。温度每上升 10℃,作用时间即可缩短 1.954 倍。

4. 活化时间和活化剂种类　由于二氧化氯不稳定,常需用前活化。活化时间和活化剂种类对杀菌效果也有影响。据胡伟报道,活化时间以 15min 为最佳,活化剂为盐酸时比柠檬酸杀菌效果好。

六、在消毒中的应用

1. 适用范围　二氧化氯消毒剂适用于环境和物体表面的消毒;食品加工器具、餐(饮)具、蔬菜和水果等的消毒;生活饮用水(包括二次供水)、游泳池水、医院污水、城市中水的消毒处理;非金属医疗器械等的消毒。

2. 应用方法　常用施药方法有浸泡、擦拭、喷洒、喷雾消毒。

(1)水:各类水的消毒可采用投加并混匀的方法。对于生活饮用水和二次供水,按 1~2mg/L 量加入,作用 15~30min;对于中水,按 5~10mg/L 量加入,作用 20~30min;对于游泳池水,按 2~4mg/L 量加入,作用 15min;对于浴池水,按 5~10mg/L 量加入,作用 15min;对于医院污水,按 5~10mg/L 量加入,作用 30~60min。

(2)餐(饮)具、食品加工设备管道和瓜果蔬菜:采用 100~150mg/L 的二氧化氯溶液浸泡 10~20min。

(3)一般物体表面:采用 50~100mg/L 的二氧化氯溶液擦拭或喷洒,作用 10~15min。

(4)非金属医疗器械:根据污染水平不同,采用 100~600mg/L 浓度不等的二氧化氯溶液浸泡 15~30min。

3. 注意事项

(1)二氧化氯活化液不稳定,应现配现用。

(2)配制溶液时,忌与碱或有机物相混合。

(3)二氧化氯对金属有腐蚀性,金属制品经二氧化氯消毒后,应迅速用清水冲洗干净并沥干。

(4)使用时应戴手套、口罩,避免高浓度消毒剂接触皮肤和吸入呼吸道,如消毒剂不慎接触眼睛,应立即用水冲洗,严重者应就医。

第五节　含溴消毒剂

含溴消毒剂是指溶于水后,能水解成次溴酸,发挥杀菌作用的一类消毒剂。含溴化合物起源于 20 世纪 30 年代,最早用于水消毒,次溴酸及其盐类可发生电离或歧化反应,形成具有杀菌活性的次溴酸,次溴酸和次氯酸具有相似的化学性质,只是挥发性和腐蚀性小于次氯酸,与有机胺或氨作用后可生成有毒的溴氨,但溴氨在环境中的分解速度大于氯氨。

含溴消毒剂按提供活性杀菌组分方式不同,分为直接释放型、缓慢释放型和间接释放型。按照化学类别分为无机类和有机类。常用的含溴消毒剂主要有二溴海因和溴氯海因。

一、二溴海因

（一）性质与剂型

二溴海因（1,3-dibromo-5,5-dimethylhydantion），学名为 1,3-二溴-5,5-二甲基乙内酰脲，为

白色、类白色结晶粉末。分子式为 $C_5H_6Br_2N_2O_2$，分子量为 285.94，结构式为

熔点 194~197℃，密度为 1.36g/cm³。二溴海因微溶于水，溶于氯仿、乙醇、丙酮等有机溶剂，在强酸或强碱中易分解。

由于纯二溴海因在水中的溶解度仅为 0.25%，故要用二溴海因消毒，必须制备能溶解于水的消毒剂型。目前市场上的二溴海因消毒剂有加助溶剂、增效剂、缓蚀剂的二溴海因消毒片和消毒粉，有效溴含量均为 50%。易溶于水，使用时用净水配成所需浓度的消毒液。

（二）特点

二溴海因抗菌谱广，杀菌性强，稳定性高，使用量小，无毒低味，不受 pH 影响及水体条件限制等特点。属于高效、广谱、低毒的环境友好型消毒剂，缺点是溶解速度较慢。

（三）杀灭微生物机制

二溴海因在水中释放次溴酸，反应式为：

$$C_5H_6Br_2N_2O_2+2H_2O \rightarrow C_5H_8N_2O_2+2HOBr$$

其氧化作用可以破坏病原体的细胞膜结构、蛋白质及 DNA，溴与含氮的物质反应形成溴胺类物质，干扰细菌细胞代谢。

（四）杀灭微生物的作用

二溴海因属于广谱的含溴氧化类消毒剂，对白念珠菌、白僵菌等真菌也有较好的杀灭作用；对藻类及藻类毒素、浮游生物也有一定的杀灭效果；可杀灭细菌繁殖体及芽孢；对病毒也有较好的灭活效果，能灭活脊髓灰质炎病毒、肝炎病毒、家蚕多角体病毒等。

（五）影响消毒效果的因素

二溴海因的消毒效果受消毒剂浓度、消毒环境的温度、作用时间等因素影响。消毒剂浓度增加，杀菌作用加强；消毒环境温度升高，消毒作用提高；作用时间延长，消毒效果更好。微生物如果被浓度较高的有机物保护，则消毒效果会受到影响。

（六）在消毒中的应用

1. 适用范围　适用于游泳池水、污水、普通物体表面和疫源地消毒。

2. 应用方法　采用喷洒、擦拭、浸泡、冲洗、直接投加等消毒方法。

（1）浸泡法消毒：将洗净的待消毒物品浸没于消毒液内，加盖，作用至预定时间后取出。对一般污染物品用 250~500mg/L 二溴海因，作用 30min。对致病性芽孢菌污染物品用 1 000~2 000mg/L 浓度，作用 30min。

（2）擦拭法：对大件不能用浸泡法消毒的物品，可用擦拭法。消毒液浓度和作用时间参见浸泡法。

（3）喷洒法：对一般物品表面用 500~1 000mg/L 二溴海因，均匀喷洒，作用 30min；对致

病性芽孢和结核分枝杆菌污染的物品用 1 000~2 000mg/L 浓度消毒液喷洒,作用 60min。

(4)对水的消毒:消毒剂用去离子水溶解后,倒入待消毒的水中,用量为 2~10mg/L,视水质污染情况而定。通过游泳池水循环系统加入水体,使水中有效溴达到 1.0~1.5mg/L。对未经处理的微生物污染污水,按有效溴 500~1 000mg/L,作用 60min;对经一级处理的一般污水按 30mg/L,对经二级处理的污水按 15mg/L 加入消毒剂,作用 60min。

(5)超声雾化或喷雾法:对室内空气和物品表面消毒,可用此法。消毒液浓度为 1 000mg/L,按 30ml/m³ 计算用量,雾化或喷雾后,作用 30min。消毒后开窗通风,消毒时室内不能有人。

(6)储水容器的消毒:对瓶装水可用有效溴 500mg/L,喷洗或浸泡,作用 1~3min;二次供水水箱,用 250mg/L,洗刷消毒,作用 30min。用净水冲洗后使用。

(7)餐具消毒:用有效溴 250~500mg/L,浸泡 10min,净水冲洗后使用。

3. 注意事项

(1)慎用于金属制品和有色织物的消毒。二溴海因对不锈钢等金属制品有轻度腐蚀作用,对碳钢有中度腐蚀性,对织物有轻度漂白作用。

(2)消毒粉和消毒片应于阴凉、干燥、通风处密封保存。

(3)消毒液现用现配,并在有效期内用完。

(4)用于果蔬消毒和餐(饮)具消毒时,在消毒完成后应用清水冲洗。

二、溴氯海因

溴氯海因(bromo-chloro-dimethylhydantoin),全称为溴氯二甲基海因,是甲基海因的卤化衍生物。主要产品有 3-溴-1-氯-5,5-二甲基海因和 1-溴-3-氯-5,5-二甲基海因。是一种高效消毒剂,使用安全,环保性好。缺点是在水中溶解速度较慢。

(一)理化性质和剂型

溴氯海因的化学名称为 3-溴-1-氯-5,5-二甲基乙内酰脲或 1-溴-3-氯-5,5-二甲基乙内酰脲,分子式为 $C_5H_6BrClN_2O_2$,分子量为 241.49,分子结构式为

其为白色或微黄色结晶或结晶粉末,溶于苯、二氯甲烷和氯仿,微溶于水。20℃时在水中的溶解度为 0.2%~0.25%。0.1%水溶液的 pH 为 2.88。干燥时稳定,有氯气味道。剂型主要有粉剂、片剂和颗粒剂,也有将数种不同卤化海因加以复配压成块状的产品。溴氯海因含量 92%~95%,有效卤素(以氯计)含量 54.0%~56.0%。

(二)杀灭微生物的机理

溴氯海因在水中能水解释放出活性溴离子和氯离子,形成 HBrO 和 HClO,反应式为 $C_5HNBrClO_2+2H_2O\rightarrow C_5H_3N_2O_2+HBrO+HClO$,次卤酸是杀菌活性的关键组分,可侵入微生物细胞内与蛋白质发生氧化作用而致微生物死亡。

HBrO 和 HClO 分解时产生新生态氧,与微生物的细胞原浆结合而致微生物死亡。

次卤酸在水中能与微生物体内的原生质结合,进而与蛋白质中的氮形成稳定的氮-卤键,干扰微生物细胞的代谢致微生物死亡。

(三)对微生物的杀灭作用

溴氯海因可杀灭芽孢;对白念珠菌、水产及禽类病原菌等真菌有较好的杀灭作用;对藻

73

类及寄生虫有一定的杀灭效果;可有效杀灭细菌繁殖体;能灭活脊髓灰质炎病毒等。

以 1 000mg/L 有效溴氯的溴氯海因溶液作用 20min 可完全破坏 HBsAg 的抗原性;以 550mg/L 有效溴氯的溴氯海因溶液作用 7.5min,对脊髓灰质炎病毒的平均灭活对数值 ≥4.00;含 50mg/L 有效溴氯的溴氯海因对大肠杆菌作用 3min,含 75mg/L 者对金黄色葡萄球菌作用 3min,含 1 200mg/L 者对枯草杆菌黑色变种芽孢作用 120min,含 600mg/L 者对白念珠菌作用 5min,杀灭对数值均>5.00;有效溴氯含量为 1mg/L 的溴氯海因作用 10min,可使水中人工污染的大肠杆菌降为 0CFU/100ml,有效溴氯含量为 3mg/L 的溴氯海因作用 20min,可使天然水样中的大肠菌群降为 0CFU/100ml;以有效溴氯含量为 550mg/L 的溴氯海因溶液作用 15min,对污染在筷子表面的大肠杆菌的杀灭对数值为 3.56;用含 100mg/L 有效溴氯的溴氯海因溶液擦拭消毒木质桌面作用 20min,对其表面自然菌的平均杀灭对数值为 1.72。

(四) 影响消毒效果的因素

1. pH 氯在偏酸性环境下 pH 介于 5.8~7.0 时容易释放 HClO,当 pH 大于 7.5 时即产生大量 ClO⁻,杀菌力锐减。而溴在 pH 介于 6~8 时主要以 HBrO 的形式存在,能适合 pH 变化更大的环境。溴氯海因消毒剂对酸碱度的适应范围相对广。

2. 温度 温度升高可加强溴氯海因消毒剂的杀菌作用,温度升高也可使所需的杀菌时间缩短。

3. 有机物 杀菌作用随菌液中有机物含量的增加而下降。

(五) 在消毒中的应用

1. 适用范围 溴氯海因可用于环境和物体表面的消毒,污水、生活饮用水消毒,织物消毒。

2. 应用方法 一般用其水溶液对污染的物品或物品表面进行擦拭、浸泡或喷洒消毒。

(1)物体表面:常用浸泡、擦拭和喷洒等方法。一般物体用有效卤素 500mg/L 作用 1h。对于分枝杆菌及亲水病毒污染物用有效卤素浓度 1~2g/L 作用 1h,对于芽孢污染物用有效卤素浓度 5~10g/L 作用 6h。

(2)疫区污水:计算污水体积,按规定的浓度计算出溴氯海因的需要剂量,先将药剂溶于少量清水,再投入污水中。总有效卤素 500~1 000mg/L 作用 60~120min。

(3)生活用水:用 3~5mg/L 有效卤素浓度作用 0.5h。

(4)餐(饮)具:一般用 500mg/L 有效卤素浸泡消毒 30min 以上。

3. 注意事项

(1)慎用于金属制品和有色织物消毒。溴氯海因对金属制品有腐蚀作用,对织物有漂白作用。

(2)应存放于阴凉、干燥、通风处。

(3)用于果蔬消毒和餐(饮)具消毒时,在消毒完成后需用清水冲洗。

第六节 含碘消毒剂

含碘消毒剂是包括含碘及以碘为主要杀菌成分的消毒制剂,其有效杀菌形式为游离碘。单质碘是双原子分子,常温常压下为紫黑色有光泽的固体。遇热极易升华,形成有毒的紫红色碘蒸汽。利用碘的卤化作用为杀菌机制的消毒剂有碘的水溶液、碘的醇溶液(碘酊亦称碘酒)、碘的甘油溶液(碘甘油)、碘伏等。碘在水中几乎不溶,在乙醇中易溶,常温下易挥发,在碘水或碘酊中添加碘化钾,使其生成可溶性络合物,来增强碘的溶解度和稳定性。碘酊工艺简单,易于制作,是早期主要的消毒剂,但由于其刺激性与腐蚀性,已被稳定性好、刺激性小的碘伏替代。

一、碘伏

(一) 性质与剂型

碘伏(iodophor)是碘与表面活性剂形成的不定型络合物。其实际为碘元素与载体以络合或包结的形式借助氢键和其他引力作用形成的络合物。所以能够增加碘的溶解度,降低碘的蒸汽压,减少碘的升华,从而使其更稳定,便于保存。碘伏没有固定的分子式和分子量,一般以碘元素作为碘伏有效成分含量的计算标量。碘伏是中效消毒剂,是一类贮存稳定、毒性低、对皮肤黏膜无刺激并兼有清洁去污作用的消毒剂。

碘伏的剂型有液体(有效碘含量通常为 0.1% ~ 1.0%)、固体(有效碘含量通常为 10% ~ 20%)、凝胶剂(有效碘含量为 0.1% ~ 0.2%)、乳剂(有效碘含量为 0.5% ~ 2%)、膏剂(有效碘含量为 0.85% ~ 1.15%)和栓剂(有效碘含量为 0.017g/粒、0.023g/粒)等。碘伏的颜色为红棕色,随其有效碘含量的下降逐渐向黄色转变。液体碘伏浓度为 0.1% ~ 1.0%,多为 0.5%。

(二) 种类

根据表面活性剂不同,碘伏消毒剂有聚维酮碘、聚醇醚碘、十二烷胺三碘(阳离子型)、双十二烷基双季铵盐碘(阳离子型)、氨基酸碘。目前,市场上主要以聚维酮碘和聚醇醚碘两大类为主。聚维酮碘是聚乙烯吡咯烷酮与碘的络合物,是唯一被中国、英国、美国和日本等国药典收载,并准许用于医疗卫生和人体消毒的碘伏。聚维酮碘对皮肤刺激性小,毒性低,作用持久,使用安全简便,是一种比较传统的碘伏制剂,市场占有率非常高。聚醇醚碘是以壬基酚聚氧乙烯醚或脂肪醇聚氧乙烯醚作为载体与碘络合而成的碘伏消毒液。经杀菌试验比较,聚醇醚碘比聚维酮碘杀灭细菌繁殖体和白念珠菌所需浓度要求都更低,而且试验证明,聚醇醚碘的化学稳定性优于聚维酮碘,所以聚醇醚碘在消毒领域的应用前景广阔。碘伏的基本物理性质极为相似,化学成分随载体不同而异,其化学性质主要表现出碘元素的特性。

(三) 特点

1. 性能稳定　表面活性剂通过氢键将碘结合包裹,减少了碘的升华,而使碘伏性能长期基本保持不变。碘伏在使用时可缓慢释放出游离碘,在皮肤上保持持久的杀菌作用。

2. 容易脱色　碘伏消毒皮肤时虽有一层黄色,但可用水洗掉,无须乙醇脱碘,亦不会损伤皮肤。

3. 刺激性小　碘伏完全克服了碘酊对皮肤的刺激性,可直接消毒皮肤黏膜和伤口而不会使病人感到刺激性疼痛,即使婴幼儿亦可直接使用。

4. 含碘浓度低　使用游离碘消毒浓度均在 2% 以上,而碘伏通常使用有效碘浓度仅为 0.5%,极大地节省了碘的用量,且保留了比较好的杀菌效果。

(四) 杀灭微生物的机理

碘伏是碘与表面活性剂的不稳定络合物,当其与细胞、细菌接触时可以释放游离的碘元素。游离的碘能迅速穿透细胞壁,依靠元素碘的变性沉淀作用和卤化作用,与蛋白质氨基酸上的羟基、氨基、烃基结合,导致蛋白质变性沉淀、发生卤化,从而失去生物活性。

(五)对微生物的杀灭作用

碘伏虽被列入中等效果的快速消毒剂,但其杀菌谱比其他中效消毒剂广,可有效杀灭细菌繁殖体、真菌、结核分枝杆菌、病毒、螺旋体、衣原体及滴虫等。碘伏虽可以杀灭细菌芽孢,但需要较长的时间。

(六)影响杀菌效果的因素

1. 有机物　碘伏受有机物影响比较明显。在试验悬液中加 10% 小牛血清足可使碘伏杀菌效果明显下降。实际消毒对象上污染的脓血便和皮肤上的污垢及伤口坏死组织等都会影响碘伏杀菌效果。因此,在使用碘伏消毒时必须作好消毒前清洁,以确保消毒效果。

2. pH　碘伏受 pH 的影响规律同其他卤素类消毒剂一致。当溶液呈酸性时,可加速游离碘的释放,因而可增强其杀菌效果;碱性物质可减弱碘伏的杀菌作用。

3. 温度　由于温度对碘伏溶液内游离碘的释放和碘的蒸发有关,从而影响其杀菌效果。一般情况下,随着温度升高游离碘释放加速,由 20℃ 到 35℃ 游离碘释放速度提高 1 倍,同时使碘的活性增强,杀菌效果提高。

4. 游离碘浓度　根据碘伏的化学特性,在一定稀释度范围内,碘伏内游离碘的释放随稀释比例增大而增加。所以,在临床实际消毒过程中,并非碘伏溶液越浓越好,常用浓度为含有效碘 0.5% 即可。另外,不同表面活性剂载体对碘的释放亦有影响,聚乙烯吡咯烷酮碘比聚乙二醇碘和聚醇醚碘释放游离碘要慢,所以在相同浓度条件下其杀菌效果稍差。

(七)在消毒中的应用

1. 使用范围　适用于外科手及前臂消毒;手术切口部位、注射及穿刺部位皮肤以及新生儿脐带部位皮肤消毒;黏膜冲洗消毒;卫生手消毒。

2. 使用方法

(1)手术前皮肤消毒

1)在常规刷手的基础上,用无菌纱布蘸取使用浓度的碘伏,均匀从手指尖擦拭至前臂部位和上臂下 1/3 部位皮肤。

2)直接用无菌刷蘸取使用浓度的碘伏从手指尖刷手至前臂和上臂下 1/3 部位皮肤,然后擦干即可。使用浓度均为有效碘 2~10g/L,作用 3~5min。

(2)注射和穿刺部位皮肤、手术切口部位皮肤以及新生儿脐带消毒可用无菌棉拭蘸取使用浓度的碘伏在消毒部位擦拭 2~3 遍。使用浓度均为有效碘 2~10g/L,作用 1~3min。

(3)黏膜:可用含有效碘 250~500mg/L 的碘伏稀释液直接对消毒部位冲洗或擦洗。

3. 注意事项

(1)外用消毒液,禁止口服。

(2)对碘过敏者慎用。

(3)密封,避光,置于阴凉、通风处保存。

二、碘酊

(一)理化性质

碘酊(tincture of iodine)又称碘酒,红棕色液体,具有碘和乙醇的特点。常用 2% 碘酊,含 2% 碘、1.5% 碘化钾(或碘化钠,它们有助于碘的溶解)、50% 乙醇。我国药典规定,碘酊含碘(I)应为 1.80% ~ 2.20%(g/ml) ,含碘化钾(KI)应为 1.35% ~ 1.65%(g/ml)。

碘酊溶液中碘除双原子的游离碘外(I_2),还可呈三原子碘的络离子(I_3^-)、碘离子(I^-)、次碘酸根(IO^-)、碘酸根(IO_3^-),游离碘杀菌能力比三原子碘的络离子强。在溶液中变化是可逆的。反应式为 $I_2 + I^- \rightleftharpoons I_3^-$。

（二）杀灭微生物作用

碘酊是一种中效消毒剂,对细菌、真菌、病毒等有杀灭作用,并且对各种微生物杀灭剂量比较接近。

（三）杀灭微生物机理

碘酊可碘化微生物蛋白质氨基酸链上的某些活性基团,使微生物死亡。还可氧化病原体胞质蛋白的活性基团,与蛋白质结合,使其变性沉淀。同时碘酊溶液中含有 50%左右的乙醇,在凝固微生物蛋白质方面发挥了较大的协同作用,使其具有较强的穿透力和杀菌力。

（四）影响杀菌效果的因素

1. pH 酸碱度在一定范围内对碘的杀菌效果有影响。一般说来,偏酸性有利于杀菌作用增强,碱性条件则可使杀菌效果下降,这是因为酸性条件有利于碘的游离并发挥作用。但 pH 介于 2~7 范围内杀菌效果变化不明显。

2. 有机物 残留血液、脓性分泌物等有机物可消耗大量有效碘,因而可影响碘的杀菌效果。用碘消毒的物品和皮肤黏膜应该清洁,但对高浓度碘影响不明显。

3. 浓度 杀菌作用主要取决于含游离碘的多少,与助溶剂碘化钾或碘化钠的量基本无关。

（五）在消毒中的应用

1. 适用范围 在传染病消毒中,碘酊主要用于手术和注射部位的皮肤消毒,美发美容工具的预防性消毒、扦足器械的消毒、手的卫生消毒、皮肤消毒和新生儿脐带伤口的消毒等。

2. 应用方法

（1）皮肤和伤口:以 2%碘酊纱球涂擦消毒伤口及其周围或污染皮肤,作用 1~3min,待干后,再以 75%酒精纱球涂擦两遍,脱净碘酊。

（2）手的卫生消毒:以 2%碘酊纱球涂擦消毒污染的手指,作用 1~3min,用 75%酒精棉球涂擦脱碘。尤其适用于点钞人员和其他接触污染货币、票证、物品人员手的消毒。

（3）美容、美发、扦足器械:将器械浸泡于碘酊消毒液内 30min,取出用无菌水冲洗后使用。

（4）饮水:500ml 水中加入 2%碘酊 3 滴,15min 内可杀灭水中的细菌、阿米巴原虫等微生物,水无不良气味。

3. 注意事项 碘酊含有较高浓度的乙醇,对黏膜有刺激性,不适用于黏膜和敏感部位皮肤消毒。

第七节 醇类消毒剂

醇类消毒剂可快速、有效地杀灭多种微生物,但不能杀灭细菌芽孢,属于中效消毒剂。主要用于皮肤消毒,包括乙醇、丙醇、异丙醇和苯氧乙醇等。最常用的为乙醇消毒剂。

一、常用醇类消毒剂理化性质

(一)乙醇消毒剂

乙醇(ethanol,alcohol),结构式为 $CH_3—CH_2—OH$,为无色透明液体,具有辛辣气味,易挥发,易燃烧。其液体比重为 0.812 9,沸点 78.5℃,燃点 9~11℃。易溶于水、甘油和氯仿等,可与水以任何比例混溶。乙醇可以溶解和清除皮肤上油脂性物质,有利于杀菌。乙醇消毒剂中乙醇含量不低于 60%(体积分数)或 52%(质量分数)。

(二)异(正)丙醇消毒剂

异丙醇(isopropyl alcohol,isopropanol),结构式为 $CH_3-CHOH-CH_3$,无色透明液体,带有比较浓厚的乙醇气味。相对密度 0.785 1,沸点 82.5℃,闪点 11.7℃。异丙醇能与水和大多数有机溶剂如乙醇、乙醚、氯仿等混溶,其蒸汽与空气可形成爆炸性混合物,自然爆炸极限 2%~12%(体积分数),属于中等爆炸危险物品。

杀菌作用比乙醇强,毒性比乙醇大。主要用于皮肤消毒。异(正)丙醇含量不低于 60%(体积分数)或 50%(质量分数)。

(三)复合醇消毒剂

醇可通过与其他抗菌剂复配达到增效。如乙醇与正丙醇、异丙醇复配使用可在总醇含量不变的情况下缩短杀菌时间,增强消毒剂的广谱性;乙醇与过氧乙酸复配提升对病毒的灭活能力;乙醇或异丙醇与碘复配,能增加碘的溶解性;乙醇或异丙醇与季铵盐复配可降低消毒剂的表面张力,增强消毒杀菌能力,多用于消毒湿巾;由于乙醇与氯己定复配,可增加滞留抑菌效果,在洗手液或手消毒剂中经常复配使用。还有研究发现,低酒精含量、柠檬酸和尿素的配方能够灭活所有包膜病毒和非包膜病毒。

复合醇的总含量不低于 60%(体积分数)或 50%(质量分数)。

二、醇类消毒剂应用范围

适用于卫生手消毒和外科手消毒、皮肤消毒、普通物体表面消毒和医疗器械消毒。乙醇对黏膜有刺激,不能用于黏膜消毒。此外,不适于醇溶性物体表面的消毒、不可用于空气消毒。

三、醇类消毒剂使用方法

1. 卫生手消毒 手上无肉眼可见污染物时,取适量消毒剂原液进行擦拭或揉搓至手部干燥。

2. 外科手消毒 在外科洗手基础上,取适量消毒剂原液进行擦拭或揉搓至干燥,作用时间不应少于 2min。

3. 皮肤消毒 消毒剂原液擦拭,作用 1~3min。注射部位皮肤消毒时间不应超过 1min。

4. 普通物体表面消毒 消毒剂原液进行擦拭消毒,作用 3min。

5. 医疗器械消毒

(1)复用医疗器械、器具、物品的中、低水平消毒:按《医院消毒供应中心 第 2 部分:清洗消毒及灭菌技术操作规范》(WS 310.2—2016)的要求清洗、干燥后,取消毒剂原液进行擦拭或浸泡消毒,作用 3min。

(2)复用医疗器械清洗后灭菌前的消毒：取消毒剂原液进行擦拭或浸泡消毒，作用 3min。

四、乙醇消毒剂

(一) 杀灭微生物的机理

乙醇作为常用的中效消毒剂，需要注意其有效消毒的浓度范围为体积分数 70%～80%，以 75% 为最佳浓度，在此浓度范围内，乙醇可以快速穿透细菌细胞壁进入菌体内部，并使菌体内部蛋白变性凝固而死亡。当乙醇浓度高于 80% 时，乙醇可快速使细菌表面脱水形成一层"保护膜"，阻止其进入菌体内部；乙醇浓度较低时，虽可进入菌体内部，但对菌体内部蛋白质凝固能力不足，对细菌杀灭效率较低。因此，世界卫生组织推荐浓度为 70%～75% 的乙醇作为手消毒剂。

(二) 乙醇消毒剂的剂型和应用

1. 剂型　目前常用的含乙醇消毒剂有液态乙醇及乙醇凝胶两类，在有效含量范围内其杀菌效力相当。乙醇凝胶剂型降低了乙醇的挥发度，在使用安全性上高于液态乙醇。乙醇凝胶中还可添加护手保湿成分以改善由酒精脱水带来的皮肤干燥问题。

2. 应用　用于卫生手消毒时，均匀喷雾或涂擦于手部 1～2 遍，作用 1min；用于外科手消毒时，均匀喷雾或涂擦于手部 2 遍，作用 3min；用于皮肤消毒时，均匀喷雾或涂擦于皮肤 2 遍，作用 3min；用于物体表面消毒时，均匀喷雾于物体表面使其保持湿润或擦拭物体表面 2 遍，作用 2min。

(三) 使用注意事项

1. 乙醇是易燃易挥发的液体，当空气中的乙醇含量达到 19% 时，温度等于或大于 13℃ 时，遇到火星就会闪燃。使用应远离火种，不得接触明火或靠近明火。

2. 乙醇使用后必须将容器上盖封闭，严禁敞开放置。

3. 乙醇存放时应远离火种、热源，温度不宜超过 30℃，防止阳光直射。

4. 酒精不适宜用于大面积消毒。

5. 工业酒精不可作为消毒剂使用。

第八节　酚类消毒剂

酚类消毒剂是以酚类化合物为主要原料，添加表面活性剂、乙醇或异丙醇为增溶剂，以乙醇或异丙醇或者水作为溶剂、不添加其他杀菌成分的消毒剂。该类消毒剂包括苯酚、甲酚、卤代苯酚及酚的衍生物。常用的酚类消毒剂有煤酚皂，其主要成分为甲基苯酚。卤化苯酚可增强苯酚的杀菌作用，如三氯羟基二苯醚（三氯生）作为防腐剂已广泛用于临床消毒、防腐。目前，市面上的酚类消毒剂，主要杀菌成分为 4-氯-3,5-二甲基苯酚（PCMX，简称"对氯间二甲基苯酚"），对氯间二甲基苯酚是高效、安全、广谱的杀菌剂，可作为首选的杀菌药物，对金黄色葡萄球菌和大肠杆菌的最小抑菌浓度（MIC）均较低，可用于衣物、个人用品、地板、家居表面、环境消毒及宠物消毒等方面。

一、常用酚类消毒剂理化性质

1. 苯酚　苯酚（phenol），又名石炭酸。其分子式为 C_6H_6O，分子量为 94.11。由煤焦油中分离的苯酚为带有特殊气味(酚臭)的无色或淡红色针状、块状或三棱形结晶,遇光或在空气中颜色渐变深。苯酚的沸点为181.7℃,熔点为38.5~43℃,性稳定,可溶于水或乙醇。68℃时,可与水任意混合。10%水溶液呈粉红色,为弱酸性。浓溶液接触皮肤有烧灼感。

苯酚是酚类化合物中最古老的消毒剂。由于它对组织有腐蚀性和刺激性,其蒸气对人体有毒性,目前苯酚消毒剂应用不多,它正逐渐被更有效、毒性较低的酚类衍生物所代替。

2. 甲酚皂液　甲酚皂液(cresol and soap solution)又称煤酚皂溶液或来苏尔(lysol)。主要成分是甲基苯酚。甲酚的分子式为C_7H_8O,分子量为108.14。甲酚有三种异构体,分别为邻、对和间甲苯酚。其分子结构式如图4-4:

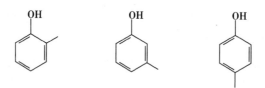

图4-4　甲酚的三种异构体

甲酚皂液是目前国内常用的一种酚类消毒剂,甲基苯酚约占50%,其他成分是植物油、氢氧化钠等,经皂化作用而制成。

生成的肥皂可使甲酚易溶于水,具有降低表面张力的作用。甲酚皂液为黄棕色至红棕色黏稠液体,带有酚臭。可溶于水及醇中,呈碱性,性质稳定,耐贮存。杀菌性能与本酚相似。

3. 对氯间二甲苯酚　对氯间二甲苯酚(chloroxylenol),化学名称为4-氯-3,5-二甲酚,英文缩写为 PCMX(p-chloro-m-xylenol),分子式为 C_8H_9OCl,分子量为 156.61,结构式为

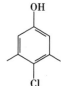,其呈白色结晶形粉末。具有挥发性,熔点115.5℃,沸点246℃。易溶于醇、醚、聚

二醇等有机溶剂和强碱水溶液。

4. 三氯生　三氯生(triclosan),化学名为三氯羟基二苯醚,白色结晶粉末,微具芳香味,熔点56~58℃。其中文命名为2,4,4-三氯-2-羟基二苯醚,化学名称为5-氯-2(2,4-二氯苯氧基)-苯酚,分子式为$C_{12}H_7Cl_3O_2$,分子量为289.54,结构式为

耐水解,微溶于水,在稀碱中溶解度适中,在很多有机溶剂中都有较高的溶解度,在水溶性溶剂或表面活性剂中溶解后可制成透明的浓缩液体产品。在一般条件下,三氯羟基二苯醚具有优异的贮存稳定性,于200℃加热14h,仅有2%的活性物质被分解,对活性氯、过氧化物不稳定。三氯羟基二苯醚作为抗菌剂添加于皮肤护理用品中已有30多年的历史,不仅作为抗菌皂的主要成分,还用于个人护理产品、卫生消毒用品及塑料的抗菌涂层。

二、杀灭微生物的机制

高浓度下,可裂解并穿透细胞壁,与菌体蛋白结合,引起蛋白变性;低浓度下可使细胞的主要酶系统(氧化酶、脱氢酶、催化酶等)失去活性,干扰菌体物质代谢。同时酚类消毒剂表面张力小,可增加细胞壁渗透性,使细菌胞质膜破坏,菌体内含物溢出,可溶于细胞的亲脂体中,改变细胞蛋白的空间结构使其变性,从而达到消毒杀菌作用。

三、杀灭微生物的作用

酚类消毒剂为中效消毒剂。可杀灭细菌繁殖体、真菌、结核分枝杆菌和部分亲脂性病毒。常温下对细菌芽孢不能有效杀灭。

杀灭微生物效果应符合表4-5要求。

表4-5 酚类消毒剂杀灭微生物效果

受试微生物	作用时间/min				杀灭对数值	
	外科洗手用	卫生洗手用	物体表面擦拭用	物品浸泡消毒用	悬液法	载体法
大肠杆菌	≤5	≤1	≤15	≤30	≥5	≥5
金黄色葡萄球菌	≤5	≤1	≤15	≤30	≥5	≥5
铜绿假单胞菌	≤5	≤1	≤15	≤30	≥5	≥5
白念珠菌	≤5	≤1	≤15	≤30	≥5	≥5
自然菌(现场消毒试验)	≤5	≤1	≤15	≤30	≥4	≥1
人工染菌(模拟现场消毒试验)	≤5	≤1	≤15	≤30	≥1	≥5

四、影响消毒效果的因素

1. 浓度与作用时间 浓度越高,作用时间越久,杀菌效果越好。
2. 有机物 有机物的存在可减弱消毒剂的杀菌力,但对较高分子量的酚类影响较小。
3. 温度 温度升高有利于药物的渗透,可以提高药物对微生物的杀灭作用。
4. 酸碱度 酚类消毒剂杀菌效果随 pH 升高而减弱。碱性环境下,酚羟基解离,杀菌作用降低。

五、在消毒中的应用

1. 适用范围
(1)苯酚、甲酚为主要杀菌成分的消毒剂:适用于物体表面和织物等消毒。
(2)对氯间二甲苯酚为主要杀菌成分的消毒剂:适用于卫生洗手、皮肤、黏膜、物体表面和织物等消毒,其中黏膜消毒仅限于医疗机构诊疗处理前后使用。
(3)三氯羟基二苯醚为主要杀菌成分的消毒剂:适用于卫生洗手、皮肤、黏膜、物品表面和织物等消毒,其中黏膜消毒仅限于医疗机构诊疗处理前后使用。不能用于细菌芽孢污染物品的消毒,不能用于医疗器械的高中水平消毒,苯酚、甲酚为主要杀菌成分的消毒剂不适用于皮肤、黏膜消毒。

2. 应用方法

(1)苯酚、甲酚为主要杀菌成分的消毒剂:应用液中有效成分含量≤5%,对物体表面、织物的消毒擦拭后作用时间≤15min,浸泡消毒作用时间不超过30min。

(2)对氯间二甲酚为主要杀菌成分的消毒剂

1)卫生手消毒:应用液中有效成分含量≤1%,对手擦拭或浸泡消毒,作用时间≤1min。

2)皮肤消毒:应用液中有效成分含量≤1%,擦拭消毒,作用时间≤5min。

3)物体表面消毒:应用液中有效成分含量≤5%,擦拭后作用时间≤15min,浸泡消毒作用时间≤30min。

4)黏膜消毒:应用液中有效成分含量≤0.35%,擦拭或冲洗消毒作用时间≤5min。

(3)三氯羟基二苯醚为主要杀菌成分的消毒剂

1)卫生手消毒:应用液中有效成分含量≤2%,对手擦拭或浸泡消毒,作用时间≤1min。

2)皮肤消毒:应用液中有效成分含量≤2%,擦拭消毒,作用时间≤5min。

3)物体表面消毒:应用液中有效成分含量≤2%,擦拭后作用时间≤15min,浸泡消毒作用时间≤30min。

4)黏膜消毒:应用液中有效成分含量≤0.35%,擦拭或冲洗消毒作用时间≤5min。

3. 注意事项

(1)外用消毒剂,不得口服,黏膜消毒仅限于医疗卫生机构的诊疗过程。

(2)苯酚、甲酚对人体有毒性,在对环境和物体表面进行消毒处理时,应做好个人防护,如有高浓度溶液接触到皮肤,可用乙醇擦去或大量清水冲洗。

(3)消毒皮肤前,必须先清洁皮肤。带污垢的物体表面消毒前也应做好清洁去污工作。

(4)消毒结束后,应对所处理的物体表面、织物等对象用清水进行擦拭或洗涤,去除残留的消毒剂。

(5)不能用于细菌芽孢污染物品的消毒,不能用于医疗器械的高中水平消毒,苯酚、甲酚为主要杀菌成分的消毒剂不适用于皮肤、黏膜消毒。

第九节 季铵盐类消毒剂

季铵盐类消毒剂以季铵盐为主要化学成分,是以氯型季铵盐、溴型季铵盐为主要杀菌有效成分的消毒剂,包括单一季铵盐组分的消毒剂、由多种季铵盐复合的消毒剂以及与65%~75%乙醇或异丙醇复配的消毒剂。季铵盐类消毒剂属于低效消毒剂,性能稳定、不挥发,对环境、物品、人体均比较安全,适合家庭、公共场所、托幼机构、食品加工场所、医疗机构等环境物体表面清洁消毒。

一、分类

1. 氯型和溴型季铵盐消毒剂 氯型季铵盐包括由C_8~C_{18}的脂肪链(单链或双链)、甲基(或苄基、乙基苄基)组成的氯化季铵盐及由松宁基、二甲基、苄基组成的氯化苄铵松宁。由

$C_8 \sim C_{18}$ 的脂肪链(单链或双链)、甲基(或苄基、乙基苄基)组成的溴化季铵盐为溴型季铵盐。

2. 单链和双链季铵盐消毒剂　　传统的氯型季铵盐、溴型季铵盐消毒剂以苯扎氯铵(洁尔灭)和苯扎溴铵(新洁尔灭)为代表,均为单长链季铵盐,杀菌效果受外界因素影响较大,且对革兰氏阴性菌的作用较弱。而双长链季铵盐是将单长链季铵盐中的一个—CH_3基团以长碳氢链取代,这样分子中便有两个长链油性基,具有更好地成胶束性和更强的降低表面张力的能力,杀菌性能提高,且避免了单链季铵盐在长期使用过程中产生的耐药性问题。

二、理化性质和特点

单链型季铵盐消毒剂具有芳香气味,无色透明液体,无挥发性,pH 在 $4 \sim 10$ 之间。双链型消毒剂无色或微黄色,无味,稍黏稠,有一定去污作用,易溶于水和乙醇。季铵盐类可与乙醇或异丙醇配成复方制剂,其杀菌效果明显增加。季铵盐类消毒剂的特点是对皮肤黏膜无刺激,毒性小,稳定性好,对消毒物品无损害。

三、杀灭微生物的机理

季铵盐类消毒剂属于阳离子表面活性剂,这类化合物可以改变细菌细胞膜的通透性,使菌体胞质物质外渗,阻碍其代谢而起到杀灭作用。含有的疏水基渗透到细菌的细胞类脂层,使得细菌的细胞壁和细胞膜通透性发生改变,导致细菌的蛋白质或者酶发生变性,从而抑制细菌的细胞代谢过程,达到杀灭微生物的目的。

四、对微生物的杀灭作用

以苯扎氯铵和苯扎溴铵为代表的单链性季铵盐只能杀灭一般的细菌及真菌繁殖体和亲脂病毒。不能杀灭亲水病毒、结核分枝杆菌和其他分枝杆菌,只能抑制分枝杆菌的生长。双链季铵盐消毒剂能有效杀灭细菌繁殖体、真菌、病毒等,在较高浓度下对细菌芽孢也有一定杀灭作用。200mg/L 浓度下作用 3min,对大肠杆菌、金黄色葡萄球菌的杀灭率达到 99.99%;对白念珠菌的杀灭率大于 99%;作用 4min,能够杀灭包括禽流感病毒、HIV 在内的 48 种病毒。

五、影响消毒效果的因素

1. 吸附作用　　季铵盐类消毒剂易被物体表面吸附,降低季铵盐类消毒剂浓度。

2. 有机物　　有机物可消耗季铵盐消毒剂,影响消毒效果。

3. 温度　　温度升高,杀菌效果增强。

4. 酸碱度　　苯扎溴铵随 pH 升高而增强,在碱性溶液中,杀菌效果较强。

5. 拮抗物　　碘类化合物、酸类化合物、硝酸银、硫酸锌、磺胺类药物对消毒剂有拮抗作用。钙镁等离子、阴离子表面活性剂如肥皂、洗衣粉可与季铵盐类消毒剂结合,并产生沉淀,因此也会影响消毒剂消毒灭菌效果。

六、在消毒中的应用

1. 适用范围　　一般物体表面与医疗器械表面的消毒;织物的消毒;外科手消毒、卫生手消毒、皮肤与黏膜的消毒;食品加工设备与器皿的消毒,但不适用于瓜果蔬菜的消毒。

2. 应用方法 采用擦拭、浸泡、冲洗、喷洒、泡沫滞留等方法进行消毒。

（1）皮肤消毒：单链季铵盐消毒剂 500~1 000mg/L，皮肤擦拭或浸泡消毒，作用时间 3~5min；或用双链季铵盐 500mg/L，擦拭或浸泡消毒，作用 2~5min。

（2）黏膜消毒：用 500mg/L 单链季铵盐作用 3~5min，或用双链季铵盐 100~500mg/L，作用 1~3min。

（3）医疗环境和物体表面消毒：根据污染微生物的种类选择用双链还是用单链季铵盐消毒剂。一般用 1 000~2 000mg/L，浸泡、擦拭或喷洒消毒，作用时间 30min。

3. 注意事项

（1）阴离子表面活性剂，如肥皂、洗衣粉等对其消毒效果有影响，不宜合用。

（2）有机物对其消毒效果有影响，严重污染时应加大使用剂量或延长作用时间。

（3）单链季铵盐消毒不能用于致病性细菌芽孢、亲水病毒和分枝杆菌污染物的消毒。

第十节　胍类消毒剂

胍类消毒剂属于低效消毒剂，因其化学结构中具有生物活性的烷基胍而得名。主要分为双胍类消毒剂和单胍类消毒剂两大类，其中双胍类有氯己定、聚六亚甲基双胍盐等；单胍类消毒剂有聚六亚甲基胍盐酸盐、聚六亚甲基胍硬脂酸盐等。由于胍基化合物具有强碱性、高稳定性、较好的生物活性等，在杀菌、消毒与防腐领域有重要应用。目前，广泛应用的有氯己定、聚六亚甲基胍、聚胺丙基双胍等。

一、氯己定消毒剂

氯己定，又名洗必泰，是双胍类化合物，属于低效消毒剂。

（一）理化性质及分类

氯己定（chlorhexidine），化学名称为 1,6-双（正-对氯苯双胍）己烷，分子式为 $C_{22}H_{30}Cl_2N_{10}$，分子量为 505.45，结构式为

因难溶于水，常制成盐酸盐、醋酸盐、葡萄糖酸盐使用，形成醋酸氯己定（白色结晶性粉末）、盐酸氯己定（白色结晶性粉末）、葡萄糖酸氯己定（无色或浅黄色水溶液），它们在水中溶解度不同，在醇溶液中均有较好溶解性。

常见的有醋酸氯己定消毒剂，含醋酸氯己定 0.1%~0.65%，乙醇 70%~75%。由于醇类消毒剂与氯己定配伍，有协同作用，可大大增强氯己定杀菌效果，提高杀菌速度。

（二）对微生物的杀灭作用

氯己定可有效杀灭金黄色葡萄球菌、铜绿假单胞菌和白念珠菌。可杀灭革兰氏阳性与阴性的细菌繁殖体，但对结核分枝杆菌、细菌芽孢仅有抑菌作用。用含醋酸氯己定 0.62% 的皮肤消毒液进行杀菌试验，结果发现，其对金黄色葡萄球菌和铜绿色假单胞菌作用 0.5min，杀灭对数值均可达到>5.0；对白念珠菌作用 0.5min，杀灭对数值>4.0。可见醋酸氯己定对这些细菌繁殖体有快速杀灭作用。氯己定皮肤消毒液对皮肤上污染的自然菌也有良好的杀

灭作用,消毒 3min,杀灭率达到 90%以上。

(三)杀灭微生物的机理

氯己定可迅速吸附于细菌表面,破坏其细胞膜,使胞质组分渗漏。抑制细菌脱氢酶的活性。高浓度时可凝聚胞质组分,使胞质浓缩变性,导致微生物死亡。

(四)影响消毒效果的因素

1. 有机物　氯己定可被血块、脓迹、排泄物等大量消耗和吸附,从而降低其杀菌效果,因此,不可用氯己定消毒严重污染物品。

2. 酸碱度　pH 在 5.5~8.0 范围内具有杀菌活性,偏碱时活性较差,pH 高于 8.0 时,出现游离碱基沉淀。

3. 拮抗物质　阴离子表面活性剂和肥皂可明显降低其杀菌作用,当肥皂浓度低于 0.001%时,影响不大。与下列药物不宜配伍使用:阿拉伯胶、硝酸银、蜂蜡、煌绿、藻朊酸钠、硫酸铜、羧甲基纤维素钠、荧光素钠、甲醛、红汞、硫酸锌等。

(五)在消毒中的应用

1. 适用范围　适用于外科手消毒、卫生手消毒、皮肤消毒、黏膜消毒,一般物体表面消毒。不适用于分枝杆菌、细菌芽孢等污染物品的消毒;单方胍类消毒剂不适用于无包膜病毒污染物品的消毒。

2. 应用方法　采用擦拭、浸泡、冲洗、泡沫滞留等方法进行消毒。

(1)医疗卫生服务单位注射和术前皮肤消毒:用 3 000~5 000mg/L 氯己定醇溶液,涂擦或喷洒,作用时间为 1~3min。用 6 000mg/L 醋酸氯己定皮肤消毒液喷洒消毒,作用 3min。

(2)卫生手消毒:用 3 000~6 000mg/L 氯己定的水或醇溶液,浸泡、喷洒或擦拭,作用时间为 3min。

(3)黏膜消毒:氯己定水溶液可用于黏膜消毒,一般用 1 000~3 000mg/L 浓度,冲洗或擦拭,作用 3~5min。

3. 安全性和注意事项　氯己定产品性能稳定,有效期至少为 12 个月。氯己定毒性低,人体不易吸收,属实际无毒级,无致突变性,对人体皮肤无刺激性。使用时注意不要与肥皂及其他拮抗物质同用;不宜用于消毒粪便、痰液等排泄物与分泌物;不可用于芽孢、分枝杆菌及亲水病毒的消毒。

二、聚六亚甲基胍

聚六亚甲基胍有单胍和双胍。其单胍的衍生物作为一种新的胍类消毒剂,虽属于低效消毒剂,但与现有的胍类消毒剂如氯己定、聚六亚甲基双胍相比,聚六亚甲基单胍具有更广谱、更安全、更有效的优点。

(一)理化性质和剂型

聚六亚甲基(单)胍(polyhexamethylene guanidine),是一种阳离子聚合物,它的衍生物有盐酸聚六亚甲基胍、磷酸聚六亚甲基胍、丙酸聚六亚甲基胍等,目前以盐酸聚六亚甲基胍的应用最为广泛。盐酸聚六亚甲基胍的分子式为($C_7H_{16}N_3Cl$)$_n$,化学结构式为:

$$\left[C_6H_{12} - NH - \underset{\underset{\text{NH HCl}}{\|}}{C} - NH \right]_n$$

　　纯的盐酸聚六亚甲基胍是透明或半透明树脂状固体,无特殊气味,易溶于水。盐酸聚六亚甲基胍的剂型有:固体、水溶液、粉体、片剂等,水溶液无色至淡黄色。

(二)杀灭微生物的机理

　　胍类高分子聚合物,在水溶液中可产生电离,它的亲水基部分带有强烈的正电性,吸附通常呈负电性的各类细菌、病毒,在其表面形成致密的胶质薄膜,堵塞细菌和病毒的离子通道,使其既得不到呼吸,又得不到营养,逐渐窒息死亡。此外,还能进入细胞膜,造成包浆渗漏,抑制膜内脂质体合成,造成菌体凋亡,达到杀菌效果。

(三)对微生物的杀灭作用

　　盐酸聚六亚甲基胍对细菌繁殖体、亲脂病毒和酵母菌有较强的杀灭及抑制作用。但不能杀灭细菌芽孢、分枝杆菌和亲水病毒。

(四)影响消毒效果的因素

　　随浓度的增加、温度的升高和作用时间的延长,盐酸聚六亚甲基胍的杀菌作用增加。pH 在 2～11 范围之间对其杀灭微生物效果影响不大,pH 偏碱性时杀菌作用稍强。有机物对其杀灭微生物的效果有一定的影响,消毒前应将消毒物品清洗干净后再消毒。

(五)在消毒中的应用

　　1. 适用范围　适用于外科手消毒、卫生手消毒、皮肤消毒、黏膜消毒,一般物体表面消毒。

　　2. 应用方法　采用浸泡、擦拭和冲洗等方法。

　　(1)物体表面:污染的地面、台面、椅面、扶手、门把手等可使用 500～1 000mg/L 聚六亚甲基胍消毒液擦拭物体表面,作用 5min。

　　(2)空气:用 3 000～5 000mg/L 的盐酸聚六亚甲基胍消毒液,喷雾消毒室内空气,用量为 10ml/m³,作用 60min。

　　(3)手:用 2 000～3 000mg/L 聚六亚甲基胍消毒液,搓擦双手,作用 1min。

　　(4)皮肤及创面:用 1 000～2 000mg/L 的盐酸聚六亚甲基胍消毒液,擦拭消毒皮肤,喷洒或冲洗消毒创面。

　　(5)衣物:用 1 000～2 000mg/L 的盐酸聚六亚甲基胍消毒液,浸泡衣物,作用 5min。

　　3. 注意事项

　　(1)外用消毒剂不可内服,需存放在儿童拿不到的地方。

　　(2)消毒衣物和用品时,应先洗净再消毒。

　　(3)不能和阴离子洗涤剂同时使用。

第五章

疫源地消毒

第一节　疫源地消毒原则

传染病的传播与流行,严重危害人类健康,制约国民经济发展。近年来,全球传染病的传播与流行给人类生存带来挑战,切实做好传染病疫源地的消毒工作,对切断传播途径,防止传染病蔓延具有十分重要的意义。

疫源地(infectious focus)是指现在存在或曾经存在传染源的场所和传染源可能播散病原体的范围,它是构成传染病流行过程的基本单位。疫源地的大小一般取决于3个因素:传染源的活动范围、传播途径的特点、人群的易感水平。从消毒学的角度来看,传染病疫源地有2个主要特点:①传染源排除病原体直接污染疫源地,被污染物品不仅种类复杂而且反复受污染;②易感者与污染物品的接触密切而频繁。

疫源地消毒(disinfection for infectious focus)是指对存在或曾经存在传染源的场所进行消毒,其目的是杀灭或清除传染源排出的病原体。按照消毒组织、技术措施、消毒时间、消毒范围的不同有多种划分。传染病疫源地消毒的总要求是及时、有效和彻底。及时是指及时发现与管理传染源,及时进行消毒处理;有效是指根据传染源地和污染物品的特点,以及病原体对消毒处理的耐受能力,选用适宜而有效的消毒方法;彻底是指根据流行病学调查,做到消毒不遗漏污染物品、不断缩小范围。

疫源地消毒总体需遵循以下原则:

1. 消毒时间的确定　为减少传播机会,接到甲类传染病中的鼠疫、霍乱,以及乙类传染病中的肺炭疽和艾滋病的疫情报告后,城市应在6h内,农村应在12h内落实消毒措施,其他传染病按病种不同应在24~48h内落实消毒措施。消毒持续时间应以传染病流行情况和病原体监测结果为依据。只有在既无新发病例,又在疫区内连续3次未检出病原体的情况下,最好是经过一个潜伏期后无新发病例出现再决定是否继续消毒。

2. 消毒范围和对象的确定　消毒范围和对象的确定以传染病排出病原体可能污染的范围为依据。一般在消毒前,必须进行流行病学调查。首先了解疫源地的性质,确定是否需要消毒;其次应明确哪些地点、哪些物品上可能存在病原体,进行消毒对象的选择。

疫源地的性质,大致根据传染病病原体的种类、存活时间而确定。按照实际需要,可将疫源地分为下列3类:

(1)病人排出体外的病原体,存活时间较长,散播较广,容易引起健康人群发病的,应采取较严格的疫源地消毒措施。例如患有伤寒、副伤寒、菌痢、病毒性肝炎、脊髓灰质炎、炭疽、布鲁氏菌病等。鼠疫、霍乱(副霍乱)等烈性传染病如发现有病人或疑似病人时,应按专门规定严格处理。

(2)病人排出体外的病原体,对人有一定的感染力,但抵抗力很弱,不能久存的,这样的疫源地,一般不需要进行终末消毒,可指导病家应用通风和湿性清洁等方法处理,但必要时需对流行暴发点进行消毒指导。例如患有麻疹、水痘、百日咳、腮腺炎、流行性脑炎和猩红热等。

(3)病人本身不具有直接传染的能力,必须经过医学吸血昆虫传播或医学动物携带传播的,则主要是做好疫源地的杀虫灭鼠工作,一般不必采取消毒措施,如患有各型虫媒脑炎、斑疹伤寒和回归热等。

各种传染病的排出途径和传播方式各不相同,其消毒对象也就不同。因此,必须明确不同传染病的特异传播机制。例如,肠道传染病,消毒对象主要是病人排出的粪便和呕吐物,以及被粪便或通过病人的手而污染的衣服、床单、日用品、门把、家具等;呼吸道传染病,消毒对象则是空气、分泌物及其污染的物品等。同一种传染病,在不同的情况下,消毒对象也各不相同。例如,乙型肝炎、丙型肝炎等血液传播性疾病可能有经唾液、口、血液以及性接触传染等不同方式,应对病人的用具、医疗器械和手等进行消毒。同一疾病每次暴发的具体传播途径可能不同,消毒的重点也各异。例如,痢疾或伤寒暴发时,有时可能经水传播,此时主要消毒饮用水;而在另一种情况下,起作用的因子可能是食物,则应重点对食物及有关餐(饮)具进行消毒。

3. 消毒方法的选择 20世纪90年代以前,消毒是以"物"为本,物品的灭菌和消毒效果主要考虑的是目标。近年来则转变为以"物、人及环境"为本,各种新的消毒药品、器械和技术方法在推出前,必须同时考虑对人体健康的影响、人的可接受性,以及对环境带来的可能后果。因此,消毒工作应做到科学化、规范化,根据当时当地情况选择适当的消毒方法,以消毒因子的性能、消毒对象、病原体种类为依据,选择对该类病原体有效的消毒剂,并注意消毒对象的性质,尽量避免破坏消毒对象的使用价值和对环境造成的污染。

(1)病原体的抵抗力:不同病原体的抵抗力不同。细菌芽孢(如炭疽杆菌芽孢)的抵抗力特别强,必须用杀菌能力强的高水平消毒剂(如过氧乙酸、环氧乙烷、醛类消毒剂、含氯消毒剂等)、热力或电离辐射进行处理,它们常被作为最难消毒的代表微生物。结核分枝杆菌、真菌孢子、肝炎病毒等也属较强抵抗力的病原体,它们对消毒因子具有一定的耐受力,故也较难杀灭。在选择消毒方法时应加以注意。其他细菌繁殖体、病毒、螺旋体、支原体、立克次体、衣原体,抵抗力虽也有不同,但一般都较弱,在实际处理中差异不大,常用一般的消毒方法,如煮沸、低水平消毒剂(季铵盐类、醇类、酚类等),即可达到消毒的目的。

(2)消毒对象的性质:消毒有价值的物品,以不损坏被消毒物品为原则。例如,消毒衣服时,必须不影响衣服的质量和颜色,所以不能用漂白粉;无价值的排泄物、废弃物等,只需考虑消毒效果,如废弃物可焚烧处理;对食品、餐(饮)具等的消毒,不宜用有毒的化学消毒剂,如酚类消毒剂和醛类消毒。被消毒物品的理化特性可影响消毒效果。如含有大量有机物的粪便,不但消耗消毒剂,而且由于蛋白质的凝固对微生物起保护作用,故不宜用凝固蛋白质性能强的苯酚等消毒。喷洒油漆表面,药物不易滞留,以冲洗和药物擦拭效果较好。粉刷的粗糙表面,易于滞留药物,可用喷雾处理。此外,同一方法消毒不同情况的物品需使用不同浓度。例如,消毒清洁水时,用1mg/L浓度的有效氯即可,而消毒污水时,常需有效氯50mg/L以上。

(3)消毒现场的特点:疫源地根据范围大小可分为疫点和疫区两种。在实际工作中,常把范围较小的疫源地或单个疫源地称为疫点;把较大范围的疫源地或若干疫源地连成片时叫疫区。疫点或疫区的环境条件对选择消毒方法及消毒效果有很大影响。例如,野外地面消毒,当地缺水,可选消毒粉剂喷洒,在水源丰富地区,则可采用消毒液喷洒;室内表面消毒,如房屋密闭性好,可用熏蒸消毒法,若密闭性差,用液剂处理;空气消毒时,如室内无人,可用消毒效果好但刺激性较强的消毒剂,室内有人,以刺激性较弱的消毒剂熏蒸。此外,要考虑消毒的安全问题。在人口稠密的地区,不宜使用大量刺激性气体或有毒气体消毒;距火源近的场所,不宜用环氧乙烷等易燃、易爆的气体消毒。

(4)卫生防疫的要求:根据传染病的传染性和危害性,在严格程度上要求不同,如鼠疫、霍乱等烈性传染病,要求进行最严格的消毒。不同情况下,疾病传播的机会不同,卫生防疫的要求也有差异。在传染病院,病人集中、污染严重、消毒量大、次数频繁,应采用固定设备和高效的消毒灭菌方法;对病家随时消毒,工作量小,又是临时性措施,需依靠群众自己进行,宜采用简便易推广的方法;对饮用水,应在净化后煮沸消毒,对日常用水,在净化后用常规氯消毒即可;对农村一般粪便,可用堆肥发酵法处理,对肠道传染病病人的粪便,应先用药物消毒,然后倒入厕所或下水道。

4. 对疑似及不明原因传染病疫源地的消毒处理　对疑似传染病疫源地可按疑似的该类传染病疫源地进行消毒处理;对不明原因的传染病疫源地,应根据流行病学指征确定消毒范围和对象,采取最严格的消毒方法进行处理。

5. 个人防护原则　执行消毒隔离的人员,必须了解该疾病的传播途径及消毒处理对象的性质,采取适当的自我防护措施,自我防护措施主要指执行消毒处理的人员穿戴隔离服和防护服、预防性用药等。

6. 与其他传染病控制措施相结合,搞好传染源的管理　对于传染性强的传染病(如严重急性呼吸综合征)的传染源、密切接触者采取严格的封锁隔离措施。昆虫对很多疾病具有重要的传播媒介作用,并现出复杂性和特殊性,一方面可以将病毒在哺乳动物、鸟类、节肢动物类之间直接传播;另一方面病毒还能够在昆虫之间垂直传播,媒介生物的机械传播不容忽视,因此必须做好媒介生物的防治工作。搞好饮食、饮用水、污水的消毒及卫生管理,搞好环境卫生,并加强对易感人群的保护。

第二节　疫点的随时消毒

随时消毒(concurrent disinfection)是指疫源地内有传染源存在时进行的消毒,目的是及时杀灭或去除传染源所排出的病原微生物。

疾病预防控制机构的消毒人员接到病人诊断与消毒通知单后,应立即派人到疫点指导随时消毒,必要时提供所需消毒剂与器械。交给病家使用的消毒剂应标明名称和使用方法。在病家,随时消毒由病人陪护人员或病人所在单位派人进行;在医院,随时消毒由医院专职人员进行。

对病人应根据病情做到"三分开"与"六消毒"。"三分开"是指:①分住室(条件不具备可用布帘隔开,至少要分开床);②分饮食;③分生活用具(包括餐具、洗漱用品、便盆、痰盂等)。"六消毒"是指:①消毒分泌物或排泄物(如呼吸道传染病主要为口鼻分泌物,肠道传染病主要为粪便,接触性传染病主要为脓液、痂皮等);②消毒生活用具;③消毒双手;④消毒衣服、被单;⑤消毒病人居室;⑥消毒生活污水。

病人的家属或护理人员,除做好病人的随时消毒外,应做好本人的卫生防护。特别是在护理病人后,应消毒双手。

消毒指导人员与负责随时消毒人员,应共同填写疫点消毒工作记录(见附录二中附表1),及时上报。必要时,采样进行消毒效果检测与评价。

第三节　疫点的终末消毒

终末消毒(terminal disinfection)是指传染源离开疫源地后,对疫源地进行的一次彻底消毒。终末消毒可以是传染病病人住院、转移或死亡后,对其住所及污染的物品进行的消毒;也可是医院内传染病病人出院、转移或死亡后,对病室进行的最后一次消毒。

一、消毒的执行

1. 甲类传染病和乙类传染病中肺炭疽、艾滋病等的疫源地,应在当地疾病预防控制机构的监督指导下,由有关单位和个人及时进行消毒或由当地疾病预防控制机构负责进行终末消毒。

2. 乙类传染病中的病毒性肝炎、细菌性痢疾、伤寒和副伤寒、脊髓灰质炎、白喉等,必须按照当地疾病预防控制机构提出的卫生要求执行。由病人陪护人员或所在单位,或由当地疾病预防控制机构组织人员进行消毒处理。

3. 在医院中对传染病病人的终末消毒由医院安排专职人员进行。

二、消毒程序

1. 消毒人员接到传染病疫源地消毒通知后,应在规定时间内迅速赶赴疫点开展终末消毒工作。

2. 在出发前,应检查所需消毒用具、消毒剂和防护用品,做好准备工作。

3. 消毒人员到达疫点,首先查对门牌号和病人姓名,并向有关人员说明来意,做好防疫知识宣传,禁止无关人员进入消毒区域。

4. 脱掉外衣,放在自己带来的布袋中(不要放在污染或可能受到污染的地方)。更换隔离服、胶鞋、戴上口罩、帽子。如用过氧乙酸或含氯制剂时,必须戴防护眼镜。

5. 仔细了解病员患病前和患病期间居住的房间、活动场所,用过的物品、家具、吐泻物、污染物倾倒或存放地点,以及污水排放处等,以便确定消毒范围,并根据不同对象及其污染情况,选择适宜的消毒方法。

6. 进入疫点时,应先消毒有关通道。如疫点较大,应先用喷雾消毒的方法在地面消毒出一条1.5m左右宽的通道,供消毒前的测量、采样和其他处理用。

7. 测量污染范围内需消毒的房屋体积及地面面积,以及需消毒的污物量。

8. 必要时,检验人员对不同消毒对象进行消毒前采样。

9. 消毒前应关闭门窗,将水缸盖好,将未被污染的贵重衣物、饮食类物品、名贵字画及陈列品收藏好。

10. 如是呼吸道传染病,可使用压缩式喷雾、气溶胶喷雾或消毒剂熏蒸法对室内空气进行消毒。

11. 如是肠道传染病,在关闭门窗前,应先在室内灭蝇,然后再进行消毒。

12. 消毒室内地面、墙壁、家具和陈设物品时,应按照先上后下、先左后右的方法,依次进行。

13. 病人用过的餐(饮)具、污染的衣物若不能集中在消毒站消毒时,可在疫点进行煮沸或浸泡消毒。进行浸泡消毒时,必须使消毒液浸透被消毒物品;进行擦拭消毒时,必须反复擦拭 2~3 次。对污染重、经济价值不大的物品,征得病家同意后进行焚烧。当几个房间均需消毒时,先外后内,由污染轻到污染重。

14. 室内消毒后,应对厕所、垃圾、下水道口、自来水龙头或饮用水井等进行消毒。

15. 对病人密切接触者进行卫生处理。

16. 疫点消毒工作完毕后,先对消毒人员的衣物、胶靴喷洒消毒后再脱下。脱下的衣物,应将污染面向内卷在一起,放在布袋中带回消毒。将所用消毒工具表面以消毒剂进行擦拭消毒。

17. 消毒指导人员与负责终末消毒人员,应共同填写疫点消毒工作记录(见附录二中附表 2),及时上报。必要时,采样进行消毒效果检测与评价(见附录二中附表 3)。

18. 离开现场前,嘱其在达到消毒作用时间后开窗通风,擦拭打扫。

三、注意事项

1. 出发前,要检查应携带的消毒工具是否齐全无故障,消毒剂是否足够。

2. 应主动取得被消毒对象的合作和相关人员的配合。应尽量采用物理法消毒。在用化学法消毒时应尽量选择对相应致病微生物杀灭作用良好,对人、畜安全,对物品损害轻微,对环境影响小的消毒剂。

3. 工作人员在工作中要注意个人防护,严格遵守操作规程和消毒制度,以防受到感染。

4. 消毒过程中,不得随便走出消毒区域,禁止无关人员进入消毒区内。

5. 消毒应有条不紊,突出重点。凡应消毒的物品,不得遗漏。严格区分已消毒和未消毒的物品,勿使已消毒的物品被再次污染。

6. 携回的污染衣物应立即分类作最终消毒。

7. 清点所消耗的药品器材,加以整修、补充。

8. 填好的消毒记录应及时上报。

第四节 消毒人员的个人防护

个人防护是做好消毒工作的前提,而齐备的防护装备和正确的穿脱流程是防护的关键。本节重点介绍现场消毒工作人员的个人防护。

一、个人防护穿脱原则

1. 具体使用人员应根据实际疾病种类、风险程度、工作现场条件、现场布局作出风险评估后，可做适当的调整。

2. 应划分污染区、潜在污染区和清洁区，进入污染区之前穿戴好个人防护装备，进入清洁区之前小心脱下个人防护装备。在污染区内，严禁调整个人防护装备。

3. 工作人员应熟悉个人防护装备的性能，并掌握使用方法。应由受过培训的监督员指导并监督整个穿脱过程，口头提示并记录穿脱步骤，必要时可从旁协助，确保穿脱过程科学合理。监督员在指导脱摘个人防护装备时，自己应穿戴个人防护装备。房间放一面镜子可以帮助医护人员穿脱。

4. 每次穿戴之前，都要对防护用品做适合性、气密性等检查。

5. 进行每个脱摘环节后，应对手套和手进行消毒，用含75%以上乙醇速干手消毒剂，消毒时间1min左右。

6. 使用后的一次性防护用品放入医疗废物收集袋，外层消毒后放入新的医疗废物收集袋，按医疗废物处理；或就地高压灭菌后，按医疗废物收集、处理。非一次性使用防护装备用0.5%（5 000mg/L）含氯消毒剂浸泡消毒30min以上，用清水冲洗干净，可重复使用。正压送风过滤式呼吸器可用含70%医用酒精喷洒或擦拭消毒，或遵照厂家提供的产品说明书进行消毒。有可见污染物时，应先清洁再消毒，擦拭用物品按医疗废物处理。

7. 穿戴个人防护装备工作时，应注意避免因热负荷引起的相关疾病，控制工作时间，工作前后注意补充水分。

二、个人防护装备

消毒人员建议穿戴工作服、一次性工作帽、一次性手套和长袖加厚橡胶手套、防护服、KN95/N95及以上颗粒物防护口罩或医用防护口罩或动力送风过滤式呼吸器、防护面屏、工作鞋或胶靴、防水靴套、防水围裙或防水隔离衣。

1. 手套　进入污染区域操作时，根据工作内容，佩戴一次性使用橡胶或丁腈手套。手套应大小合适，佩戴之前做简易充气检漏检查，确保手套没有破损；手套套在防护服袖口外面；严禁戴手套时触摸脸部，调整个人防护用品；手套破损时及时消毒，更换手套并进行手卫生，切勿反复使用。当搬运有症状病人或尸体、进行废物处理时，加戴长袖加厚橡胶手套。

2. 医用防护口罩　进入污染区域时，应当佩戴医用防护口罩（N95及以上）或动力送风过滤式呼吸器，每次佩戴前应当做佩戴气密性检查。使用动力送风过滤式呼吸器前先进行流量检查，以确认电池供电充足，且运行正常；先打开电机送风后，再佩戴头罩/面罩/头盔等；摘脱时应先摘下头罩/面具/头盔后再关闭电源。使用动力送风过滤式呼吸器时，根据消毒剂种类选配尘毒组合的滤毒盒或滤毒罐，做好消毒剂等化学品的防护。医用防护口罩不应重复使用；口罩受到液体喷溅，应尽快更换；穿戴多个防护用品时，务必确保医用防护口罩最后摘除。

3. 护目镜　一方面保护眼睛、眼结膜及面部免被血液、体液、分泌物、排泄物及气溶胶等污染；同时防止消毒剂等化学品的损伤。重复使用的护目镜每次使用后，及时进行消毒干燥，备用。应对烈性传染病或经血传播、气溶胶传播的病原体时，存在通过黏膜传播的风险，要注意脱卸时可能导致的二次污染。

4. 防护服 进入污染区域时,应当更换个人衣物并穿工作服(外科手术服或一次性衣物等),外加防护服。一次性防护服不应重复使用。防护服上受到血液、体液污染,应视现场情况和防护服的防渗透性能尽快更换。应根据具体作业的风险评估,确定所选化学防护服化学防护能力。

5. 防水围裙或防水隔离衣 当接触呕吐、腹泻或出血病人或病人的呕吐物、腹泻物或血液等污染物及其污染物品和环境表面时应加穿防水围裙或防水隔离衣(建议为一次性使用)。

三、手卫生

手卫生是切断病原微生物传播的一个重要环节,参与现场工作的所有人员均应当加强手卫生措施,尤其是戴手套和穿个人防护装备前、脱去个人防护装备过程中,需特别注意执行手卫生措施。可选用含醇速干手消毒剂或醇类复配速干手消毒剂,或直接用75%乙醇进行擦拭消毒;醇类过敏者,可选择季铵盐类等有效的非醇类手消毒剂;特殊条件下,也可使用3%过氧化氢消毒剂、0.5%碘伏或0.05%含氯消毒剂等擦拭或浸泡双手,并适当延长消毒作用时间。有肉眼可见污染物时应当先使用洗手液在流动水下洗手,然后按上述方法消毒。也可使用洗手液和流动水按七步洗手法正确洗手。

七步洗手法步骤:

第一步:洗手掌。流动水湿润双手,涂抹洗手液(或肥皂)至整个手掌、手背。掌心相对,五指并拢,相互揉搓。

第二步:搓手背。手心对手背,沿指缝相互揉搓,双手交换进行。

第三步:清指缝。掌心相对,双手手指交叉沿指缝揉搓,双手交换进行。

第四步:洗指背。弯曲手指关节,半握拳,使关节在另一手掌心旋转揉搓,双手交换进行。

第五步:洗拇指。一手握住另一手大拇指旋转揉搓,双手交换进行。

第六步:洗指尖。将五个手指尖并拢,放在另一手掌心旋转揉搓,交换进行。

第七步:洗手腕。一手揉搓另一手手腕,双手交换进行。(必要时进行)

七步洗手法可总结为内、外、夹、弓、大、立、腕七字口诀,注意七步揉搓时间不得少于15s。总洗手时间不少于3min。

四、个人防护穿脱顺序

(一)医用防护用品穿脱顺序

1. 穿戴顺序

步骤1:手卫生,更换个人衣物穿工作服,去除个人用品如首饰、手表、手机等;戴一次性工作帽。

步骤2:戴医用防护口罩,做气密性检查。

步骤3:戴防护眼罩(如戴自带面屏的防护头罩,则省略该步骤)。

步骤4:戴内层手套。

步骤5:穿防护服(防护服袖口覆盖内层手套袖口,防护服裤腿覆盖胶靴外面)。

步骤6:戴防护头罩(在接触呕吐、腹泻或出血病人或病人的呕吐、腹泻、血液等污染物及其污染物品和环境时可佩戴防护头罩,自带面屏的防护头罩可省略步骤 3 和步骤 8)。

步骤 7:穿防水靴套或胶靴。

步骤 8:戴防护面屏(在接触呕吐、腹泻或出血病人或病人的呕吐、腹泻、血液等污染物及其污染物品和环境时可加戴防护面屏,如步骤 6 佩戴自带面屏的防护头罩则省略该步骤)。

步骤 9:穿防水围裙或防水隔离衣(在接触呕吐、腹泻或出血病人或病人的呕吐、腹泻、血液等污染物及其污染物品和环境时加穿防水围裙或防水隔离衣;如穿防水隔离衣,则可将内层手套袖口覆盖防护服袖口)。

步骤 10:戴外层手套(覆盖防护服或外层防水隔离衣袖口)。

步骤 11:戴长袖加厚橡胶手套(搬运有症状病人或尸体、进行废物处理时,可加戴)。

步骤 12:监督人员协助检查确认穿戴效果,确保无裸露头发、皮肤和衣物,不影响消毒活动。

2. 脱摘顺序

步骤 1:个人防护装备外层有肉眼可见污染物时进行擦拭消毒。

步骤 2:(如佩戴)脱长袖加厚橡胶手套。

步骤 3:消毒外层手套。

步骤 4:(如穿戴)脱防水围裙(如穿防水隔离衣,先脱外层手套或与隔离衣一起脱下),消毒外层手套。

步骤 5:脱外层手套,消毒内层手套。

步骤 6:(如佩戴)摘防护面屏,消毒内层手套。

步骤 7:(如穿戴)摘防护头罩,消毒内层手套。

步骤 8:脱防护服,消毒内层手套。

步骤 9:脱防水靴套或胶靴,消毒内层手套。

步骤 10:脱内层手套,手消毒,更换新的内层手套。

步骤 11:摘防护眼罩。

步骤 12:摘医用防护口罩和一次性工作帽,消毒内层手套。

步骤 13:脱内层手套、洗手、手消毒。

步骤 14:监督员与工作人员一起评估脱摘过程,如可能污染皮肤、黏膜,则及时消毒,并报告上级部门,进行集中隔离医学观察。

步骤 15:换回个人衣物,有条件时沐浴。

(二)戴正压送风呼吸器穿脱顺序

1. 穿戴顺序

步骤 1:手卫生,更换个人衣物穿工作服,去除个人用品如首饰、手表、手机等;戴一次性工作帽。

步骤 2:戴医用外科口罩。

步骤 3:戴内层手套。

步骤 4:穿防护服(防护服袖口覆盖内层手套袖口,防护服裤腿覆盖胶靴外面)。

步骤 5:穿防水靴套或胶靴。

步骤 6:戴正压送风过滤式呼吸器。

步骤7:穿防水围裙或防水隔离衣(在接触呕吐、腹泻或出血病人或病人的呕吐、腹泻、血液等污染物及其污染物品和环境时加穿防水围裙或防水隔离衣;如穿防水隔离衣,则可将内层手套袖口覆盖防护服袖口)。

步骤8:戴外层手套(覆盖防护服或外层防水隔离衣袖口)。

步骤9:戴长袖加厚橡胶手套(搬运有症状病人或尸体、进行废物处理时,可加戴)。

步骤10:监督人员协助检查确认穿戴效果,确保无裸露头发、皮肤和衣物,不影响消毒活动。

2. 脱摘顺序

步骤1:个人防护装备外层有肉眼可见污染物时进行擦拭消毒。

步骤2:(如佩戴)脱长袖加厚橡胶手套。

步骤3:消毒外层手套。

步骤4:(如穿戴)脱防水围裙或防水隔离衣(先脱外层手套或与隔离衣一起脱下)。

步骤5:脱外层手套,消毒内层手套。

步骤6:脱正压送风过滤式呼吸器,消毒内层手套。

步骤7:脱防护服,消毒内层手套。

步骤8:脱防水靴套或胶靴,消毒内层手套。

步骤9:脱内层手套,手卫生,更换新的内层手套。

步骤10:摘医用外科口罩和一次性工作帽,消毒内层手套。

步骤11:脱内层手套,洗手,手消毒。

步骤12:监督员与工作人员一起评估脱摘过程,如可能污染皮肤、黏膜,则及时消毒,并报告上级部门,进行集中隔离医学观察。

步骤13:换回个人衣物,有条件时沐浴。

第五节 各种污染对象的消毒方法

不同疫源地消毒对象所需的消毒剂种类、消毒方法、消毒时间等消毒因子不尽相同。另外,不同微生物对消毒因子的敏感性也影响消毒方法的选择,一般认为,敏感性从高到低的顺序为:亲脂病毒(有脂质膜的病毒,如乙型肝炎病毒、流感病毒等)、细菌繁殖体、真菌、亲水病毒(没有脂质包膜的病毒,如甲型肝炎病毒、脊髓灰质炎病毒等)、分枝杆菌(如结核分枝杆菌、龟分枝杆菌等)、细菌芽孢(如炭疽杆菌芽孢、枯草杆菌芽孢等)、朊毒(感染性蛋白质)。本节按照微生物对消毒因子的敏感性分类,介绍各种污染对象的消毒原则。

一、地面、墙壁、门窗

1. 对细菌繁殖体和病毒的污染,用0.2%~0.5%过氧乙酸溶液、500~1 000mg/L二溴海因溶液或1 000~2 000mg/L有效氯含氯消毒剂溶液喷雾。泥土墙吸液量为150~300ml/m²,水泥墙、木板墙、石灰墙为100ml/m²。对上述各种墙壁的喷洒消毒剂溶液不宜超过其吸液量。地面消毒先由外向内喷雾一次,喷药量为200~300ml/m²,待室内消毒完毕后,再由内向外重复喷雾一次。以上消毒处理,作用时间应不少于60min。

2. 有芽孢污染时应用0.5%~1.0%过氧乙酸溶液或30 000mg/L有效氯含氯消毒剂进行喷洒。喷洒量与繁殖体污染时相同,作用时间不少于120min。

二、空气

1. 对细菌繁殖体和病毒的污染,房屋经密闭后,每立方米用15%过氧乙酸溶液7ml(1g/m³)。

2. 对细菌芽孢的污染用20ml(3g/m³),放置瓷或玻璃器皿中加热蒸发,熏蒸2h,即可开门窗通风,或以2%过氧乙酸溶液(8ml/m³)气溶胶喷雾消毒,作用30~60min。

三、衣服、被褥

1. 被细菌繁殖体或病毒污染时,耐热、耐湿的纺织品可煮沸消毒30min,或用流通蒸汽消毒30min,或用250~500mg/L有效氯的含氯消毒剂浸泡30min;不耐热的毛衣、毛毯、被褥、化纤尼龙制品等,可采取过氧乙酸熏蒸消毒。熏蒸消毒时,将欲消毒衣物悬挂室内(勿堆集一处),密闭门窗,糊好缝隙,每立方米用15%过氧乙酸7ml(1g/m³),放置瓷或玻璃容器中,加热熏蒸1~2h。

2. 被细菌芽孢污染时,也可采用过氧乙酸熏蒸消毒。熏蒸消毒方法与被繁殖体污染时相同,用药量为每立方米15%过氧乙酸20ml(3g/m³);或将被消毒物品置环氧乙烷消毒柜中,在温度为54℃、相对湿度为80%条件下,用环氧乙烷气体(800mg/L)消毒4~6h;或用高压灭菌蒸汽进行消毒。

四、病人排泄物和呕吐物

稀薄的排泄物或呕吐物,每1 000ml可加漂白粉50g或20 000mg/L有效氯含氯消毒剂溶液2 000ml,搅匀放置2h。无粪的尿液每1 000ml加入干漂白粉5g或次氯酸钙1.5g或10 000mg/L有效氯含氯消毒剂溶液100ml混匀放置2h。成形粪便不能用干漂白粉消毒,可用20%漂白粉乳剂(含有效氯5%),或50 000mg/L有效氯含氯消毒剂溶液2份加于1份粪便中,混匀后,作用2h。

五、餐(饮)具

首选煮沸消毒15~30min,或流通蒸汽消毒30min。也可用0.5%过氧乙酸溶液、250~500mg/L二溴海因溶液或250~500mg/L有效氯含氯消毒剂溶液浸泡30min后,再用清水洗净。

六、食物

瓜果、蔬菜类可用0.2%~0.5%过氧乙酸溶液浸泡10min,或用12mg/L臭氧水冲洗60~90min。病人的剩余饭菜不可再食用,煮沸30min,或用20%漂白粉乳剂、50 000mg/L有效氯含氯消毒剂溶液浸泡消毒2h后处理。也可焚烧处理。

七、盛排泄物或呕吐物的容器

可用2%漂白粉澄清液(含有效氯5 000mg/L)、5 000mg/L有效氯含氯消毒剂溶液或0.5%过氧乙酸溶液浸泡30min,浸泡时,消毒液要漫过容器。

八、家用物品、家具、玩具

可用0.2%~0.5%过氧乙酸溶液或1 000~2 000mg/L有效氯含氯消毒剂进行浸泡、喷洒或擦洗消毒。布制玩具尽量作焚烧处理。

九、纸张、书报

可采用过氧乙酸或环氧乙烷气体熏蒸(消毒剂量和方法同"三、衣服、被褥"),无应用价值的纸张、书报焚烧。

十、手与皮肤

用0.5%碘伏溶液(含有效碘5 000mg/L)或0.5%氯己定醇溶液涂擦,作用1~3min。也可用75%乙醇或0.1%苯扎溴铵溶液浸泡1~3min。必要时,用0.2%过氧乙酸溶液浸泡,或用0.2%过氧乙酸棉球、纱布块擦拭。

十一、病人尸体

对鼠疫、霍乱和炭疽病人的尸体用0.5%过氧乙酸溶液浸湿的布单严密包裹,口、鼻、耳、肛门、阴道要用浸过0.5%过氧乙酸的棉球堵塞后尽快火化。土葬时,应远离水源50m以上,棺木应在距地面2m以下深埋,棺内尸体两侧及底部铺垫厚达3~5cm漂白粉,棺外底部铺垫厚3~5cm漂白粉。

十二、动物尸体

因鼠疫、炭疽、狂犬病等死亡的动物尸体,一经发现立即深埋或焚烧。并应向死亡动物周围(鼠为30~50cm,大动物为2m)喷撒漂白粉。

十三、运输工具

车、船内外表面和空间,可用0.5%过氧乙酸溶液或10 000mg/L有效氯含氯消毒剂溶液喷洒至表面湿润,作用60min。密封空间,可用过氧乙酸溶液熏蒸消毒。对细菌繁殖体的污染,每立方米用15%过氧乙酸7ml(1g/m³),对细菌芽孢的污染用20ml(3g/m³)蒸发熏蒸消毒2h。对密闭空间还可用2%过氧乙酸进行气溶胶喷雾,用量为8ml/m³,作用60min。

十四、厕所

厕所的四壁和地面的消毒,方法同"一、地面、墙壁、门窗"。粪坑内的粪便可按粪便量的1/10加漂白粉,或加其他含氯消毒剂干粉或溶液(使有效氯作用浓度为20 000mg/L),搅匀作用12~24h。

十五、垃圾

可燃物质尽量焚烧,也可喷洒10 000mg/L有效氯含氯消毒剂溶液,作用60min以上。消毒后深埋。

十六、污水消毒

1. 疫点内的生活污水,应尽量集中在缸、桶中进行消毒。每10L污水加入10 000mg/L有效氯含氯消毒溶液10ml,或加漂白粉4g。混匀后作用1.5~2h,余氯为4~6mg/L时即可排放。

2. 对疫区内污染的生活污水,可使用含氯消毒剂进行消毒。消毒静止的污水水体时,应先测定污水的容积,而后按有效氯 80~100mg/L 的量将消毒剂投入污水中。搅拌均匀,作用 1~1.5h。检查余氯在 4~6mg/L 时,即可排放。对流动污水的水体,应作分期截流。在截流后,测污水容量,再按消毒静止污水水体的方法和要求进行消毒与检测。符合要求后,放流,再引入并截流新来的污水,如此分期依次进行消毒处理。

十七、疫区饮用水的消毒与管理

在疫区,应加强对集中式给水的自来水厂管理,确保供水安全,同时亦应重视对分散式用水的管理与消毒。

1. 井水消毒

(1) 水井的卫生要求:水井应有井台、井盖与公用取水桶。水井周围 30m 不得有渗水厕所、粪坑、垃圾堆、渗水井等污染源。

(2) 井水量的计算:

$$圆井水量(m^3) = [水面直径(m)]^2 × 0.8 × 水深(m)$$
$$方井水量(m^3) = 边长(m) × 边宽(m) × 水深(m)$$

(3) 直接投加漂白粉消毒法:将所需量漂白粉放入碗中,加少许冷水调成糊状,再加适量的水,静置 10min。将上清液倒入井水中,用取水桶上下振荡数次,30min 后即可使用。一般要求余氯量为 0.5mg/L。井水消毒,一般每天 2~3 次。所需用漂白粉量应根据井水量、规定加氯量与漂白粉含有效氯量进行计算。例如,某一圆井直径 0.8m,水深 2.5m,消毒时规定加氯量为 2mg/L,所用漂白粉含 25% 有效氯,则其用药量可按下式计算:

$$井水量(m^3) = 0.8m^2 × 2.5m × 0.8 = 1.28m^3$$
$$应加有效氯量(g) = 1.28m^3 × 2g/m^3 = 2.56g$$
$$需用漂白粉量(g) = 2.56g ÷ 25\% = 10.24g$$

(4) 持续加漂白粉法:为减少对井水频繁进行加氯消毒,并持续保持一定的余氯,可用持续消毒法。持续消毒法常用的工具有竹筒、无毒塑料袋、陶瓷罐或小口瓶,可因地制宜选用。

方法是在容器上面或旁边钻 4~6 个小孔,孔的直径为 0.2~0.5cm。根据水量和水质情况加入漂白粉。一般竹筒装漂白粉 250~300g,塑料袋装 250~500g。将加漂白粉容器口塞住或扎紧,放入井内,用浮筒悬在水中,利用取水时的振荡,使容器中的氯慢慢从小孔放出,以保持井水中一定的余氯量。一次加药后可持续消毒 1 周左右。采用本法消毒,应有专人负责定期投加药物,测定水中余氯。

2. 河、湖、塘水防污染管理

(1)用河、湖水作为饮用水源时,应先定好取水点。清除取水点周围 100m 内各种污染源,禁止在该处洗澡、游泳、洗衣等,并防止牲畜进入。较大的水库和湖泊可采用分区用水,河流可采用分段取水。

(2)水塘多的地区可采取分塘用水,选择水质较好、水量较大、易于防护的水塘专供饮用。塘的岸边可修建自然渗滤井或砂滤井,以改善水质。

(3)如果在水体中检出肠道传染病病原体,应在沿河、塘边树立警告牌,告诫群众,暂停使用此水。阳性水体中的水生动植物,在水体阳性期间禁止捕捞或移植,直到水体转阴为止。

3. 缸水消毒

（1）由于河、湖、塘水的水量大、流动快，饮用水最好采用缸水法处理。当缸水浊度高于 3 度时，应先经洁治处理（混凝沉淀、过滤）后再进行消毒。

（2）混凝沉淀时，以一水缸装原水，用明矾混凝沉淀。用一直径 3~4cm、长 1m 左右的竹筒（或其他替代物），筒底四周钻几个小孔，竹筒装入明矾后，在缸水中搅动。通常用量为每 100kg 水加明矾 50g。也可用其他混凝剂。

（3）静置沉淀约 1h 后，取上清水至砂滤缸内过滤。砂滤缸中细砂以 0.5mm 粒径为宜，粗砂直径宜为 0.8mm。细砂与粗砂层厚各为 15~20cm。每层用棕皮或其他材料隔开，表层与底层都放置石子。砂滤缸使用一定时间后，当滤速减慢或滤出水变浊时，将滤材取出用清水洗净后重新装入可继续使用。

（4）将经洁治处理的水引入消毒缸中进行消毒。消毒时，可使用含氯消毒剂，其用量随水的污染程度而定，一般在 4~8mg/L，作用 30min。使用含氯消毒剂片剂时，用量可按使用说明书投放。消毒后，测量余氯，在 0.3~0.5mg/L 者，即可饮用。

（5）水中余氯量过高，有明显氯臭时，饮用前可用煮沸、吸附和化学中和等方法进行脱氯处理。中和药物的用量，可用递增加药法测试，以刚好使氯臭消失的用量为准。一般情况下，使用硫代硫酸钠进行化学中和时，其用量为余氯量的 1.7 倍以上；用亚硫酸钠时，其用量约为余氯量的 3.5 倍。使用的中和药物应符合有关标准和要求。

为方便工作，将非芽孢污染的各种污染对象常用消毒方法、消毒剂量等列于表 5-1，现场消毒时可参照进行。具体消毒方法特别是对受芽孢污染的消毒对象的消毒方法和一些特殊的消毒方法，以及消毒要求应按以上或"第六节 各种传染病的疫点消毒"要求所列方法进行。

表 5-1 非芽孢污染场所、污染物品的消毒处理方法与剂量

消毒场所	消毒方法	用量	消毒时间
室外污染表面	500~1 000mg/L 二溴海因喷洒	500ml/m²	30min
	1 000~2 000mg/L 含氯消毒剂喷洒	500ml/m²	60~120min
	漂白粉喷撒	20~40g/m²	2~4h
室内表面	250~500mg/L 含氯消毒剂擦拭	适量	30~60min
	0.5%新洁而灭擦拭	适量	30~60min
	0.5%过氧乙酸熏蒸	适量	60~90min
	500~1 000mg/L 二溴海因喷洒	100~500ml/m²	30min
	1 000~2 000mg/L 含氯消毒剂喷洒	100~500ml/m²	60~120min
	2%过氧乙酸气溶胶喷雾	8ml/m³	60min
	0.2%~0.5%过氧乙酸喷洒	350ml/m²	60min
室内地面	0.1%过氧乙酸拖地	适量	60min
	0.2%~0.5%过氧乙酸喷洒	200~350ml/m²	60min
	1 000~2 000mg/L 含氯消毒剂喷洒	100~500ml/m²	60~120min
室内空气	紫外线照射	1W/m³	30~60min
	臭氧消毒	30mg/m³	30min
	0.5%过氧乙酸熏蒸	1g/m³	120min

续表

消毒场所	消毒方法	用量	消毒时间
餐、饮具	蒸煮	100℃	10~30min
	臭氧水冲洗	≥12mg/L	60~90min
	含氯消毒剂浸泡	250~500mg/L	15~30min
	远红外线照射	120~150℃	15~20min
被褥、书籍、电器、电话机	环氧乙烷简易熏蒸	1 500mg/L	16min~24h
	0.2%~0.5%过氧乙酸擦拭	适量	30~60min
服装、被单	煮沸	100℃	30min
	250~500mg/L 含氯消毒剂浸泡	淹没被消毒物品	30min
	0.04%过氧乙酸浸泡	淹没被消毒物品	120min
游泳池水	加入含氯消毒剂	余氯 0.5mg/L	30min
	加入二氧化氯	5mg/L	5min
污水	10%~20%漂白粉溶液搅匀	余氯 4~6mg/L	30~120min
	30 000~50 000mg/L 溶液搅匀		
粪便、分泌物	漂白粉干粉搅匀	1:5	2~6h
	30 000~50 000mg/L 含氯消毒剂	2:1	2~6h
尿	漂白粉干粉搅匀	3%	2~6h
	10 000mg/L 含氯消毒剂搅匀	1:10	2~6h
便器	0.5%过氧乙酸浸泡	浸没便器	30~60min
	5 000mg/L 含氯消毒剂溶液浸泡	浸没便器	30~60min
手	2%碘酒、0.5%碘伏、0.5%氯己定醇液擦拭	适量	1~2min
	75%乙醇、0.1%新洁尔灭浸泡	适量	5min
运输工具	2%过氧乙酸气溶胶喷雾	8ml/m³	60min

第六节　各种传染病的疫源地消毒要求

以上章节已介绍疫源地消毒总原则,以及按照微生物对消毒因子敏感性分类的各种污染对象的消毒原则。但各种传染病因其传染源、传播途径和易感人群的不同,其具体消毒过程也具有特异性,因此,本节介绍几种重点法定传染病的疫源地消毒要求。

一、鼠疫

(一)概述

鼠疫是国际检疫传染病之一,并且列于我国传染防治法中甲类传染病之首。该病起病急,传播迅速,病程短,死亡率高,危害大,世界各国广泛重视。鼠疫是自然疫源性疾病,病原体为鼠疫耶尔森氏菌,其分类学位置为细菌域、变形菌门、γ-变形菌纲、肠杆菌目、肠杆菌科、耶尔森菌属、鼠疫耶尔森菌。主要临床症状为肺鼠疫、败血症型鼠疫、肠鼠疫、脑膜炎型鼠疫、眼鼠疫、皮肤鼠疫等。鼠疫菌最适生长温度为 28~30℃,最适 pH 为 6.9~7.1,对高温和常用化学消毒剂敏感。尽管鼠疫菌离开宿主后适应外环境的能力较差,存活能力不强,但当获得适当的新宿主,则繁殖迅速,毒力极强。鼠疫传染源包括染疫哺乳动物、媒介昆虫和鼠疫病人。因为鼠疫的传播途径除跳蚤叮咬外,还可经直接接触和空气飞沫传播,人群普遍易感鼠疫,且无性别、年龄差别。故消毒在其预防中具有重要意义。

(二)消毒人员的个人防护

参加鼠疫消毒的工作人员在工作中要注意个人防护,必需穿着防鼠疫服,严格遵守操作规程和消毒制度,以防受到感染。必要时,可口服抗生素预防。

全套的防鼠疫服包括连身服、三角头巾、防护眼镜、防鼠疫纱布口罩或滤材口罩、橡皮手套、长筒胶靴和罩衫。其穿脱方法如下:首先穿连身服和长筒胶靴,戴好普通工作帽;再包头巾,使盖住头发、两耳和颈部;然后戴上口罩,在鼻翼两侧塞上棉花球;再戴防护眼镜,穿上罩衫;最后戴橡皮手套。

脱防鼠疫服方法如下:在消毒工作后,仍戴着手套在0.2%过氧乙酸溶液中浸洗双手3min,穿着长筒靴站入盛有0.2%过氧乙酸溶液、深度为30~40cm的药槽中3~5min。然后,戴着手套脱下罩衫浸入0.2%过氧乙酸溶液中,取下防护眼镜浸入75%酒精中,解下口罩与头巾浸于0.2%过氧乙酸溶液中。最后,脱下胶靴、手套,再脱下连身服,用刺激性较轻微的消毒剂进行手的消毒。

(三)消毒方法

1. 消毒　本病疫点消毒常用过氧乙酸或含氯消毒剂进行消毒。有时,也可使用其他中、低效消毒剂进行消毒(表5-1)。具体对室内地面、墙壁和门窗及暴露的用具,室内空气,衣物、被褥,病人排泄物、呕吐物和分泌物及其容器,餐(饮)具、食物,交通、运输工具,家用物品、家具和玩具,纸张、书报,手与皮肤,病人尸体和动物尸体等可按第五节针对细菌繁殖体所列方法进行消毒。

2. 灭蚤

(1)病人的衣服、被褥全部更换下来进行消毒、灭蚤处理。对病人及直接接触者住处的所有房屋、地面、墙壁、炕面、室内物品等普遍喷洒灭蚤药物,进行初步灭蚤。此时暂不搬动室内物品,以免蚤类四散逃逸而增加感染机会。初步灭蚤后,接着进行第二次彻底普遍的药物灭蚤。

(2)对猫、犬等动物严加管理,要求拴养或圈养并用药物灭蚤。凡不拴养、圈养的动物一律处死。当疫情严重、有进一步发展扩大趋势时,可将猫、犬等可染疫动物全部处死。

(3)隔离圈外围是动物鼠疫疫区时,要使用鼠、蚤并灭的熏蒸剂或烟雾炮处理鼠洞。使用毒饵法灭鼠时,必须及时堵洞,防止蚤类游离洞外。

(4)灭蚤可使用敌敌畏、溴氰菊酯、奋斗呐、灭害灵等,所使用的灭蚤药物可交替或重复使用。

(5)用化学灭蚤药物进行室内外环境灭蚤后,要求达到粘蚤纸法(每房间5张)和积土法(每房间5m²)检不到跳蚤的标准。

(6)如病人发生在城市,已知环境中无媒介蚤类时,可不灭蚤。

3. 灭鼠

(1)人间鼠疫疫区内灭鼠,必须在灭蚤的基础上或与灭蚤同时进行。

(2)大、小隔离圈内,除为了检验目的,除专业人员可使用器械捕鼠外,严禁群众使用器械灭鼠,以防止疫蚤游离和感染鼠疫。

(3)病人居住的室内外灭鼠应选用高效急性灭鼠剂,采用熏蒸法或毒饵法进行。

(4)灭鼠可使用敌鼠钠盐、溴敌隆、磷化锌、磷化铝、氯化苦、烟雾炮等。

(5)鼠疫病人的感染来源于当地动物鼠疫疫区,灭鼠范围要扩大到病家以外属于动物鼠疫疫区范围内的牧民家及邻近地区。对野外疫区施行鼠、蚤并灭的熏蒸剂或烟雾炮灭鼠。

(6)在地广人稀而灭鼠范围大的偏远地区,不具备施用熏蒸剂条件而代之以毒饵灭鼠时,必须在灭鼠的同时进行洞内喷洒灭蚤药或堵洞等灭蚤措施。投药者应注意个人防护。

(7)病人居住环境大小隔离圈内经灭鼠处理后,无论家鼠、野鼠都要达到无鼠无洞的标准。疫区灭鼠标准为家屋鼠密度降至 0.5% 以下,生产生活区及其附近的鼠疫主要宿主密度要分别降至:家鼠 1% 以下、黄鼠 1 只/10^5m^2 以下、沙鼠 3 只/10^5m^2 以下、旱獭 0.5 只/10^5m^2 以下。

(8)如病人在外地感染后回家发病,已知当地不是鼠疫疫源地时,可不进行灭鼠。

4. 环境卫生整治　搞好环境卫生是巩固灭蚤、灭鼠效果的经常性措施,也是检验灭鼠、灭蚤效果的重要指标。在消毒、灭蚤、灭鼠的基础上,要发动群众开展环境卫生整治,要求做到窗明几净、室内无尘、墙壁无缝,家具离地面半尺,粮食保存有防鼠设施,室外无散在垃圾粪便,家畜圈养,街道整洁。总之,在经过疫区处理之后,要使居室内外形成一个清洁卫生的环境,清除鼠、蚤滋生的场所和病原体存在的隐患。

二、霍乱

(一)概述

霍乱是由霍乱弧菌引起的烈性肠道传染病,多见于夏秋季。在我国属于甲类传染病。典型病人由于剧烈的腹泻和呕吐,可引起脱水、肌肉痉挛,严重者导致外周循环衰竭和急性肾衰竭。一般以轻症多见,带菌者亦较多,但重症及典型病人治疗不及时可致死亡。霍乱弧菌现有古典生物型、埃尔托生物型和 O-139 弧菌。霍乱的 3 型病原菌对常用消毒剂及各种物理消毒方法均敏感,但在碱性环境中生长良好。本病潜伏期短者数小时,长者 3~6d,一般为 1~3d。古典生物型和 O-139 群霍乱弧菌引起的疾病,症状较严重;埃尔托生物型霍乱弧菌引起的症状轻者多,无症状的病原携带者亦较多。典型病人多突然发病。少数病人发病前 1~2d 可有头昏、乏力或轻度腹泻等症状。流行时有大量健康带菌者。病人与带菌者均为霍乱的传染源,主要通过被污染的水、食物、生活密切接触和苍蝇媒介而传播,以经水传播最为重要。人群普遍易感。一经发现即应对其疫源地进行消毒处理。

(二)消毒方法

本病疫点消毒主要使用含氯消毒剂与过氧乙酸等高效消毒剂。对部分消毒对象有时也可用中、低效消毒剂。首先从病人所停留场所的外面,用 3% 的漂白粉澄清液消毒一条通向室内的道路,工作人员从此道进入室内消毒。具体对室内地面、墙壁和门窗及暴露的用具,室内空气,衣物、被褥,病人排泄物、呕吐物和分泌物及其容器,餐(饮)具,食物,交通、运输工具,家用物品、家具和玩具,纸张、书报,手与皮肤,病人尸体,动物尸体和水等可按第五节针对细菌繁殖体所列方法进行消毒。

在消毒的同时应开展防蝇灭蝇及灭蟑螂的工作,原则是先杀灭病人停留环境内的苍蝇、蟑螂。室内灭苍蝇可用氯氰菊酯、溴氰菊酯、氯菊酯、二氯苯醚菊酯等杀虫剂喷杀。室内蟑蝇除用上述杀虫剂喷杀外,也可用灭蟑胶饵诱杀。室外使用仲丁威、敌敌畏等处理垃圾等苍蝇滋生地,用灭蟑螂热烟雾剂处理下水道垃圾通道,有条件的地方还可用捕蝇笼、毒蝇饵、毒蝇绳进行毒杀。

三、新型冠状病毒肺炎

(一)概述

新型冠状病毒肺炎(新冠肺炎,COVID-19)为一种新发急性呼吸道传染病,其病原体是一种先前未在人类中发生的新型冠状病毒,即 2019 新型冠状病毒。2020 年 2 月 7 日,国家卫生健康委员会决定将"新型冠状病毒感染的肺炎"暂命名为"新型冠状病毒肺炎",简称"新冠肺炎"。2020 年 2 月 11 日,世界卫生组织将其英文名称定为 Corona Virus Disease 2019(COVID-19)。2020 年新冠肺炎成为全球性重大的公共卫生事件。新型冠状病毒属于 β 属冠状病毒,对紫外线和热敏感,56℃ 30min、乙醚、75%乙醇、含氯消毒剂、过氧乙酸和氯仿等脂溶剂均可有效灭活病毒。基于目前的流行病学调查和研究结果,其潜伏期为 1~14d,多为 3~7d;发病前 1~2d 和发病初期的传染性相对较强;传染源主要是新型冠状病毒感染的病人和无症状感染者;主要传播途径为经呼吸道飞沫和密切接触传播,接触病毒污染的物品也可造成感染,在相对封闭的环境中长时间暴露于高浓度气溶胶情况下存在经气溶胶传播的可能。由于在粪便、尿液中可分离到新型冠状病毒,应当注意其对环境污染造成接触传播或气溶胶传播。人群普遍易感。感染后或接种新型冠状病毒疫苗后可获得一定的免疫力,但持续时间尚不明确。

(二)消毒

1. 消毒原则

(1)范围和对象确定:根据流行病学调查结果确定现场消毒的范围、对象和时限。病例和无症状感染者居住过的场所,如家庭、转运工具等应当进行随时消毒,在病例出院或死亡后,无症状感染者核酸检测阴转后均应当进行终末消毒。

(2)方法选择:非一次性诊疗用品应当首选压力蒸汽灭菌,不耐热物品可选择化学消毒剂或低温灭菌设备进行消毒或灭菌。环境物体表面可选择含氯消毒剂、二氧化氯等消毒剂擦拭、喷洒或浸泡消毒。手、皮肤建议选择碘伏和过氧化氢消毒剂等手消毒剂、皮肤消毒剂或速干手消毒剂擦拭消毒。室内空气消毒可选择过氧乙酸、二氧化氯、过氧化氢等消毒剂喷雾消毒。所用消毒产品应当符合国务院卫生健康行政部门管理要求。

2. 消毒方法

(1)随时消毒:随时消毒是指对病例和无症状感染者污染的物品和场所及时进行的消毒处理。病人居住过的场所如家庭、医学观察场所以及转运工具等,病人排出的污染物及其污染的物品等应当做好随时消毒,消毒方法参见终末消毒。有人条件下,不建议喷洒消毒。病人隔离的场所可采取排风(包括自然通风和机械排风)措施,保持室内空气流通。每日通风 2~3 次,每次不少于 30min。疑似病例应当进行单间隔离,确诊病例可多人安置于同一房间。非负压隔离病房应当通风良好,可采取排风(包括自然通风和机械排风),也可采用循环风空气消毒机进行空气消毒。无人条件下还可用紫外线对空气进行消毒,用紫外线消毒时,可适当延长照射时间到 1h 以上。陪护人员在护理工作结束后应当洗手并消毒。

(2)终末消毒:终末消毒是指传染源离开有关场所后进行的彻底的消毒处理,应当确保终末消毒后的场所及其中的各种物品不再有病原体的存在。终末消毒对象包括病例和无症状感染者排出的污染物(血液、分泌物、呕吐物、排泄物等)及其可能污染的物品和场所,不必对室外环境(包括空气)开展大面积消毒。病例和无症状感染者短暂活动过的无明显污染物的场所,无须进行终末消毒。

1)病家:在病例住院或死亡后,无症状感染者核酸检测阴转后均应当进行终末消毒,包括住室地面、墙壁、桌、椅等家具台面,门把手,病人餐(饮)具、衣服、被褥等生活用品,玩具,卫生间、厕所等。

2)交通运输工具:病例和无症状感染者离开后应当对交通运输工具进行终末消毒,包括舱室内壁、座椅、卧铺、桌面等物体表面,餐(饮)具,所用寝(卧)具等纺织品,排泄物、呕吐物及其污染的物品和场所,火车和飞机的卫生间等。

3)终末消毒程序:终末消毒程序按照《疫源地消毒总则》(GB 19193—2015)附录 A 执行。现场消毒人员在配制和使用化学消毒剂时应当做好个人防护。

3. 常见污染对象的消毒方法

(1)室内空气:居住过的场所如家庭、医学隔离观察室等室内空气的终末消毒可参照《医院空气净化管理规范》(WS/T 368—2012),在无人条件下可选择过氧乙酸、二氧化氯、过氧化氢等消毒剂,采用超低容量喷雾法进行消毒。

(2)污染物(病人血液、分泌物和呕吐物):少量污染物可用一次性吸水材料(如纱布、抹布等)蘸取有效氯为 5 000~10 000mg/L 的含氯消毒液(或能达到高水平消毒的消毒湿巾/干巾)小心移除。大量污染物应当使用含吸水成分的消毒粉或漂白粉完全覆盖,或用一次性吸水材料完全覆盖后用足量的有效氯为 5 000~10 000mg/L 的含氯消毒液浇在吸水材料上,作用 30min 以上(或能达到高水平消毒的消毒干巾),小心清除干净。清除过程中避免接触污染物,清理的污染物按医疗废物集中处置。病人的分泌物、呕吐物等应有专门容器收集,用有效氯 20 000mg/L 的含氯消毒剂,按物、药比例 1∶2 浸泡消毒 2h。清除污染物后,应当对污染的环境物体表面进行消毒。盛放污染物的容器可用有效氯 5 000mg/L 的含氯消毒剂溶液浸泡消毒 30min,然后清洗干净。

(3)粪便和污水:具有独立化粪池时,在进入市政排水管网前需进行消毒处理,定期投加含氯消毒剂,池内投加含氯消毒剂(初次投加,有效氯 40mg/L 以上),并确保消毒 1.5h 后,总余氯量达 10mg/L。消毒后污水应当符合《医疗机构水污染物排放标准》(GB 18466—2005)。无独立化粪池时,使用专门容器收集排泄物,消毒处理后排放。用有效氯为 20 000mg/L 的含氯消毒液,按粪、药比例 1∶2 浸泡消毒 2h;若有大量稀释排泄物,应当用含有有效氯 70%~80%漂白粉精干粉,按粪、药比例 20∶1 加药后充分搅匀,消毒 2h。

(4)地面、墙壁:有肉眼可见污染物时,应先完全清除污染物再消毒。无肉眼可见污染物时,可用有效氯为 1 000mg/L 的含氯消毒液或 500mg/L 的二氧化氯消毒剂擦拭或喷洒消毒。地面消毒先由外向内喷洒一次,喷药量为 100~300ml/m²,待室内消毒完毕后,再由内向外重复喷洒一次。消毒作用时间应当不少于 30min。

(5)物体表面诊疗设施设备表面以及床围栏、床头柜、家具、门把手、家居用品等有肉眼可见污染物时,应当先完全清除污染物再消毒。无肉眼可见污染物时,用有效氯为 1 000mg/L 的含氯消毒液或 500mg/L 的二氧化氯消毒剂进行喷洒、擦拭或浸泡消毒,作用 30min 后清水擦拭干净。

（6）衣服、被褥等纺织品：在收集时应当避免产生气溶胶，建议均按医疗废物集中处理。无肉眼可见污染物时，若需重复使用，可用流通蒸汽或煮沸消毒 30min；或先用有效氯为 500mg/L 的含氯消毒液浸泡 30min，然后按常规清洗；或采用水溶性包装袋盛装后直接投入洗衣机中，同时进行洗涤消毒 30min，并保持 500mg/L 的有效氯含量；贵重衣物可选用环氧乙烷方法进行消毒处理。

（7）手卫生：参与现场工作的所有人员均应当加强手卫生措施，可选用含醇速干手消毒剂或醇类复配速干手消毒剂，或直接用 75% 乙醇进行擦拭消毒；醇类过敏者，可选择季铵盐类等有效的非醇类手消毒剂；特殊条件下，也可使用 0.5% 碘伏或 0.05% 含氯消毒剂等擦拭或浸泡双手，并适当延长消毒作用时间。有肉眼可见污染物时应先使用洗手液在流动水下洗手，然后按上述方法消毒。

（8）皮肤、黏膜：皮肤被污染物污染时，应立即清除污染物，再用一次性吸水材料蘸取 0.5% 碘伏或过氧化氢消毒剂擦拭消毒 3min 以上，使用清水清洗干净；黏膜应当用大量生理盐水冲洗或 0.05% 碘伏冲洗消毒。

（9）餐（饮）具：餐（饮）具清除食物残渣后，煮沸消毒 30min，也可用有效氯为 500mg/L 的含氯消毒液浸泡 30min 后，再用清水洗净。

（10）交通运输和转运工具：应当先进行污染情况评估，火车、汽车和轮船有可见污染物时，应当先使用一次性吸水材料蘸取有效氯为 5 000~10 000mg/L 的含氯消毒液（或能达到高水平消毒的消毒湿巾/干巾）完全清除污染物，再用有效氯为 1 000mg/L 的含氯消毒液或 500mg/L 的二氧化氯消毒剂进行喷洒或擦拭消毒，作用 30min 后清水擦拭干净。对飞机机舱消毒时，消毒剂种类和剂量按中国民航的有关规定进行。织物、坐垫、枕头和床单等建议按医疗废物集中处理。

（11）病人生活垃圾：病人生活垃圾按医疗废物处理。

（12）医疗废物：医疗废物的处置应当遵循《医疗废物管理条例》和《医疗卫生机构医疗废物管理办法》的要求，规范使用双层黄色医疗废物收集袋封装后按照常规处置流程进行处置。

（13）尸体处理：病人死亡后，要尽量减少尸体移动和搬运，应当由经培训的工作人员在严密防护下及时进行处理。用有效氯 3 000~5 000mg/L 的含氯消毒剂或 0.5% 过氧乙酸棉球或纱布填塞病人口、鼻、耳、肛门、气管切开处等所有开放通道或创口；用浸有消毒液的双层布单包裹尸体，装入双层尸体袋中，由民政部门派专用车辆直接送至指定地点尽快火化。

（14）注意事项：现场消毒工作应在当地疾控机构的指导下，由有关单位及时进行消毒，或由当地疾控机构负责对其进行消毒处理。医疗机构的随时消毒和终末消毒由医疗机构安排专人进行，疾控机构做好技术指导。非专业人员开展消毒工作前应接受当地疾控机构专业培训，采取正确的消毒方法并做好个人防护。

4. 消毒效果评价　必要时应当及时对物体表面、空气和手等消毒效果进行评价，由具备检验检测资质的实验室相关人员进行。

（1）物体表面：按《医院消毒卫生标准》（GB 15982—2012）附录 A 进行消毒前后物体表面的采样，消毒后采样液为相应中和剂。消毒效果评价一般以自然菌为指标，必要时，也可根据实际情况，用指示菌评价消毒效果，该指示菌抵抗力应等于或大于现有病原体的抵抗力。以自然菌为指标时，消毒后消毒对象上自然菌的杀灭率≥90%，可判为消毒合格；以指示菌为指标时,消毒后指示菌杀灭率≥99.9%,可判为消毒合格。

（2）室内空气:按《医院消毒卫生标准》（GB 15982—2012）附录 A 进行消毒前后空气采样,消毒后采样平板中含相应中和剂。消毒后空气中自然菌的消亡率≥90%,可判为消毒合格。

（3）工作人员手:按《医院消毒卫生标准》（GB 15982—2012）附录 A 进行消毒前后手的采样,消毒后采样液为相应中和剂。消毒前后手上自然菌的杀灭率≥90%,可判为消毒合格。

（4）医院污水消毒效果:《按医疗机构水污染物排放标准》（GB 18466—2005）相关规定进行评价。

四、严重急性呼吸综合征

（一）概述

传染性非典型肺炎（severe acute respiratory syndrome,SARS）,世界卫生组织将其命名为严重急性呼吸综合征,是由 SARS 冠状病毒（SARS-coronavirus,SARS-CoV）引起的一种具有明显传染性、可累及多个脏器和系统、以肺炎为主要临床表现的急性呼吸道传染病。该病具有传染性强、人群普遍易感、病情进展快、预后较差和危害大的特点。该病主要表现为急性起病,以发热为首发症状,偶有畏寒,同时伴有头痛、关节酸痛和全身酸痛、乏力。有明显的呼吸道症状:干咳、少痰,个别病人偶有血丝痰,部分病人出现呼吸加速、气促等上呼吸道病毒感染症状,多数病人症状较轻。SARS 病人是最主要的传染源。极少数病人在刚出现症状时即具有传染性。一般情况下传染性随病程而逐渐增强,症状明显的病人传染性较强。主要通过近距离呼吸道飞沫传播,在严重流行疫区的医院和个别社区暴发中也存在气溶胶传播。目前尚不能排除经肠道传播的可能性,尚无经血、性途径、垂直传播、媒介昆虫等传播的证据。人群普遍易感。SARS 病毒对温度敏感,56℃加热 90min、75℃加热 30min 能够灭活病毒,对紫外线、乙醚、75%乙醇、含氯消毒剂敏感。

（二）消毒方法

1. 对室内地面、墙壁、门窗,空气,衣物、被褥、书报、纸张,餐（饮）具,食物,手与皮肤,运输工具,厕所与垃圾,疫点内的生活污水等的消毒可按第五节针对病毒所列方法进行。

2. 家用物品和家具的消毒　可用 0.3%～0.5%过氧乙酸溶液或有效氯为 1 000～2 000mg/L 的含氯消毒剂进行浸泡、喷洒或擦洗消毒。

3. 病人排泄物和呕吐物的消毒　对病人的排泄物、分泌物要及时消毒处理。每病床须设置加盖容器,装足量 1 500～2 500mg/L 有效氯溶液,用作排泄物、分泌物的随时消毒。将排泄物、分泌物直接放入消毒液中,作用时间为 30～60min。消毒后可直接倒入病房卫生间。

4. 病人尸体的消毒　对病人的尸体用 0.5%过氧乙酸溶液浸湿的布单严密包裹后尽快火化。

五、艾滋病

（一）概述

艾滋病病原体为人免疫缺陷病毒（humanimmuno difficiency virus,HIV）,以人体 CD4 T 淋巴细胞减少为特征的进行性免疫功能缺陷,疾病后期可继发各种机会性感染、恶性肿瘤和中枢神经系统病变的综合性疾患。HIV 感染者和艾滋病病人是本病的传染源。主要通过性接触传播(同性或异性间)、血液传播(输血、使用血制品及静脉吸毒)和垂直传播。日常生活接触,如同桌进餐、共用浴具、握手、拥抱等不会感染艾滋病。HIV 属于逆转录病毒科慢病毒属中的人类慢病毒组,由核心和包膜两部分组成。HIV 在外界环境中的生存能力较弱,对物理因素和化学因素的抵抗力较低。对热敏感,56℃、30min,100℃、20min 可将 HIV 完全灭活。巴氏消毒及多数化学消毒剂的常用浓度均可灭活 HIV。如 75% 的酒精、0.2% 次氯酸钠、1% 戊二醛、20% 的乙醛及丙酮、乙醚及漂白粉等均可灭活 HIV。但紫外线或 γ 射线不能灭活 HIV。

当环境和生活用品或医疗器械被感染者的血液、性分泌液和其他体液污染时,应随时进行消毒。病人迁移或死亡后应进行终末消毒。

(二) 消毒方法

1. 感染者和病人流出的血液、性分泌液和炎性分泌物,应就地进行消毒后再做清洁处理。消毒时,应以二氯异氰尿酸钠或漂白粉剂将流出的体液全部覆盖,或用含氯消毒剂溶液(含有效氯 1 000mg/L)或 0.5% 过氧乙酸溶液作用 15~30min。对血液污染的物品,应煮沸 15min,或浸泡于含氯消毒剂溶液(含有效氯 1 000mg/L),或 0.5% 过氧乙酸溶液中作用 15~30min。

2. 废弃的血液污染物品,如卫生巾、卫生护垫、卫生纸等可予焚烧,或经消毒液浸泡消毒后再按生活垃圾处理。

3. 对地面、墙壁,家用物品、家具、玩具,衣服、被褥、餐(饮)具,手与皮肤,感染者和病人粪便,排泄物容器,运输工具和病人尸体等的消毒按第五节针对病毒的方法进行。抽水马桶盖可用含氯消毒剂溶液(含有效氯 500mg/L)或 0.2% 过氧乙酸溶液或中、低效消毒剂擦拭消毒(表 5-1)。

4. 发现抗-HIV 阳性血液及血制品时,应尽快彻底焚烧,对储存此类物品的冰箱、冷库解冻后的冰水可用含氯消毒剂溶液(含有效氯 1 000mg/L)按 1∶1 的比例混匀,作用 30min 后排放。冰箱、冷库内外壁,可用乙醇、苯扎溴铵等擦拭消毒(表 5-1)。

5. 对实验室污物的处理,可将用过的针头、注射器、输液管、酒精棉球、棉签、橡胶手套、橡胶管与其他污物装入桶中,浸以 1 000mg/L 有效氯含氯消毒剂溶液消毒,作用 30min 以上。必要时可彻底焚烧,焚烧后的灰烬按一般垃圾处理。

(三) 注意事项

1. 向生殖器官喷涂消毒剂不能有效预防在性生活中感染艾滋病。

2. 处理污物时,严禁用手直接抓取污物,尤其是不能将手伸入到垃圾袋中向下压挤废物,以免被锐器刺伤。

3. 在运送阳性标本途中,应携带消毒剂,以备意外。

六、甲型肝炎和戊型肝炎

(一) 概述

此两型肝炎病原体的传播途径均是以粪—口传播为主,亦见有经血或密切接触感染者;粪便污染食物或水源可造成流行;食用生的污染贝类如牡蛎、蛤、贻贝与毛蚶,也可受染。

(二) 消毒方法

具体对室内地面、墙壁、家具表面,衣物、被褥,病人排泄物、呕吐物及其容器,餐(饮)具,食物,家用物品、家具和玩具,手与皮肤,纸张、书报,运输工具,厕所与垃圾,病人遗体和水等的消毒,可按第五节针对病毒所列方法进行。在消毒的同时应开展防蝇灭蝇及灭蟑螂的工作,具体方法参考有关规定。

七、乙型肝炎、丙型肝炎、丁型肝炎

(一) 概述

此3型肝炎的病原体分别为乙型肝炎病毒(hepatitis bvirus,HBV)、丙型肝炎病毒(hepatitis cvirus,HCV)、丁型肝炎病毒(hepatitis dvirus,HDV)。这3型肝炎病毒均主要经血液传播(输血、使用血制品、静脉吸毒、通过诊疗器械等),此外,亦可经日常生活中的密切接触传播。

(二) 消毒方法

1. 对感染者和病人流出的血液与性分泌物应就地进行消毒。消毒时,应以二氯异氰尿酸钠或漂白粉剂将流出的体液全部覆盖,或用含氯消毒剂溶液(含有效氯1 000mg/L)或0.5%过氧乙酸溶液作用15~30min。对血液污染的物品,应煮沸15min,或浸泡于含氯消毒剂溶液(含有效氯1 000mg/L),或0.5%过氧乙酸溶液中作用15~30min。废弃的血液污染物品,如卫生巾、卫生护垫、卫生纸等可予焚烧,或经消毒液浸泡消毒后再按生活垃圾处理。

2. 对地面、墙壁,家用物品、家具,玩具,衣服、被褥,餐(饮)具,手与皮肤,病人尸体和运输工具的消毒,按第五节针对病毒规定的方法进行。

3. 发现HBV、HCV阳性血液及血制品,应尽快彻底焚烧。对贮存此类物品的冰箱、冷库解冻后的冰水可用含氯消毒剂溶液(含有效氯2 000mg/L),按1∶1的比例混匀,作用30min后排放。冰箱、冷库内外壁,亦可用上述含氯消毒剂进行擦拭消毒。

4. 对实验室污物的处理,可将用过的针头、注射器、输液管、酒精棉球、棉签、橡胶手套、橡胶管与其他污物装入桶中,浸以0.1%次氯酸钠溶液(含有效氯1 000mg/L)消毒。必要时可彻底焚烧。焚烧后的灰烬按一般垃圾处理。

(三) 注意事项

1. 处理污物时,严禁用手直接抓取污物,尤其是不能将手伸入到垃圾袋中向下压挤废物,以免被锐器刺伤。

2. 在运送阳性标本途中,应携带消毒剂,以备意外。

八、脊髓灰质炎

(一) 概述

脊髓灰质炎是由脊髓灰质炎病毒(poliomyelitis virus)引起的肠道传染病。病毒常侵犯中枢神经系统,损害脊髓前角运动神经细胞,导致肢体松弛性麻痹,多见于儿童,故又名小儿麻痹症。潜伏期为3~35d(一般为5~14d)。粪-手-口是主要的传播方式,也可通过食物、水及苍蝇传播。脊髓灰质炎病毒属于微小核糖核酸(RNA)病毒科的肠道病毒属。脊髓灰质炎病毒按血清型分为Ⅰ、Ⅱ、Ⅲ型。脊髓灰质炎病毒抵抗力较强,在粪便和污水中可存活数月。酸性环境中稳定,不被胃酸和胆汁灭活。耐乙醚,对热敏感,56℃ 30min可灭活;对高锰酸钾、过氧化氢、漂白粉等氧化剂及紫外线、干燥等敏感。

脊髓灰质炎是世界上继天花之后第二个要消灭的传染病,一经发现要采取严格的防治

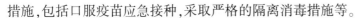

措施,包括口服疫苗应急接种,采取严格的隔离消毒措施等。

(二)消毒方法

对脊髓灰质炎疫源地可参照霍乱进行消毒处理。还要注意对患儿所在的托幼机构、学校进行消毒,特别是对玩具、文具、衣物、餐(饮)具、水及地面搞好消毒。

九、人感染高致病性禽流感

(一)概述

人感染高致病性禽流感(以下称"人禽流感")是由禽甲型流感病毒某些亚型中的一些毒株引起的急性呼吸道传染病。目前为止,已证实感染人的禽流感病毒亚型为 H5N1、H9N2、H7N7、H7N2、H7N3 等,其中 H5N1 的病人病情重,病死率高。尽管目前人禽流感只是在局部地区出现,但是,考虑到人类对禽流感病毒普遍缺乏免疫力、人类感染 H5N1 型禽流感病毒后的高病死率以及可能出现的病毒变异等,世界卫生组织认为该疾病可能是对人类存在潜在威胁最大的疾病之一。禽流感病毒属正粘病毒科甲型流感病毒属。对热敏感,但对低温抵抗力较强,65℃加热 30min 或煮沸(100℃)2min 以上可灭活;对紫外线敏感;病毒在较低温度粪便中可存活 1 周,在 4℃水中可存活 1 个月,对酸性环境有一定抵抗力,在 pH 为 4.0 的条件下也具有一定的存活能力。在有甘油存在的情况下可保持活力 1 年以上。裸露的病毒在直射阳光下 40~48h 即可灭活,如果用紫外线直接照射,可迅速破坏其活性。对乙醚、氯仿、丙酮等有机溶剂敏感。常用消毒剂容易将其灭活,如氧化剂、稀酸、卤素化合物(漂白粉和碘剂)等都能迅速破坏其活性。

人禽流感的传染源主要为患禽流感或携带禽流感病毒的鸡、鸭、鹅等禽类。野禽在禽流感的自然传播中扮演了重要角色。目前尚无人与人之间传播的确切证据。传播途径经呼吸道传播,也可通过密切接触感染的家禽分泌物和排泄物、受病毒污染的物品和水等被感染,直接接触病毒毒株也可被感染。关于易感人群,一般认为,人类对禽流感病毒并不易感。尽管任何年龄均可被感染,但在已发现的 H5N1 感染病例中,13 岁以下儿童所占比例较高,病情较重。高危人群包括从事家禽养殖业者及其同地居住的家属、在发病前 1 周内到过家禽饲养处者、销售及宰杀等场所者、接触禽流感病毒感染材料的实验室工作者、与禽流感病人有密切接触者。

(二)消毒方法

1. 消毒原则　发生疫情后,应及时有效地对污染物品进行消毒处理,采取严格的消毒措施。消毒工作应该由经过培训、有现场消毒经验的人员进行,针对不同的消毒对象采用相应的消毒方法。消毒工作应避免盲目性,如采取其他有效措施可以使污染物品无害化时,可以不进行消毒处理。

(1)仅出现动物禽流感疫情的现场消毒:仅出现动物禽流感疫情时,各级疾病预防控制机构可配合当地农业部门开展现场消毒。现场消毒工作原则上包括以下几个方面:

1)对禽舍包括死禽和宰杀的家禽、禽粪和墙壁地面等进行终末消毒,必要时对禽舍的空气进行消毒。

2)对划定的动物疫点内病禽、死禽可能污染的物品进行终末消毒。

3)对划定的动物疫区内的饮用水应进行消毒处理,对流动水体和较大的水体等消毒较困难者可以不消毒,但应严格进行管理。

4)对划定的动物疫区内可能污染的物体在出封锁线时进行消毒处理。

(2)出现人禽流感疫情的现场消毒:发生人禽流感疫情时,各级疾病预防控制机构配合农业部门不仅针对动物禽流感疫情开展消毒工作,还要对发生人禽流感疫情的疫点进行消毒,并按《消毒技术规范》(2002版)进行消毒效果评价,以确保消毒处理有效。收治禽流感病人的医院应对病人污染或可能污染的区域进行消毒处理。现场消毒工作包括以下几个方面:

1)配合农业部门针对动物禽流感疫情开展消毒工作,按《消毒技术规范》(2002版)进行消毒效果评价。

2)对发生人禽流感的疫点、疫区进行现场消毒,消毒重点应包括病人的排泄物、病人发病时生活和工作过的场所、病人接触过的物品等。

3)医院应同时按肠道传染病和呼吸道传染病的要求对禽流感病人诊疗过程中可能污染的物品进行消毒处理。

2. 消毒方法

(1)地面、墙壁、门窗:对细菌繁殖体和病毒的污染,用0.1%过氧乙酸溶液或500mg/L有效氯含氯消毒剂溶液喷雾。泥土墙吸液量为$150\sim300ml/m^2$,水泥墙、木板墙、石灰墙为$100ml/m^2$。对上述各种墙壁的喷洒消毒剂溶液不宜超过其吸液量。地面消毒先由外向内喷雾一次,喷药量为$200\sim300ml/m^2$,待室内消毒完毕后,再由内向外重复喷雾一次。以上消毒处理,作用时间应不少于60min。

(2)纺织品:耐热、耐湿的纺织品可煮沸消毒15min,或采取压力蒸汽灭菌的方法,或用250mg/L有效氯的含氯消毒剂浸泡30min;不耐热的纺织品可采取过氧乙酸熏蒸消毒。消毒时,将欲消毒衣物悬挂在密闭空间,按每立方米用15%过氧乙酸7ml($1g/m^3$),放置瓷或玻璃容器中,加热熏蒸2h。

(3)动物及病人的排泄物、分泌物和呕吐物稀薄者,每1 000ml可加漂白粉50g,搅匀放置2h。尿液每1 000ml加入漂白粉5g混匀放置2h。成形粪便,1份粪便加20%漂白粉乳剂2份,混匀后,作用2h。对厕所和禽舍的粪便可以集中消毒处理时,可按粪便量的1/10加漂白粉,搅匀加湿后作用24h。

(4)餐(饮)具:首选煮沸消毒15min,也可用0.1%过氧乙酸溶液或500mg/L有效氯含氯消毒剂溶液浸泡15min后,再用清水洗净。

(5)食物:生吃的瓜果、蔬菜类可用0.1%过氧乙酸溶液浸泡15min。病人的剩余饭菜不可再食用,在医院按感染性废物处理,在疫区可以煮沸30min,或用20%漂白粉乳剂浸泡2h,也可焚烧处理。

(6)盛排泄物或呕吐物的容器可用1 000mg/L有效氯含氯消毒剂溶液或0.2%过氧乙酸溶液浸泡30min,浸泡时,消毒液要漫过容器。

(7)家用物品、家具可用0.1%过氧乙酸溶液或500mg/L有效氯含氯消毒剂浸泡15min,硬质物体表面也可按一般物体表面进行消毒处理。

(8)手用0.5%碘伏溶液或0.5%氯己定醇溶液涂擦,作用1~3min。手的消毒也可用醇类免洗手消毒剂涂擦,自然干燥后即可。

(9)人与动物尸体应焚烧或喷洒消毒剂后在远离水源的地方深埋,要采取有效措施防止污染水源。病人尸体宜尽快火化。

（10）运输工具车、船内外表面和空间可用 0.1% 过氧乙酸溶液或 500mg/L 有效氯含氯消毒剂溶液喷洒至表面湿润，作用 60min。

（11）垃圾：疫区的可燃物质尽量焚烧，也可喷洒 10 000mg/L 有效氯消毒剂溶液，作用 60min 以上，消毒后深埋。

（12）污水：对小水体的污水每 10L 加入 10 000mg/L 有效氯含氯消毒溶液 10ml，或加漂白粉 4g。混匀后作用 1.5h 后余氯为 4~6mg/L 时即可。较大的水体应加强管理，疫区解除前严禁使用。

（13）饮用水：对疫区的饮用水应进行消毒处理，保证其微生物指标符合《生活饮用水卫生标准》。

（14）空气：对无法通风的空间受到污染后应进行空气消毒。房屋经密闭后，每立方米用 15% 过氧乙酸溶液 7ml（1g/m³），放置瓷或玻璃器皿中加热蒸发，熏蒸 1h，即可开门窗通风；或以 0.5% 过氧乙酸溶液（8ml/m³）气溶胶喷雾消毒，作用 30min；也可使用紫外线进行消毒。

3. 评价原则

（1）过程评价：发现疫情后，是否及时对所有必须消毒的物体按规定的方法采取了有效的消毒措施。

（2）效果评价：实验条件允许时，可以按照《消毒技术规范》规定的方法进行效果评价，当消毒前后自然菌的杀灭率≥90% 时可以认为消毒合格。

十、流行性出血热

（一）概述

流行性出血热（简称"出血热"）是一种自然疫源性疾病，主要病原体为汉坦病毒（Hanta virus）。典型病例有发热期、低血压休克期、少尿期、多尿期和恢复期五期经过。潜伏期为 4~45d，多为 7~14d。人普遍易感，动物感染后一般不发病，为健康状态携带病毒。出血热具有多宿主性，在我国主要传染源有野栖为主的黑线姬鼠和家栖为主的褐家鼠，通常情况下病人成为传染源的情况很少。出血热可经鼠咬或革螨、恙螨、蚤、蚊叮咬传播，也可垂直传播，还可经感染动物的排泄物（尿、粪）、分泌物（唾液）和血污染空气、尘埃、食物和水后再经呼吸道、消化道、伤口接触感染给人。

汉坦病毒属于布尼亚病毒科汉坦病毒属，为有包膜的分阶段负链 RNA 病毒。一般有机溶剂和消毒剂敏感，氯仿、丙酮、β-丙内酯、乙醚、酸（pH<3.00）、苯酚、甲醛等均很容易将其灭活。此外，60℃、10min 或 100℃、1min，⁶⁰Co 及紫外线照射可将其灭活。

（二）消毒方法

1. 对发热期病人的排泄物、分泌物、血，病人的便器，衣物、被褥、餐（饮）具，生活用具，室内空气和污染食物等的消毒，可按第五节针对病毒的方法进行消毒处理。有时，可使用中、低效消毒剂进行消毒（表 5-1）。

2. 疫点室内、庭院，有鼠隐蔽、栖息场所的地面和杂物堆，用 10 000mg/L 有效氯含氯消毒剂或 0.5% 过氧乙酸，按 100~200ml/m² 喷洒消毒。

3. 对发热期病人和疫鼠的排泄物、分泌物、血及其污染物污染伤口，或被鼠咬伤的伤口，用 0.5% 碘伏消毒。

4. 疫区应开展杀虫、灭鼠。搜集的鼠尸和染疫的实验动物，应就近火焚，或掩埋地下。

十一、狂犬病

(一)概述

狂犬病是一种古老的自然疫源性疾病,其病原体为狂犬病毒(rabies virus)。狂犬病毒引起的一种人畜共患的中枢神经系统急性传染病。因狂犬病病人有害怕喝水的突出临床表现,本病亦曾叫作"恐水病(hydrophobia)",但患病动物没有这种特点。主要临床表现为特有的狂躁、恐惧不安、怕风怕水、流涎和咽肌痉挛,最终发生瘫痪而危及生命。一般潜伏期为2~8周,极少数可长达1年以上。犬是人感染狂犬病的主要传染源,其次为猫、狼、狐、鼠等。动物在发病前一周和整个病程期间,在其唾液、血液、尿、乳汁中出现病毒。人传染人极为罕见。狂犬病主要通过患兽咬伤或皮肤黏膜接触狂犬病毒感染,也可通过呼吸道、消化道感染和垂直传播。个别情况下,也有被病人咬伤,或被病人唾液污染伤口,或在宰杀患兽、剥制患兽毛皮时感染。

狂犬病毒属于弹状病毒科狂犬病毒属,有4种血清型和7种基因型。对脂溶剂(肥皂水、氯仿、丙酮等)、75%乙醇、甲醛、碘制剂以及季铵类化合物、酸(pH在4以下)、碱(pH在10以上)敏感,不易被酚或甲基苯酚溶液杀灭。

(二)消毒方法

1. 对病人饮食、生活用具,衣服、被褥等纺织品,病人和患兽的唾液、鼻咽分泌物、眼泪、血及其污染物,运送病人、病兽的交通工具,室内地面、墙面及病兽血等污染的地面等,可按第五节针对病毒消毒方法处理。有时也可用中、低效消毒剂进行消毒。

2. 对病兽咬伤的伤口应迅速进行紧急处理,以清除含有狂犬病毒的唾液。先用大量的20%肥皂水冲洗,再用0.5%碘伏对局部伤口进行消毒。

3. 对病人的尸体和病兽尸体应进行火化处理。

十二、炭疽

(一)概述

炭疽由炭疽芽孢杆菌(Bacillus anthracis)引起的一种人兽共患急性传染病。主要发生于畜间,以牛、羊、马等草食动物最为易感。人主要通过接触患炭疽的动物或污染的动物制品、环境感染而患病。传染源是病畜(羊、牛、马、骡、猪等)和病人,人与带有炭疽杆菌的物品接触后,通过皮肤上的破损处或伤口感染可以形成皮肤炭疽;通过消化道感染可以形成肠炭疽,通过呼吸道感染可以形成肺炭疽。主要临床类型为皮肤炭疽,少数为肺炭疽和肠炭疽,可以继发败血症及脑膜炎。皮肤炭疽病死率较低,其他各型炭疽的病死率均较高。

炭疽芽孢杆菌繁殖体在日光下12h死亡,加热到75℃时,1min死亡。此菌在12~42℃间,在有氧气与足量水分的条件下,能形成芽孢。其芽孢抵抗力强,能耐受煮沸10min,在水中可生存几年,在泥土中可生存10年以上。

(二)消毒方法

1. 对居室的地面、墙壁、门窗,衣物、被褥、床单,纸张、书报,餐(饮)具,食物,家用物品、家具和玩具,手和皮肤,排泄物,盛排泄物的容器,运输工具,生活污水处理和病人遗体等按第五节所列方法进行消毒处理。

2. 肺炭疽病家的空气消毒,可采用过氧乙酸熏蒸,药量为3g/m³(即20%过氧乙酸

15ml,15%过氧乙酸 20ml),熏蒸 1~2h;也可采用气溶胶消毒法(见第五节)。

3. 对病畜圈舍与病畜或死畜停留处的地面、墙面,用 0.5%过氧乙酸,或 20%漂白粉澄清液喷洒,药量为 150~300ml/m²,连续喷洒 3 次,每次间隔 1h。若畜圈地面为泥土时,应将地面 10cm 的表层泥土挖起,按 1 份漂白粉加 5 份泥土混合后深埋 2m 以下。

4. 对炭疽病人用过的治疗废弃物和有机垃圾应全部焚烧。

5. 对病畜污染的饲料、杂草和垃圾,应焚烧处理。

6. 对病畜的粪尿,按 1 份漂白粉加 5 份粪尿,或最终作用浓度为 40 000mg/L 有效氯的其他含氯消毒剂搅匀后消毒作用 2h,深埋 2m 以下。不得用作肥料。

7. 对已确诊为炭疽的家畜应整体焚烧,严禁解剖。一头 200~500kg 的死畜,焚烧时需汽油或柴油 100~120kg。先在地下挖一条宽 1~1.5m,长 3~3.5m,深 1m 的长沟,用铁条架在沟上,然后在铁条上架木柴 100kg,用长形钢钎,将死畜置木柴上,浇以汽油或柴油后点燃,直到烧成骨灰为止。当畜体腹部胀大时,用钢钎将畜皮刺破,以防内脏物四溅。

8. 污染的皮毛、皮张可焚毁,或用环氧乙烷熏蒸(见第五节)。畜毛还可用 2%硝酸或 10%硫酸溶液浸泡 2h,皮张也可用 2.5%盐酸溶液加入 15%食盐使溶液保持 30℃以上,浸泡 40h 后取出(每千克皮张用 10L 溶液),再放入 1%氢氧化钠溶液中浸泡 2h 以中和盐酸,然后用清水冲洗,晒干。

9. 炭疽杆菌可形成芽孢,故在消毒中不得使用中、低效消毒剂。

10. 疫源地内要同时开展灭蝇、灭鼠工作。消毒人员要做好个人防护,必要时进行 12d 的医学观察。

十三、细菌性痢疾

(一)概述

细菌性痢疾(bacillary dysentery)是由志贺菌属细菌引起的肠道传染病。主要症状和体征为起病急骤、畏寒、寒战伴高热,继以腹痛、腹泻和里急后重,呈脓血便,并有中度全身中毒症状。重度病人伴有惊厥、头痛,也可引起脱水和电解质紊乱等症状。主要传染源为病人和病原体携带者。可由含病原体的粪便直接或间接污染的水、食物、饮料及手等,经粪—口途径传播,也可经由携带该类病原体的苍蝇、蟑螂等污染食物而传播。流行或暴发流行主要由水源和食物受到污染所致。志贺菌属一类革兰氏阴性短小杆菌,无芽孢,无荚膜,无鞭毛,多数有菌毛。在外环境中的抵抗力强,对酸敏感,一般 56~60℃经 10min 即被杀死。在 37℃水中存活 20d,在冰块中存活 96d,蝇肠内可存活 9~10d,对化学消毒剂敏感,1%苯酚 15~30min 死亡。

(二)消毒方法

其疫源地消毒对象和方法同霍乱。

十四、结核病

(一)概述

结核病的病原体为结核分枝杆菌(Mycobacterium tuberculosis),有人型、牛型和非结核性分枝杆菌等。人型和牛型致病力受其活力和耐药性等因素影响,对外界环境适应性强。在阴暗处可存活数月至数年,在干燥痰核、飞沫中可保持传染力 8~10d,但在直射阳光下却只

113

能生存 2~4h。不耐热,60℃作用 15min,或 70℃作用 3min 可将其杀灭。

结核病的传染源主要为排菌的结核病人。可通过呼吸道、消化道等传播,以呼吸道传播最为常见。食用被结核分枝杆菌污染的食品、饮用病牛的生奶、使用染有结核分枝杆菌的餐(饮)具等,可经消化道感染。

(二)消毒方法

1. 对室内地面、墙壁、家具表面,衣物、被褥,病人排泄物、呕吐物及其容器,餐(饮)具,食物,家用物品、家具和玩具,纸张、书报,运输工具,厕所与垃圾和生活污水的处理等的消毒,可按第五节所列方法进行。

2. 对痰及口鼻分泌物,用纸盒、纸袋盛装后焚烧,或加入等量 1% 过氧乙酸作用 30~60min 进行消毒。

3. 结核分枝杆菌细胞壁含大量脂类,对消毒剂抗力较强,故在消毒中只能使用高、中效消毒剂(表 5-1),不得使用低效消毒剂。

十五、伤寒和副伤寒

(一)概述

伤寒和副伤寒属乙类传染病,伤寒的病原菌为伤寒沙门菌(Salmonella typhi),副伤寒的病原菌为副伤寒沙门菌(Salmonellapara typhi),后者又分为甲、乙、丙 3 型。临床表现以持续性发热、神经系统中毒症状和消化道症状、相对缓脉、玫瑰疹、肝脾大、白细胞减少、嗜酸性粒细胞减少或消失为特征。主要并发症为肠出血、肠穿孔、中毒性肝炎、中毒性心肌炎等。主要传染源是病人和带菌者。传播途径主要通过污染的食物、水经口感染。沙门菌对外环境的抵抗力强,在水中能存活 2~3 周,粪便中可存活 1~2 月,在冰冻土壤中可过冬。但在 60℃经 1h,或 65℃经 15~20min 即死亡。

(二)消毒方法

其疫源地消毒对象和方法同霍乱。

十六、布鲁氏菌病

(一)概述

布鲁氏菌病是由布鲁氏菌(Brucella sp)引起的以家畜为主的多种动物互为传染源的动物病,其在流行时波及人类,故也是一种宿主广泛的人兽共患病。布鲁氏菌病临床表现多种多样,以发热、多汗、骨关节和肌肉疼痛、乏力和头痛为主。潜伏期一般为 1~3 周,平均 2 周,最短仅 3 天,最长可达 1 年。疫畜是布鲁氏菌病的主要传染源,我国大部分地区羊是主要传染源;有些地方牛是主要传染源;南方部分地区主要传染源为猪;鹿和犬是次要传染源。布鲁氏菌可以通过皮肤黏膜、消化道、呼吸道、生殖道侵入机体引起感染。含有布鲁氏菌的食品及各种污染物均可成为传播媒介,如病畜流产物、乳、肉、内脏、皮毛,以及水、土壤、尘埃等。人群普遍易感。人的感染途径与职业、饮食、生产生活习惯有关。

布鲁氏菌是一种细胞内寄生小球杆状菌,革兰氏染色阴性,无鞭毛,不形成芽孢,一般无荚膜,毒力菌株可有菲薄的荚膜。对低温和干燥有较强的抵抗力,在适宜条件下能生存很长时间。对湿热、紫外线和各种射线以及常用的消毒剂、抗生素、化学药物均较敏感。

（二）消毒方法

1. 对可能被布鲁氏菌污染的地面和墙壁,病畜的粪便、尿液,可能被布鲁氏菌污染的衣物,餐(饮)具,室内空气,接触疫畜的工作人员所穿工作衣帽,污染的手套、靴子,病畜的皮毛,病畜圈舍、饲料、粪尿等可按第五节所列方法进行消毒处理。可使用中、低效消毒剂进行消毒。

2. 病畜的奶和制品可煮沸 3min,巴氏消毒法(60℃,作用 30min)消毒。

3. 对病畜(有临床症状或宰后发现病变者),其胴体、内脏需经高温处理或腌制 60d 再出售或食用。宰前诊断为病畜但无临床症状,宰后检查又无病变家畜的生殖器官及乳房,只能用作工业原料或销毁。公牛、阉牛及猪的胴体和内脏可不限制出售。母牛、羊的胴体和内脏需将其煮熟或盐渍 1~2 个月。

十七、甲型 H1N1 流感

（一）概述

甲型 H1N1 流感是由甲型 H1N1 流感病毒引起的一种呼吸道传染病,该病毒基因中包含有猪流感、禽流感和人流感三种流感病毒的基因片段。甲型 H1N1 流感病毒属于正粘病毒科,对乙醇、碘伏、碘酊等常用消毒剂敏感;对热敏感,56℃条件下 30min 可灭活。甲型 H1N1 流感早期症状与普通人流感相似,包括发热、咳嗽、喉痛、身体疼痛、头痛、发冷和疲劳等,有些还会出现腹泻或呕吐、肌肉痛或疲倦、眼睛发红等。部分病人病情可迅速进展,来势凶猛,继发严重肺炎、急性呼吸窘迫综合征、肺出血、肾衰竭、败血症等,严重可导致死亡。甲型 H1N1 流感病人为主要传染源,无症状感染者也具有一定的传染性。目前尚无动物传染人类的证据。主要通过飞沫经呼吸道传播,也可通过口腔、鼻腔、眼睛等处黏膜直接或间接接触传播。接触病人的呼吸道分泌物、体液和被病毒污染的物品也可能引起感染。通过气溶胶经呼吸道传播有待进一步确证。

（二）消毒方法

1. 消毒原则

(1)消毒范围与对象:现场消毒的范围和对象应由公共卫生医师根据有关指征确定。应包括被传染源排出的病原体所污染的物品和环境、病人尸体等。一般不必对室外环境开展大面积消毒,防止过度消毒现象的发生。

(2)消毒方法的选择:应首选物理消毒的方法;采用化学消毒的方法时,要注意选择合格的消毒剂。

2. 消毒方法

(1)室内空气:应注意开窗通风,保持室内空气流通。每日通风 2~3 次,每次不少于 30min。病家、公共场所、学校、交通工具以自然通风为主,有条件的可采用空调等机械通风措施。医疗机构应加强通风,可采取通风(包括自然通风和机械通风),也可采用循环风式空气消毒机进行空气消毒,无人条件下还可用紫外线对空气消毒,不必常规采用喷洒消毒剂的方法对室内空气进行消毒。

(2)地面、墙壁:可使用喷雾消毒剂消毒或使用消毒剂进行表面擦拭。消毒剂可选用 0.2% 过氧乙酸溶液或有效氯为 200~400mg/L 的含氯消毒剂溶液。泥土墙吸液量为 150~300ml/m²,水泥墙、木板墙、石灰墙为 100ml/m²。对上述各种墙壁的喷洒消毒剂溶液不宜超过其吸液量。地面消毒先由外向内喷雾一次,喷药量为 $200\sim300ml/m^2$,待室内消毒完毕后,再由内向外重复喷雾一次。以上消毒处理,作用时间应不少于 15min。

(3)衣服、被褥等纺织品:可煮沸消毒 10min,或用有效氯为 250mg/L 的含氯消毒剂浸泡 15min;或阳光下暴晒半天以上。

(4)病人排泄物和呕吐物:病人的排泄物、呕吐物等最好用固定容器盛放,稀薄的排泄物、呕吐物,每 1 000ml 可加漂白粉 50g 或含有效氯为 20 000mg/L 的含氯消毒剂溶液 2 000ml,搅匀放置 2h。盛排泄物或呕吐物的容器可用含有效氯(溴)1 000mg/L 消毒剂溶液浸泡 15min,浸泡时,消毒液要漫过容器。被排泄物、呕吐物等污染的地面,用漂白粉或生石灰覆盖,作用 60min 后清理。

(5)餐(饮)具:首选煮沸消毒 10min,也可用有效氯为 250~500mg/L 的含氯消毒剂溶液浸泡 15min 后,再用清水洗净。

(6)家用物品、家具:可用 0.2% 过氧乙酸溶液或有效氯为 200~400mg/L 的含氯消毒剂进行浸泡、喷洒或擦洗消毒,作用 10min 后清水擦拭干净。

(7)手:用含醇速干手消毒剂进行手消毒。也可用 0.5% 碘伏溶液(含有效碘 5 000mg/L)或 0.5% 氯己定醇溶液涂擦,作用 1~3min。或使用 0.2% 过氧乙酸棉球、纱布块擦拭。

(8)病人尸体:对病人的尸体用 0.5% 过氧乙酸溶液浸湿的布单严密包裹后尽快火化。

(9)运输工具:可用有效氯含量为 200~400mg/L 的消毒液擦拭或喷洒至表面湿润,作用 15min。也可用 0.5% 的氯己定或 0.2% 的季铵盐消毒液擦拭座椅、桌面、舱室内壁,拖擦地面。

(10)垃圾:可喷洒有效氯含量为 10 000mg/L 的消毒液至表面湿润保持 4h 以上。

第 六 章

预防性消毒

第一节　预防性消毒相关知识

疾病防控工作中的消毒,可分为预防性消毒与疫源地消毒。预防性消毒是指在未发现传染源的情况下,对有可能被病原微生物污染的物品、场所和人体等进行的消毒。例如,公共场所消毒、运输工具消毒、餐具消毒、饮水消毒、饭前便后洗手、粪便污水无害化处理和皮毛原料的消毒等,都属于预防性消毒。这些措施应作为制度,不论是否确知被病原微生物污染,都应经常进行。

公共场所是对公众开放的,公众可以进入活动或接受服务的场所。其特点是人群密集,流动性大;健康与非健康个体混杂;公共设施和物品使用频次多,容易导致传染病的发生、扩散和蔓延。公共场所的消毒是预防性消毒的主要工作内容。

一、公共场所分类

国务院 1987 年 4 月 1 日颁布了《公共场所卫生管理条例》及其实施细则,根据 2016 年 2 月 6 日《国务院关于修改部分行政法规的决定》进行了修订,2019 年 4 月 23 日再次修订。其中,第二条规定了法定公共场所包括以下 7 大类 28 种:

1. 宾馆、饭馆、旅店、招待所、车马店、咖啡馆、酒吧、茶座。
2. 公共浴室、理发店、美容店。
3. 影剧院、录像厅(室)、游艺厅(室)、舞厅、音乐厅。
4. 体育场(馆)、游泳场(馆)、公园。
5. 展览馆、博物馆、美术馆、图书馆。
6. 商场(店)、书店。
7. 候诊室、候车(机、船)室、公共交通工具。

二、预防性消毒

指对可能受污染的区域进行消毒,其可能污染场所和物品的病原微生物的种类、数量以及接触的频率并不明确。预防性消毒通常选择中、低水平消毒方法。对于高风险物品则采用高水平消毒方法。

三、预防性消毒着装

预防性消毒工作人员一般采用一级防护,选择一次性外科口罩、工作服、一次性橡胶(或丁腈)手套,必要时佩戴防护眼镜。

四、公共场所消毒方法选择原则

1. 消毒效果可靠 无论选择消毒剂还是消毒器械,都必须有明显和确定的消毒效果。消毒效果影响因素越少越好,应用规定的使用方法、剂量及作用时间,以保证在公共场所消毒后达到微生物控制目的。

2. 对使用者和人群安全性高 消毒剂在使用时对现场操作人员是安全的,要求使用过程中产生的挥发性物质和消毒后残留的物质对操作人员和接触人员不造成伤害。

3. 对环境的污染小 尽量选择污染少或无污染的消毒剂对公共场所中水体、空气、物品、表面等进行消毒。

4. 消毒对象损害小 根据消毒对象的材料特点选择消毒剂,保护消毒对象物品不受或者少受损害,且使消毒剂发挥最大作用。

(1)公共场所环境表面、耐湿物品表面,适合化学消毒剂擦拭、喷洒、喷雾消毒。

(2)环境表面、物体表面、空气等消毒可选紫外线消毒。

(3)耐湿小物品的消毒,如餐(饮)具、洁具、棉织品、器械等适合化学消毒剂浸泡消毒。

(4)耐湿、耐高温物品,如器械、棉织品、餐(饮)具等可选流通蒸汽消毒、煮沸消毒、压力蒸汽灭菌。

(5)不耐湿热物品,如美容美发工具可用紫外线、臭氧消毒柜消毒。

(6)玻璃、金属等耐高温物品,可选红外消毒柜。

(7)密闭空间,如房间或传递窗等可采用化学消毒剂熏蒸消毒。

5. 选用国家批准的消毒剂和消毒器 所用消毒剂和/或消毒器,必须经政府有关部门批准。因此选择消毒方法时,必须选择有批准文号且在有效期内的产品。

对于清洁剂和抗(杀、抑、除)菌清洁剂,不需要批准文号,但企业应有产品标准,按企业提供的标准和说明书使用。生产抗菌清洁剂的企业应有生产许可证。在宣传杀菌、抑菌、除菌的具体功能时,必须有有效的检验报告为依据。

6. 经济的原则 在能够保证预防性消毒效果时,综合考虑消毒剂的价格、剂量及作用时间等,选择经济实惠的消毒剂。

第二节 宾馆、饭店、茶馆、酒吧的消毒

本节适用于各类宾馆、饭店、茶馆、酒吧的环境、用品及相关人员的消毒。

一、大堂的消毒方法和要求

(一) 空气消毒

1. 消毒方法

(1)一般情况下开窗通风换气即可,每日2~3次,每次至少30min。

(2)使用空调时应确保安全通风换气。加强室内通风,保证足够的新风输入;做好空调与通风设施的定期清洁和消毒。具体方法参照空调消毒执行。

(3)传染病流行期间或空气受到疑似病原微生物污染时,可采用下述措施。

1）空气消毒机消毒：可选用静电吸附式空气消毒机、紫外线空气消毒机或臭氧空气消毒机等。使用方法和安装，按原卫生部批准的说明书执行。

2）过氧化氢空气消毒：过氧化氢含量1.5%～3%，采用气溶胶喷雾法，喷洒后，密闭门窗作用60min。

3）过氧乙酸，喷雾或熏蒸：把过氧乙酸配成有效含量0.2%的水溶液，按7ml/m³喷雾，作用时间60min或用15%过氧乙酸进行熏蒸，作用时间60～120min。

4）二氧化氯空气消毒：二氧化氯含量250mg/L，采用气溶胶喷雾法，喷洒后，密闭门窗作用60min。

2. 要求

（1）一般情况下，3～5星级饭店、宾馆大堂空气中的细菌总数≤1 000cfu/m³，普通旅店、招待所大堂空气中的细菌总数≤2 500cfu/m³。

（2）传染病流行期间应每天至少消毒2次。

（二）表面和用品消毒

1. 大堂的地面、墙壁、电梯，以及经常使用或触摸的物体表面如门窗、柜台、桌椅、门把手、话筒等部位，每天进行湿式清洁，并保持这些部位或物体表面的清洁干燥。

根据物体表面被使用或接触的频率，确定日常预防性消毒的频率。经常使用或触摸的物体表面应1次/d，不易触及的物体表面可1次/周。可采用下述措施消毒：

（1）用含二氧化氯125～250mg/L，或有效溴（氯）含量为250～500mg/L的消毒溶液拖擦、喷洒或浸泡，作用15～30min。

（2）用含醇和氯己定或聚六亚甲基胍的消毒液，配成含氯己定或聚六亚甲基胍3 000～5 000mg/L的消毒液，擦拭、喷洒，作用时间15～30min，或浸泡消毒物品30min。

2. 电脑的键盘和鼠标定期用75%的乙醇清洁消毒。其他的办公设施，如传真机和电话的清洁与消毒也可用上述方法处理，也可使用1 000～2 000mg/L季铵盐类化合物擦拭消毒，作用15～30min。

3. 传染病流行期间或发现疑似传染病病人时，应增加消毒剂量和频次或采取即时消毒。

二、客房的消毒方法和要求

1. 空气消毒

（1）消毒方法：参照大堂空气消毒执行。

（2）要求：星级饭店、宾馆、普通旅店和招待所客房空气中的细菌总数≤2 500cfu/m³；传染病流行期间或发现疑似传染病病人时，应增加消毒次数或实施即时消毒。

2. 物体表面消毒　对客房的地面、墙壁，经常使用或触摸的物体表面，如门窗、柜台、桌椅、门把手、水龙头、话筒、洗手池等部位，每天进行湿式清洁，并保持这些部位或物体表面的清洁干燥。必要时可采用下述措施，每天至少1次。

（1）用有效溴（氯）含量为250～500mg/L的消毒溶液拖擦或喷洒，作用15～30min。

（2）耐湿物品必要时用二氧化氯、有效溴（氯）含量为250～500mg/L的消毒溶液浸泡30min。

（3）用含醇和氯己定或聚六亚甲基胍的消毒液，配成含氯己定或聚六亚甲基胍3 000～5 000mg/L的消毒液，擦拭、喷洒，作用时间15～30min或浸泡消毒物品30min。

传染病流行期间或发现疑似传染病病人时,应增加消毒剂量和次数或采取即时消毒。

3. 纺织品、拖鞋消毒

(1)床单、被套、枕套等卧具及毛巾应一客一换,清洗后消毒。首选物理消毒方法,耐热耐湿的可用流通蒸汽100℃作用20~30min或者煮沸消毒作用15~30min。不耐热的物品可用化学法消毒,在用有效溴(氯)含量为250mg/L的消毒溶液中浸泡30min或用含二氧化氯200mg/L的消毒洗衣粉浸泡洗涤消毒,清洗晾干后备用。有条件者可用床单位消毒器消毒,按说明书操作。

(2)拖鞋应每客一换,建议使用自备拖鞋,若使用公用拖鞋,应清洗后消毒,或提供一次性拖鞋。重复使用的拖鞋可用含二氧化氯500mg/L、有效溴(氯)含量为1 000mg/L的消毒溶液或消毒洗衣粉溶液浸泡30min,清洗晾干后备用。

4. 卫生间消毒

(1)水池、浴缸等一般情况下用清水清洁后保持干燥洁净,必要时每天用有效溴(氯)含量250~500mg/L的消毒溶液擦拭处理1次。

(2)便池、下水道每天用有效溴(氯)含量为1 000mg/L的消毒溶液冲洗,停留30min,然后用流动水冲去残留的消毒剂。

(3)垃圾桶内垃圾要及时清运,未清运的垃圾应置于有盖的桶内,每天用有效溴(氯)含量为1 000mg/L的消毒溶液喷洒垃圾桶内外表面。

5. 工作人员手消毒方法和要求 工作人员应穿清洁的工作服。经常用流动水清洁手部。一般情况下,用肥皂或抗菌洗手液和流动水洗手,需要消毒可采用75%乙醇棉球或有效碘250mg/L的消毒液,擦洗1~3min。服务员手采用75%乙醇棉球或有效碘250mg/L的消毒液,擦洗1~2min,或采用3 000~5 000mg/L氯己定醇溶液搓擦1~3min后用流动水冲洗或氧化电位水浸泡、冲洗。

三、厨房的消毒方法和要求

1. 表面消毒

(1)餐具

使用过的餐具清洁后,首选物理消毒,可采用流通蒸汽100℃作用20min、煮沸消毒作用15~30min或消毒碗柜消毒。其次选用化学消毒,可用有效溴(氯)含量为250mg/L的消毒溶液浸泡30min,清洗后晾干备用。

(2)刀和砧板等炊具的消毒

1)生熟操作用具分开清洗、消毒。刀和砧板等炊具使用后应清洗消毒。

2)首选流通蒸汽100℃作用20min或煮沸消毒作用15min。不耐热的可用化学消毒法,可用有效溴(氯)含量为250~500mg/L的消毒溶液浸泡30min,清洗后备用。

(3)冰箱、水池、周转箱等的消毒:存放熟食的冰箱、清洗用水池、放置食品原料的周转箱等应每天清洁后消毒。方法为用有效溴(氯)含量为250~500mg/L的消毒溶液擦拭或浸泡30min,清洗后备用。

(4)垃圾桶:垃圾要及时清运,未清运的垃圾应置于有盖的桶内,每天用有效溴(氯)含量1 000mg/L的消毒溶液喷洒垃圾桶内外表面。

2. 工作人员消毒

(1)从业人员应持有效健康合格证,平时保持个人卫生。在进行清洗消毒时要注意自我保护。

(2)工作人员应穿清洁的工作服,要做好手的清洗消毒,以检不出致病菌为消毒合格。一般情况下,用肥皂或抗菌洗手液和流动水洗手,必要时用75%乙醇或有效碘含量为250~500mg/L的消毒溶液擦拭1~3min或采用3 000~5 000mg/L氯己定醇溶液搓擦1~3min后,用流动水冲洗或氧化电位水浸泡、冲洗。

(3)厨师烹调食物前要洗手,工作时应戴口罩、穿上工作服。用正确的洗手方法洗净双手,用含75%乙醇的手消毒液擦拭双手,然后用干手机吹干或自然风干。

(4)加工直接入口食品前,加工时间过长时中间应随时洗手,处理食品原料后,接触与食品无关的物品后及上厕所后等情况下必须洗手。

四、餐厅的消毒方法和要求

1. 餐厅地面、电梯,以及经常使用或触摸的物体表面如门窗、柜台、桌椅、门把手、话筒等部位,每天进行湿式清洁,并保持这些部位或物体表面的清洁干燥。根据物体表面被使用或接触的频率,确定日常预防性消毒的频率。经常使用或触摸的物体表面应1次/d,不易触及的物体表面可1次/周。

(1)用有效溴(氯)含量为250~500mg/L的消毒溶液拖擦或喷洒30min。

(2)用含醇和氯己定或聚六亚甲基胍的消毒液,配成含氯己定或聚六亚甲基胍3 000~5 000mg/L的消毒液,擦拭、喷洒,作用时间15~30min,或浸泡消毒物品。

传染病流行期间或发现疑似传染病病人时,应增加消毒剂量或采取即时消毒。

2. 餐具消毒　应一客一换,清洗后消毒。首选物理消毒方法,流通蒸汽100℃作用20min、煮沸消毒作用15min,或使用臭氧餐具消毒柜、紫外线餐具消毒柜、自动冲洗消毒洗碗机,则按说明书要求操作。其次选用化学消毒法,可用含125mg/L二氧化氯或有效溴(氯)含量为250mg/L的消毒溶液浸泡30min,清洗后晾干备用。

3. 台布、座位套消毒　应定期清洁消毒,耐热耐湿的物品在清洁后,用流通蒸汽100℃作用20~30min或煮沸消毒作用15~30min。不耐热物品,清洁后在有效溴(氯)含量为250mg/L的消毒溶液中浸泡30min后,干燥后待用。

若在传染病流行期间正常营业者应对以上部位加强消毒。对门把手等每天清洁消毒2~4次,前厅问询处、休息空间、座椅至少每天清洁消毒2~4次。台布、座位套等应先消毒后清洗,耐热耐湿的物品先用流通蒸汽100℃作用20min或煮沸消毒作用15min后,做清洁处理。不耐热物品,在含有效溴(氯)或二氧化氯含量为250mg/L的消毒溶液中浸泡30min后,做清洁处理。发现疑似传染病病人时,立即采取上述消毒措施。

五、茶馆、酒吧的消毒方法和要求

1. 物体表面　参照以上物体表面消毒方法执行。

2. 茶具、饮具消毒　茶馆和酒吧使用的茶具、饮具应每客一换,清洗后消毒。消毒方法参照厨房用品消毒方法执行。

3. 面(手)巾、台布等纺织品消毒

（1）面(手)巾应一客一换,清洗后消毒,或使用一次性消毒纸巾。消毒时首选物理消毒方法,可用流通蒸汽100℃作用20min或煮沸消毒作用15min。若选用化学法消毒,可用含有效溴(氯)、二氧化氯含量为250~500mg/L的消毒溶液中浸泡30min,清洗晾干后备用。

（2）发现疑似传染病病人时,先消毒后再清洁。耐热耐湿的物品,用流通蒸汽100℃作用20~30min或煮沸消毒作用15~30min。不耐热物品,在0.2%~0.5%过氧乙酸溶液、有效溴(氯)含量为1 000mg/L的消毒溶液中浸泡30min后,再做清洁处理。

4. 空气消毒　参照客房执行。

5. 卫生洁具、便池、下水道消毒　参照客房执行。

6. 工作人员的清洁消毒方法和要求　参照工作人员手册执行。

第三节　商场、购物场所的消毒

本节适用于各类商场(店)、超市、购物中心、商业综合体等场所的环境、用品及相关人员的消毒。

一、预防性消毒基本要求

1. 制定预防性消毒管理制度　安排专人负责,每次消毒都应有详细的记录。

2. 保持室内外环境整洁　电梯间、卫生间及公众经常接触、使用的器具,如桌椅、沙发、门把手、水龙头、公用扶手、护栏、柜台、货架、公用电话、席位、席位上的垫片、旅客座椅上的头片、墙面、地面、洗漱盆、抽水马桶等卫生洁具等应每天进行湿性清洁,必要时(如疑有致病微生物污染时)进行消毒处理。

3. 确保安全通风换气　加强室内通风,保证足够的新风输入;做好空调与通风设施的定期清洁工作,过滤网与过滤器每周清洗一次,整个系统至少每年彻底清洗一次;必要时(如疑有致病微生物污染时)对上述部位进行消毒处理。

4. 工作人员均应保持良好的个人卫生习惯　勤打扫环境卫生,饭前、便后、接触口、鼻、眼前后与污染物品后应用流动水肥皂洗手,洗手后用清洁的毛巾和纸巾擦干。必要时(如接触直接进口的食品时或疑有致病微生物污染时)应进行手的消毒。

5. 对出现传染病病人或疑似传染病病人的单位,对该病人所活动过的场所与接触过的物品,要在区、县疾病预防控制机构指导下进行彻底消毒。

二、公共物品预防性消毒

1. 办公设施、服务台等消毒　电脑的键盘和鼠标定期用75%的乙醇清洁消毒,其他表面必要时可用有效溴(氯)含量为250~500mg/L的消毒溶液擦拭,作用30min后用湿布去除表面残留的消毒液。其他办公设施,如传真机、激光打印机和电话的清洁与消毒也可用上述方法处理。不适合用以上消毒剂的,可使用75%乙醇、0.1%季铵盐类化合物或其他消毒剂。

2. 计量工具消毒　每天进行湿性清洁,必要时用0.1%~0.2%过氧乙酸溶液或有效溴(氯)含量为250~500mg/L的消毒溶液擦拭消毒,作用时间不少于30min,然后用清水与干净的抹布擦去残留的消毒剂。

3. 购物车等消毒　对高频接触的物体表面,如柜台、收银台、购物篮、购物车、临时物品存储柜等,可用有效氯含量为 250~500mg/L 的含氯消毒剂进行擦拭,也可采用 75%消毒湿巾进行擦拭。每天至少在营业前消毒一次,可根据客流量适当增加消毒频次。

三、收银员手消毒

1. 一般情况下,用肥皂或抗菌洗手液流水洗手,每天 2~3 次。
2. 点钞前和点钞后,手指蘸取含 70%乙醇+3 000~5 000mg/L 氯己定制成的手消毒液消毒。
3. 用含有效碘含量为 3 000mg/L 的消毒液擦手,消毒 1~3min。

四、环境预防性消毒

1. 物体表面消毒
(1)对公共区域经常使用或触摸的物体表面如门窗、柜台、桌椅、门把手、扶手、水龙头、话筒、洗手池、卫生间等部位,每天进行湿性清洁和消毒。
(2)用 0.05%~0.1%过氧乙酸溶液或有效溴(氯)含量为 250~500mg/L 的消毒溶液消毒。消毒原则为先上后下、先左后右,由内向外进行擦拭或喷雾消毒,作用时间 15~30min,然后用清水与干净的抹布擦去残留的消毒剂。
2. 安全通风换气与消毒
(1)首选开门窗通风换气,促进空气流通。通风条件不良的建筑,宜采用风扇加强通风换气。
(2)使用空调设备的场所,使用前清洗空调过滤网、过滤器与整个送风设备和送风管路,使用过程中定期清洗过滤器与过滤网,必要时对其进行消毒,保证送风安全,同时还应保证充足的新风输入。具体清洗消毒方法和要求参照空调消毒方法。
(3)排风扇每周清洁一次,可用自来水冲去挡板上的积尘,用洗涤剂去除污垢。必要时进行消毒,可用有效溴(氯)含量为 250~500mg/L 的消毒溶液冲洗并维持 30min,待挡板完全干燥后放回风扇。

第四节　公共交通服务单位及公共交通工具的消毒

本节适用于各类公共交通服务单位及公共交通工具的消毒,包括公共汽(电)车和长途汽车及车站、火车、轻轨及其车站、飞机和机场、出租车、商用旅游车、轮船及码头等。

一、公共交通等候室的预防性消毒

(一)一般卫生要求

应保持环境整洁,地面无废弃物和痰迹等。旅客丢弃的生活垃圾要及时清扫,集中处理,做到日产日清,果皮箱、痰盂保持清洁,并需随时消毒。卫生间应按旅客的流量设置相应的数量,布局应合理,必须有独立的排气系统。卫生间的地面、墙面应使用便于清洗的建筑材料。有地面排水系统,应每日定时清扫,做到无积水、无积粪、无明显臭味。等候室应有防虫、防鼠设施并保持完好、有效。蚊、蝇、蟑螂等病媒昆虫指数及鼠密度应达到全国爱卫会的考核规定。

(二)消毒措施

1. 对候车室、候机室、码头、客运站内的地面、侧壁以及经常使用或触摸的物体表面如门窗、门把手、水龙头、洗手池、卫生间等部位,用0.1%过氧乙酸溶液、有效氯(溴)含量为500mg/L的含氯(溴)消毒剂溶液、二氧化氯含量为250mg/L的二氧化氯溶液擦拭或喷洒消毒,每天至少1次。消毒顺序为先上后下,先左后右依次进行喷洒或擦拭,作用30min后再用清水擦拭,去除残留消毒剂。

2. 空气消毒

(1)候车室、候机室、码头、客运站、购票厅应首选自然通风,尽可能打开门窗通风换气。

(2)在关闭门窗、无人、密闭条件下,也可用0.2%过氧乙酸溶液或二氧化氯含量为500mg/L的二氧化氯溶液,按10ml/m³用量进行气溶胶喷雾消毒,密闭作用60min后开窗通风。

3. 手的消毒　用肥皂或抗菌洗手液和流动水进行洗手。有条件的可配备手消毒剂,供工作人员和乘客使用。

4. 卫生洁具的消毒　每天用有效氯含量为500mg/L的含氯消毒液擦拭。

5. 垃圾桶消毒　垃圾要及时清运,未清运的垃圾要置于有盖的桶内,每天用有效氯含量为1 000mg/L的含氯消毒液喷洒垃圾桶内外表面。

二、公共汽车的预防性消毒

1. 空气消毒　首选开门窗通风换气。使用空调系统的,应保证送风安全,保证充足的新风输入。滤网每周清洗一次,必要时可将过滤网浸入有效溴(氯)含量为250mg/L的消毒溶液中30min,在放回空调内之前用水清洗、晾干。

2. 表面消毒　车内应保持整洁卫生。对车内地面以及经常触摸的物体如门窗、门把手、司机方向盘、乘客扶手、拉手、座位等物体表面,每天进行湿性清洁。每天最后一班车应对上述表面用有效溴(氯)含量为250~500mg/L的消毒溶液或250mg/L的二氧化氯溶液进行喷洒或擦拭消毒,作用时间15~30min,然后用清水与干净的抹布擦去残留的消毒剂。织物或皮革类沙发、座椅表面用季铵盐含量为800~1 200mg/L的消毒液擦拭消毒,作用不少于10min,每天不少于1次。地毯用季铵盐含量为1 000~1 200mg/L的消毒液喷洒消毒。作用不少于30min,每天不少于1次。

3. 座位套等消毒　长途大巴和公交车的座椅套和扶手套应定期清洗消毒,保持清洁。火车硬卧和软卧车厢的卧具应一客一换,火车到达终点站后应清洗消毒。可在50℃条件下用含二氧化氯、或有效溴(氯)的消毒洗衣粉清洗消毒。

三、客机的消毒

1. 物体表面消毒　飞机旅客座椅头片应一客一换,公用毯用后应及时消毒加封。卫生间的设施保持完好清洁,应按要求在马桶内投放化粪剂及消毒剂。对扶梯、把手等部位,在旅客下机后用有效溴(氯)含量为250~500mg/L的消毒液擦拭或喷洒,30min后用清洁的湿抹布擦拭。除去表面残留消毒液。当发现传染病人时,在病人离开后,立即采用上述消毒液消毒表面。

2. 公用物品的消毒　茶具用具,上机后应严格执行贮藏规定。饮品、饭菜等必须符合卫生要求。

四、客船的消毒

1. 物体表面消毒　客船的船舱、走廊、甲板等应保持整洁。旅客丢弃的生活垃圾应集中，到达码头时统一处理。其卫生间、洗手间的设施应保持完好，无积水，便池内无积粪，无污垢，无明显臭味，供旅客使用的卧具、铺位必须卫生，三等舱以上卧具，应一客一换，四、五等舱的卧具应保持清洁。对扶梯、门把手、室内床架、桌椅、厕所、地面等表面，应用清洁的湿抹布每天擦拭数次，在旅客下船后用有效溴(氯)含量为 250～500mg/L 的消毒液擦拭或喷洒，30min 后，用清洁的湿抹布擦去残留的消毒液。如发现传染病人或传染病流行时，对可能污染的表面在旅客下船后用 0.1% 的过氧乙酸或 1 000mg/L 含氯或含溴消毒剂进行擦拭或喷洒。对走廊、扶梯等可用上述消毒剂拖地。

2. 空气消毒　在旅客上船前进行通风换气。旅客居住客舱的门窗可经常打开门、窗通风换气。使用空调系统的应保证有充足的新风输入，室内空气要直接排到室外。在旅客下船后，各船舱可用过氧化氢复方空气消毒剂以 15ml/m³ 的量喷雾消毒 30min 后，通风换气 1h。当发现传染病人或传染病流行时，在病人或旅客下船后立即采用上述消毒液消毒。

3. 餐厅、餐具的消毒　参照宾馆执行。

五、工作人员的清洁消毒

工作人员主要指各交通工具的驾驶员、公共汽车的售票员、火车的列车员及餐饮员、飞机的乘务员、客船的服务员及餐饮员等。进入工作岗位必须穿清洁的工作服，注意个人卫生。平时在为公众服务前应该用肥皂或抗菌洗手液和流动水洗手，尤其是炊事员、供应饭菜的人员必须随时清洁消毒手，可用 75% 乙醇或含有效碘 3 000～5 000mg/L 的消毒液擦拭 1～3min。在接触传染病病人后必须要消毒手。

第五节　娱乐场所的消毒

本节适用于网吧、音乐厅、音乐茶座、音乐餐厅、影剧院(娱乐部)、舞厅、游乐厅、室内文化娱乐等场所的消毒。

一、卫生要求

空气中菌数应≤4 000cfu/m³(撞击法)和≤40cfu/皿(沉降法)；环境表面及其他用品≤300cfu/25m²，大肠菌群不得检出；杯具≤5cfu/cm²，大肠菌群不得检出；洁具≤300cfu/25cm²，大肠菌群不得检出；织物≤200cfu/cm²，大肠菌群不得检出。

二、预防性消毒方法

1. 空气消毒

(1)首选自然通风，或开窗通风换气。通风不良的建筑，宜采用电风扇或排气扇加强通风换气。

(2)使用空调时应确保安全通风换气。加强室内通风，保证足够的新风输入；做好空调与通风设施的定期清洁和消毒。必要时对整个送风设备及送风管路用含量为 250~500mg/L 的有效溴(氯)消毒液,做擦拭消毒,每天一次。发生传染病或传染病流行期间,增加消毒次数。

(3)传染病流行期间或发现疑似传染病病人时,可采用下述措施。

1)过氧化氢空气消毒剂:过氧化氢含量 1.5%~3%,采用气溶胶喷雾法,喷洒后,密闭门窗作用 60min。

2)过氧乙酸,喷雾或熏蒸:把过氧乙酸配成有效含量 0.2% 的水溶液,按 7ml/m³ 喷雾,作用时间 60min 或 15% 过氧乙酸进行熏蒸,作用时间 60~120min。

3)二氧化氯空气消毒剂:二氧化氯含量 250mg/L,采用气溶胶喷雾法,喷洒后,密闭门窗作用 60min。

4)空气消毒机:可选用静电吸附式空气消毒机、紫外线空气消毒机或臭氧空气消毒机等。使用方法和安装,按国家卫生健康委员会批准的说明书执行。

2. 物体表面消毒　对顾客经常触摸的物品如鼠标、电脑键盘、话筒等要每日消毒一次。地面可采用清洗剂湿拖,发生传染病或传染病流行期间,采用有效溴(氯)250~500mg/L 做擦拭或喷洒消毒,并根据需要每日增加消毒的次数。

3. 茶饮具消毒　参照宾馆执行。

4. 织物消毒

(1)定期清洗,洗涤前采用有效溴(氯)含量为 250~500mg/L 的消毒液中浸泡 30min,洗净备用。

(2)采用洗衣机洗涤时,可在 30~40℃ 温度条件下,加适量液体消毒剂或含二氧化氯的抗菌洗衣粉可提高消毒效果。

5. 卫生洁具消毒

(1)每天用市售次氯酸钠洁厕液、或用有效溴(氯)500mg/L 消毒剂浸泡或擦拭 10~20min,同时可去除异味及污垢。

(2)地面采用 250mg/L 有效溴(氯)消毒液做拖地或喷洒消毒。

6. 清洁工具消毒　定期清洗消毒,用有效溴含量为 1 000mg/L 消毒液浸泡或喷洒簸箕、拖把和污物桶表面。

7. 工作人员的清洁消毒方法和要求　参照宾馆执行。

第六节　幼托机构的消毒

本节适用于托儿所、幼儿园、幼教机构等场所的环境、用品及相关人员的消毒。

一、教室(活动室)表面消毒方法和要求

1. 消毒方法

(1)教室(活动室)主要包括墙面、地面以及可以搬动的小型器物和不宜搬动的大型家具表面,每天进行湿式清洁,室内地面采用湿式清扫法。

(2)饭桌:每次在开饭前 15~30min,用 250mg/L 含溴(氯)消毒剂擦拭,待干后使用。

(3)定期或当发生传染病时可对教室(活动室)四壁、门窗、地面、桌椅、围栏和大型家具

的表面用250~500mg/L含氯(溴)消毒剂擦拭,消毒时可直接将消毒液喷洒到物体表面,并由左及右、由上及下顺序进行,作用30min后用清水洗净。

(4)耐湿热的小型器物可用煮沸法消毒15~30min,不耐湿热的小型器物可用250~500mg/L二氧化氯或有效氯(溴)消毒剂浸泡30min处理。

2. 要求 教室(活动室)表面细菌菌落总数应≤15cfu/cm²,并不得检出大肠杆菌、致病微生物和乙型肝炎表面抗原。

二、玩具和用品的消毒方法和要求

(一) 玩具的消毒

1. 消毒方法

(1)玩具和大型玩乐器械的表面应定期用清水清洗,可以使用洗涤剂或抗菌清洁剂与温水清洗,以加强污垢的去除效果,有缝隙的玩具还可用刷子刷洗。玩具也可用250~500mg/L有效溴(氯)的消毒剂进行擦拭消毒。

(2)被传染病病孩污染过的玩具,要用化学消毒处理法处理,可根据玩具的制作原料选择适宜的消毒方法。

1)塑料、橡皮、木器玩具可用500~1 000mg/L有效溴(氯)的消毒剂浸泡20~30min,消毒后用清水将残留药物冲净。

2)纸质、长毛绒等玩具可用臭氧熏蒸,可选用由国家卫生健康委员会卫生许可批件的臭氧消毒器,并按使用说明书操作使用。

2. 要求 玩具表面细菌菌落总数应≤15cfu/cm²,并不得检出大肠菌群、致病微生物及乙型肝炎表面抗原。

(二) 体温计的消毒

1. 消毒方法 体温计消毒主要是采用浸泡消毒法,方法如下。

(1)75%乙醇浸泡。

(2)过氧乙酸浸泡消毒:先用1%过氧乙酸浸泡5min,然后再放入另一个1%过氧乙酸溶液中浸泡30min,消毒后体温计应用冷开水冲净或用乙醇擦干后备用。

(3)二氧化氯浸泡消毒:使用浓度1 000mg/L,消毒方法同过氧乙酸。

(4)含溴消毒剂浸泡消毒:使用浓度1 000mg/L,方法同过氧乙酸。

2. 要求 体温计使用中消毒液的细菌菌落总数应≤100cfu/ml。

(三) 图书消毒

图书消毒主要采用物理消毒方法,可采用的措施如下:

1. 太阳暴晒 将图书翻开后放在太阳光下暴晒8h。

2. 紫外线消毒 用高强度便携式紫外线灯距书3cm照射5~30s,翻转后再用同法照射另一面。

三、室内空气的消毒方法和要求

1. 消毒方法

(1)开窗通风,每天至少2次,每次打开门窗通风15~30min。

(2)当有呼吸道传染病发生时,对发病班级室内空气可用以下方法消毒。

1）紫外线消毒:应选择低臭氧紫外线灯,在灯管上装上铝制反光罩,悬挂于天花板下,离地 2~2.5m 处。也可用移动式紫外线灯装置。消毒时灯的功率以每立方米不少于 1.5W 计算,每次照射时间≥30min,消毒时房间内应保持清洁干燥,并在无人情况下使用。

2）空调系统消毒:在对空气消毒处理后还应对空调滤网用消毒液浸泡或擦拭消毒,消毒后用清水冲净、晾干。

2. 要求　幼托机构室内空气细菌菌落总数应≤2 500cfu/cm²(平板暴露采样法)。

四、餐、茶具的消毒方法和要求

1. 消毒方法　餐、茶具应严格执行"一洗、二刷、三冲、四消毒、五保洁"的清洁消毒顺序,当发现传染病时,餐、茶具的清洁消毒则应采取消毒—清洗—再消毒的顺序进行。消毒方法如下。

(1)煮沸消毒法:将碗、筷、茶杯、奶瓶全部浸入水中,碗、杯等应灌满水竖立放置,并且中间留有间隙,待水沸腾时开始计时,持续 15min,消毒完成后倒干沸水,放在洁净的碗柜或冰箱冷藏室中备用。

(2)餐具消毒箱:将碗、筷、茶杯等放于消毒箱内消毒。

(3)消毒后的餐、茶具不能用抹布擦干,可自然干燥或用经消毒处理后的洁净抹布擦干。

(4)营养室的熟食盛器、用具等,可采用流通蒸汽消毒 20~30min。

2. 要求　餐、茶具表面细菌菌落总数应≤10cfu/cm²,不得检出大肠杆菌和致病微生物。

五、婴幼儿衣物、手的消毒方法和要求

1. 织物消毒方法　婴幼儿使用的毛巾、衣服、被褥、尿布等织物必须消毒,可选用以下方法。

(1)煮沸消毒:婴幼儿使用的毛巾、尿布一般情况下应专人专用,使用后分类清洗消毒,可用洗衣粉清洗后再煮沸 10min,晒干即可备用。当婴幼儿有腹泻、肠炎等症状时,煮沸时间应延长至 10~20min。

(2)消毒剂浸泡消毒:毛巾、尿布、被褥等可使用 250~500mg/L 含溴(氯)消毒剂、二氧化氯浸泡 30min 后再清洗,在传染病发病班级,毛巾、衣服、尿布应与其他未发病班级分开清洗消毒,并延长浸泡时间至1h。对不能清洗的被褥等可用床单位消毒器消毒,在没有条件时也可将外面的布套和内里的棉絮分别处理,布套用上述消毒液浸泡,棉絮污染较轻的可放在日光下暴晒,污染严重的先用上述消毒液喷雾后再放日光下暴晒或丢弃。

(3)床单位消毒器消毒,按使用说明书操作。

2. 手的消毒方法　婴幼儿饭前、便后、接触呼吸道分泌物后用肥皂或抗菌吸收液洗手,在流动水下冲洗干净。擦手毛巾要专人专用。

六、饮用水的消毒方法和要求

1. 婴幼儿不能直接饮用生水。取自来水在常压下煮沸,待水沸腾后,方可食用。

2. 使用机装净水的,应加强饮水机的消毒,定期用 250mg/L 的二氧化氯进行冲洗消毒,消毒后应用清水冲洗干净。

七、工作人员的清洁消毒方法和要求

1. 建立幼托机构从业人员健康检查制度,定期体检。

2. 工作人员工作时应穿工作服,工作服每周清洗 1~2 次,如被污物污染时应及时更换清洗,接触食物时应加戴口罩和帽子。

3. 营养室工作人员应注意个人卫生,勤理发,勤洗澡,勤换衣,勤剪指甲,工作前及便后要用肥皂流动水冲洗双手。

4. 经常用肥皂流动水洗手,接触排泄物等污物后应用 250mg/L 有效碘的消毒液浸泡 1~2min 消毒。

5. 从事消毒工作的人员必须经消毒知识和技能培训后方能上岗工作,并定期接受卫生知识业务培训。

6. 工作人员、营养员手表面细菌菌落数应≤300cfu/只手,不得检出致病微生物。

八、隔离观察室消毒方法和要求

1. 隔离观察室不能同时隔离 2 种不同病种的患儿。室内用品必须专用,使用后须经过彻底的消毒后方可带出室内。

2. 工作人员进入隔离室,必须穿上隔离衣(或以专用工作服代替),出室时必须脱下隔离衣,挂在固定处,隔离衣应单独清洗消毒,可用 500mg/L 二氧化氯或含氯(溴)消毒剂浸泡 30~60min,然后用清水漂洗。

3. 隔离观察室的环境、物体表面平时应加强消毒,当患病幼儿离开隔离观察室后必须对观察室的墙面、地面、家具等物体表面做彻底的消毒处理,可用 1 000mg/L 有效氯消毒剂拖擦、浸泡,作用 1h。

4. 发生呼吸道传染病时应做空气消毒,可用紫外线灯照射 1h 或用 3%过氧化氢,按 15ml/m³ 计算用量,在无人情况下熏蒸 30min。

5. 生活垃圾应用有效氯含量 1 000mg/L 含氯消毒剂喷洒消毒,作用 30min,每日 1~2 次。

九、卫生间的消毒、便器的消毒方法和要求

1. 卫生间的地面每天用清水拖擦清洁,当发现肠道传染病流行时可用 500mg/L 有效溴或氯消毒剂拖擦,每天 2 次。

2. 幼托机构公用痰盂、蹲板必须消毒,对疑为肠道传染病患儿以及肠道传染病发病观察班级使用的专用痰盂,必须单独消毒处理,痰盂可用 0.5%过氧乙酸或用 1 000mg/L 有效溴或氯消毒剂浸泡 30min,粪便可用 5 000mg/L 有效溴或氯消毒粉消毒 1~2 h 后倒入化粪池。

3. 清洁工具应分班专用,并每天清洗。

第七节　学校的消毒

本节适用于各类学校的环境、用品及相关人员的消毒,包括小学、中学和高校等。

一、预防性消毒基本要求

1. 各级各类学校要建立校长负责制。负责组织、落实和督查学校消毒工作的实施。

2. 加强健康教育。可利用墙报、校内广播、上卫生课等多种形式进行宣传,让学生掌握有关的消毒知识,注意勤洗手,搞好个人卫生,养成良好的卫生行为。

3. 认真做好学校室内外的环境卫生。加强教室、办公室和室内活动场所等通风换气,对易接触或污染的物体表面每天进行湿性清洁,必要时(如疑有致病微生物污染时)可采用消毒方法。

4. 搞好食堂安全卫生,工作时戴口罩,穿工作衣,并做好个人卫生。烹调用具、餐(饮)具和食品柜等每次使用后应进行彻底清洗、消毒。

5. 教师与学生均应保持良好的个人卫生习惯。勤打扫环境卫生,勤晒衣服和被褥;饭前、便后,接触口、鼻、眼前后,接触污染物品后应用流动水肥皂洗手,洗手后用清洁的毛巾和纸巾擦干。

6. 对出现传染病病人或疑似传染病病人的学校,对该病人所活动过的场所与接触过的物品,要在区、县疾病预防控制机构指导下进行彻底消毒。

二、公共物品的消毒

1. 餐(饮)具、厨具、抹布等消毒

(1)餐(饮)具应清洗后消毒。

(2)首选物理消毒方法,流通蒸汽100℃作用20~30min,或煮沸消毒作用15~30min,或餐具消毒柜消毒。

(3)不能使用热力消毒的餐(饮)具可采用化学消毒法,可用0.1%~0.2%过氧乙酸溶液或有效溴(氯)含量为250~500mg/L的消毒溶液浸泡30min,消毒后用清水冲洗,以去除残留消毒剂,保洁备用。

2. 体育运动设施的消毒　应定期进行湿性清洁,必要时用0.05%~0.1%过氧乙酸溶液、有效溴(氯)含量为250~500mg/L的消毒溶液擦拭消毒,然后用清水与干净的抹布擦去残留的消毒剂。

3. 办公设施消毒

(1)办公室的地面、墙壁、电梯,以及经常使用或触摸的物体表面如门窗、柜台、桌椅、门把手、话筒等部位,每天进行湿式清洁,并保持这些部位或物体表面的清洁干燥。必要时可用有效溴(氯)含量为250~500mg/L的消毒溶液擦拭,作用30min后用湿布去除表面残留的消毒液,每天至少1次。

(2)电脑键盘和鼠标应定期用75%的乙醇清洁消毒。其他的办公设施,例如传真机、激光打印机和电话的清洁与消毒也可用上述方法处理。不适合用以上消毒剂的,可使用75%乙醇、3 000mg/L季铵盐类化合物或其他消毒剂。

4. 诊疗用品消毒

(1)体温计用1%过氧乙酸溶液或有效溴(氯)含量为1 000mg/L的消毒溶液浸泡30min,然后用符合饮用水卫生标准的清水冲洗去除残留消毒剂,保洁备用。

(2)听诊器、血压计等物品用0.5%过氧乙酸溶液或有效溴(氯)含量为250~500mg/L

的消毒溶液擦拭消毒,然后用清水与干净的抹布擦去残留的消毒剂。

(3)红外线测温仪的探头可用75%乙醇擦拭消毒。

5. 车辆消毒　参照交通工具执行。

三、环境预防性消毒

1. 物体表面消毒　对教室、宿舍、教师办公室、会议室、学生实验室、图书室、体育活动场所、浴室、卫生保健科(卫生室)和厕所等公共区域经常使用或触摸的物体如门窗、讲台、课桌椅、门把手、开关按键、水龙头、话筒、洗手池、卫生间等物体表面每天湿性清洁,必要时用有效溴(氯)含量为250~500mg/L的消毒溶液消毒。消毒原则为先上后下、先左后右,由内向外进行擦拭或喷雾消毒,作用时间不少于30min,然后用清水与干净的抹布擦去残留的消毒剂。

2. 室内空气消毒

(1)首选自然通风,尽可能打开门窗,促进空气流通。

(2)通风条件不良的建筑,宜采用风扇加强通风换气。

(3)使用空调设备的场所,确保安全通风换气。加强室内通风,保证足够的新风输入;做好空调与通风设施的定期清洁工作,过滤网与过滤器每周清洗一次,整个系统至少每年彻底清洗一次;疑有致病微生物污染时,对上述部位进行消毒处理。

四、师生手的消毒

1. 一般情况下,饭前便后,从外面回家后,接触公用物件如扶手、门把手、电梯按钮、公共电话后,双手被呼吸系统分泌物弄污后(如打喷嚏、咳嗽、清洁鼻子),触摸眼睛、鼻及口后,应用肥皂或抗菌洗手液和流动水进行洗手。

2. 洗手后用清洁的毛巾和纸巾擦干,不要共用毛巾。

3. 必要时用含70%乙醇和3 000~5 000mg/L氯己定的手消毒液消毒,作用1~3min。

4. 用有效碘含量为3 000~5 000mg/L的消毒溶液擦拭1~3min。

第八节　图书馆、书店和阅览室的消毒

本节适用于图书馆、书店、阅览室的环境、用品及相关人员的消毒。

一、图书馆、书店和阅览室的空气消毒

(一)消毒方法

1. 首选开窗通风换气,自然通风换气,每天不少于2次,每次30min。

2. 空气消毒方法如下:

(1)臭氧消毒:密闭全室,用臭氧发生器产生臭氧,使臭氧浓度达到20mg/m³,在相对湿度(RH)≥70%下消毒30min以上。

(2)紫外线照射:全室均匀地装紫外线灯,其总瓦数≥1.5W/m²,照射30min以上。

(3)过氧乙酸熏蒸:密闭全室,将过氧乙酸溶液置耐腐蚀和耐热器皿内,加热蒸发,过氧乙酸用量为1g/m³(每立方米用18%~20%过氧乙酸溶液5~6ml),在相对湿度(RH)60%~

80%下,熏蒸 2h 后开门窗通风。室内空气每周消毒一次。

3. 排风扇每周清洁消毒一次,用自来水冲洗挡板上的积尘,去除污垢,然后用有效溴(氯)含量为 250~500mg/L 的消毒液冲洗,消毒 30min,待挡板干后放回。

4. 有传染病流行时或发现有传染病人进入室内后,除加强平时消毒外,每天至少消毒一次。所有空调过滤器,过滤网应用有效溴(氯)250~500mg/L 的消毒液浸泡 30min 后,用水清洁,晾干,放回;所有送风设备和送风管道用相同的消毒液喷洒,擦拭或熏蒸消毒。

(二)要求

1. 室内禁止吸烟,保持室内空气清洁。空气消毒应由持证上岗的消毒员负责。

2. 面积超过 300m^2 的图书馆、书店和阅览室应有机械通风或空调装置。

3. 使用空调系统的,应保证送风安全,输入的新风充足,所有排风要直接排到室外,未使用空调时要关闭回风通道。

4. 空气细菌总数≤2 500cfu/m^3(撞击式);或≤30 个/皿(沉降式)。

二、图书馆、书店和阅览室的表面消毒

(一)消毒方法

1. 图书馆、书店和阅览室的地面、墙壁、电梯,以及经常使用或触摸的物体表面如门窗、柜台、桌椅、门把手、话筒等部位,每天进行湿式清洁,并保持这些部位或物体表面的清洁干燥。必要时可采用下述措施。

(1)用含二氧化氯 250mg/L 或有效溴(氯)含量为 250~500mg/L 的消毒溶液拖擦或喷洒。

(2)用含醇和氯己定或聚六亚甲基胍的消毒液,配成含氯己定或聚六亚甲基胍 1 000~3 000mg/L 的消毒液,擦拭、喷洒,作用时间 15~30min。

2. 电脑的键盘和鼠标定期用 75%的乙醇清洁消毒。其他的办公设施,如传真机和电话的清洁与消毒也可用上述方法处理。不适合用以上消毒剂的,可使用 75%乙醇、0.1%季铵盐类化合物或其他消毒剂。

(二)要求

1. 消毒时室内不留人,消毒后打开门窗,通风后,无药味,人方可入内。

2. 表面细菌总数≤15cfu/cm^2。

三、工作人员的卫生消毒方法和要求

1. 工作人员平时上下班时用流水和肥皂或抗菌洗手液洗手,传染病流行时改用消毒液洗手。下班时用 75%乙醇或 3 000~5 000mg/L 有效碘溶液 2~3ml 擦手 1~3min。

2. 工作人员上下班时应洗手,穿脱专用工作服,市内有传染病流行时应用消毒液洗手。工作人员本人发生传染病时应暂停工作。

四、藏书间的消毒方法和要求

(一)消毒方法

1. 普通图书保藏间的空气和表面消毒方法参照上述执行。

2. 善本图书保藏间的表面,应用吸尘器吸除灰尘,避免湿抹湿扫;必要消毒时,宜采用对纸张和字迹损坏较小的物理方法消毒,或用含乙醇和氯己定的消毒液擦拭消毒。

3. 空气消毒方法,尽量采用高效过滤除菌,最好用层流过滤法,负离子发生器净化。

(二)消毒要求

1. 表面和空气消毒每周1次,应有持证上岗消毒员负责。

2. 藏书间应装机械通风或空调和除湿设备,保持温度12~26℃,湿度45%~64%,贵重图书善本藏书间温度宜≤20℃,相对湿度在45%~55%之间;应装除菌装置,可在进风口处装中效和高效滤菌装置,或采用纳米光催化技术除菌,即在进风口处以一种吸附了半导体微粒的,2mm厚的纳米膜代替无纺布以除菌,各种表面最好采用除菌防霉材料涂布。平时除通风口外应密闭,尽可能减少人员和除书籍以外的物品进出;工作人员入内宜换穿专用工作服和鞋,戴专用手套。

3. 空气细菌应少于500cfu/m²(撞击法),或30cfu/皿(沉降法),表面细菌总数少于10cfu/cm²,不得检出霉菌。

五、图书的消毒方法

图书的消毒首选对纸张和色泽损害小且穿透性强的方法,可根据不同的条件选用如下方法。

(一)环氧乙烷气体消毒

1. 塑料袋消毒法　将书籍放入0.2~0.5mm厚的聚氯乙烯袋内,必要时,可先用纸或布将图书包好;将装有适量(1.5ml/L,或1 335mg/L)环氧乙烷的安瓿放入布袋内,再将布袋放入大塑料袋内,并尽量将袋内的空气挤出,扎紧或夹紧袋口;在袋外用木棒将袋内的环氧乙烷安瓿轧碎;于室温(>15℃)下消毒6~24h后打开塑料袋,取出图书,放通风处通风散气。

2. 丁基橡胶尼龙布袋消毒法　将书放入丁基橡胶尼龙布袋,并尽量将袋内空气挤出,扎紧或夹紧袋口,必要时可先用纸或布将书包好;将装底的通气管与环氧乙烷瓶的出气口连接,打开环氧乙烷瓶出气口的开关,将环氧乙烷瓶放50℃温水中,待消毒袋内鼓足气体后,将环氧乙烷瓶从温水中取出,停止通入环氧乙烷气体;10min后,袋内大部分环氧乙烷被物品吸收后,再如前加药一次,两次共加入环氧乙烷1 500mg/L;室温(>20℃)下消毒2~4h;若加入环氧乙烷2 500mg/L,室温达25~30℃时,消毒2h即可取出,放通风处,通风散气。

3. 环氧乙烷消毒器消毒法　将书放入消毒器内,必要时先将图书用纸或布包好,关好门;根据使用说明书及实际情况,调好自动控制程序;按电钮,抽真空使器内压力降至53.3kPa(400mmHg),加温使器内温度达到40~50℃,湿度达到60%~80%,再给环氧乙烷,用量为800~1 200g/m³,使器内压力恢复到101kPa(760mmHg),消毒2.5h;自动抽出环氧乙烷气体,冷却回收。最后开门取出消毒物品。

4. 环氧乙烷消毒室消毒法　容积可达几立方米到数十立方米,一般可抽真空,加热,调湿,于温度(54±3)℃、相对湿度60%~80%、环氧乙烷用量400~800mg/L下作用4~6h;若环氧乙烷用量1 000mg/L,当15~20℃时,则消毒6~16h,按说明书设计程序进行。

(二)紫外线消毒法

1. 便携式高强度紫外线消毒器消毒　将要消毒的书摊平,用便携式紫外线消毒器在欲消毒的表面上3cm处照射3~5s(辐射强度:10W高强度紫外线灯5 000μW/cm²;12W高强度紫外线灯 12 000μW/cm²）。

2. 传送带式紫外线消毒器消毒　将要消毒的书平放于传送带上,欲消毒的表面,面向紫外线灯,缓慢经过带反射罩的高强度紫外线灯下照射 5~10s。

3. 紫外线消毒箱消毒　将要消毒的书放入消毒箱内,使欲消毒的表面充分暴露,按说明书进行照射。

4. 固定悬挂式紫外线灯消毒　将要消毒的书平放于 30W 以上紫外线灯下 1m 内照射 30min。

（三）臭氧消毒室(柜)消毒法

按所用臭氧消毒柜说明书操作,使产生臭氧达到规定浓度 20~40mg/m³,开动柜(室)内风机使臭氧和空气混匀,并流动 30~120min。

（四）微波消毒法

1. 箱式微波炉消毒　用含水 20%~30% 的湿布包裹要消毒的书放入炉内转动盘上,书的高度不应超过炉高度的 2/3,宽度不得超过转动盘周边,不得接触炉(柜)的四壁,若用(2 450±50)MHz、650W、消毒 1kg 物品时,应作用 5~10min。

2. 传送带式微波消毒器消毒　将要消毒的书籍平放在传送带上,物品不应超出传送带周边,缓慢通过微波辐射区,若用(2 450±50)MHz、1 500W,可照射 2min,若功率提高,照射时间可缩短。

（五）醛类消毒剂熏蒸消毒法

1. 戊二醛熏蒸消毒　将书籍松散地竖放在戊二醛消毒柜(室)内的栅格上,充分暴露于消毒的表面;在室温≥16℃下,最好 40℃ 相对湿度 75%~85%,将戊二醛溶液放于耐热容器中,戊二醛用量为 1 000mg/m²(2%戊二醛溶液 50ml/m³),加热蒸发,作用 30~60min。

2. 甲醛或多聚甲醛熏蒸消毒　将书籍松散地放入甲醛熏蒸消毒箱(柜)内的栅格上,竖放,使欲消毒的表面充分暴露;在温度≥16℃,最好 50~65℃,相对湿度 75%~85%,用福尔马林 25~80ml/m³ 放耐热容器如不锈钢杯中,加热蒸发,或用多聚甲醛 10g/m³ 放耐热板上,加热以产生甲醛气体,也可在消毒器外产生甲醛气体,用导管导入消毒器内,密闭消毒 12~24h;为了快速消除甲醛气体,可用相当福尔马林用量一半的 25% 氨水蒸发,产生氨气,作用 10~30min 即可。

（六）消毒液表面擦拭消毒法

对局部小面积受污染或长霉的书籍可用棉拭子吸附消毒液,如 70%~85% 乙醇、2% 碱性戊二醛乙醇溶液、10%福尔马林乙醇溶液擦抹,消毒 10~30min。

六、购书大厅的消毒方法

（一）消毒方法

平时表面消毒采用湿式抹擦或清扫即可,空气消毒采用打开门窗或机械通风,发生传染病流行时,应用物理或化学消毒,方法可参照图书馆方法执行。

（二）消毒要求

1. 凡 200m² 以上的购书大厅应有机械通风设备。有空调装置的购书大厅新风量不低于 20m³/(h·人),进风口应远离污染源。

2. 桌椅表面和地面采用湿式清扫每天至少一次,垃圾日产日清,厅内空气每周消毒一次,发生传染病流行时应增加消毒次数。

3. 空气细菌数应≤7 000cfu/m³(撞击法),或≤75cfu/皿(沉降法);表面细菌总数应≤15cfu/cm²。

第九节 社区活动室的消毒

本节适用于社区或会所的室内活动场所,包括棋牌室、阅览室等的消毒。

一、活动室的表面消毒方法和要求

1 保持室内外环境整洁,地面无垃圾。

2. 制定社区活动室的清洁消毒管理制度,并落实消毒员负责清洁消毒工作。

3. 活动室的地面、墙面、桌椅、柜台、门窗、卫生间、洗手池需每天清洁一次,并定期用500mg/L的有效溴(氯)消毒液涂擦或喷雾消毒,公用卫生间应每日消毒。

二、活动室的空气消毒方法和要求

1. 室内通风换气,尽可能打开门窗,冬天应保证每日自然通风两次,每次15~30min。

2. 排风扇以及使用空调系统的过滤网每周应清洁消毒一次,可将过滤网浸入含有效溴(氯)250~500mg/L的消毒液中30min,再用清水冲洗晾干。

3. 活动室室内空气细菌菌落总数应≤30cfu/皿(平板沉降采样法)。

三、活动室的用品消毒方法和要求

1. 公用的茶具应一客一换一消毒,清洁的茶具应放于专用的柜内储存。茶具表面细菌菌落总数应≤5cfu/cm²,并不得检出致病菌。

2. 茶具可用0.2%的过氧乙酸或有效溴(氯)含量为250mg/L的消毒剂浸泡30min消毒,消毒后用清水清洗后备用。

3. 耐热耐湿的毛巾等棉织类用品以及金属类制品,可煮沸15~30min消毒。

4. 不耐热的塑料等制品可用有效溴(氯)含量为250mg/L的消毒剂浸泡30min消毒。

5. 消毒后的用品应用清水洗净。

四、工作人员的卫生消毒要求

1. 活动室工作人员工作时应穿清洁的工作服,保持个人卫生,直接接触食品的人员应戴口罩。

2. 经常用流动水洗手,保持手的清洁卫生。

第十节 浴业(浴室、足室)的消毒

本节适用于各类浴业的环境、用品及相关人员的消毒,包括浴室、汗蒸、桑拿、温泉和足浴等场所。

一、环境表面的消毒方法和要求

(一)休息更衣室

1. 物体表面消毒 对地面、墙壁、电梯以及经常使用或触摸的物体如门窗、门把手、话筒、电视机、音响用具等物体表面,用 0.1%过氧乙酸溶液或有效溴(氯)含量为 250~500mg/L 的消毒溶液拖擦或喷洒,每天至少 1 次。消毒原则为先上后下、先左后右进行喷雾、喷洒或擦拭,作用时间 10~20min。

2. 椅子、茶几的消毒 用 0.1%过氧乙酸溶液或有效溴(氯)含量为 250~500mg/L 的消毒溶液擦拭,作用时间 10~20min。布制类休息椅应采用垫巾,并及时更换椅罩。

3. 更衣柜的消毒 用 0.05%过氧乙酸溶液或有效溴(氯)含量为 250mg/L 的消毒溶液擦拭,每天至少 1 次。消毒原则为先内后外、先上后下进行。

(二)沐浴室的消毒

1. 池浴浴池消毒

(1)每日彻底清洗,用含 0.1%过氧乙酸溶液或有效溴(氯)含量为 500mg/L 的消毒溶液喷洒浴池四周和底部,作用 20min 后,用清水冲滤。

(2)每日洗浴结束后,用自动消毒设施(氯、二氧化氯、臭氧)产生高浓度的消毒药水,浸泡 30min。

2. 盆浴浴池消毒 一人一用一消毒,用含 0.05%~0.1%过氧乙酸溶液或有效溴(氯)含量为 250~500mg/L 的消毒液浸泡 30min。

3. 洗脸盆 每日用含 0.1%过氧乙酸溶液或有效溴(氯)含量为 250~500mg/L 的消毒液浸擦 2 次。

4. 擦背凳的消毒 一人一用一消毒,使用后应采用 0.05%~0.1%过氧乙酸溶液或有效溴(氯)含量为 250~500mg/L 的消毒液擦拭,擦背凳应使用一次性塑料薄膜。

5. 坐浴凳的消毒 坐浴凳每日用含 0.05%~0.1%过氧乙酸溶液或有效溴(氯)含量为 250~500mg/L 的消毒液浸擦 2 次,坐浴凳应使用一次性塑料薄膜。

6. 地面的消毒 用 0.1%过氧乙酸溶液或有效溴(氯)含量为 250~500mg/L 的消毒溶液拖擦或喷洒,每天至少 1 次。

7. 厕所的消毒 用有效溴(氯)含量为 250~500mg/L 的消毒溶液拖擦或喷洒,每天至少 2 次;卫生洁具则用有效溴(氯)含量为 500mg/L 的消毒溶液擦拭;厕所内有座式便器的浴室必须提供一次性垫圈。

(三)足浴室的消毒

1. 物体表面消毒 对地面、墙壁、电梯以及经常使用或触摸的物体如门窗、门把手、话筒、电视机、音响用具等物体表面,用 0.05%过氧乙酸溶液或有效溴(氯)含量为 250~500mg/L 的消毒溶液拖擦或喷洒,每天至少 1 次。消毒原则为先上后下、先左后右进行喷雾、喷洒或擦拭,作用时间 10~20min。

2. 休息椅、茶几的消毒 用 0.05%过氧乙酸溶液或有效溴(氯)含量为 250~500mg/L 的消毒溶液擦拭,作用时间 10~20min。布制类休息椅应及时更换椅罩。

3. 足浴盆的消毒 一人一用一消毒,用含 0.05%~0.1%过氧乙酸溶液或有效溴(氯)含量为 250~500mg/L 的消毒液浸泡 30min。

二、空气的消毒方法和要求

1. 通风换气　尽可能打开门窗自然通风,通风条件不良的,应安装机械通风设施。使用空调系统的,应保证送风安全,保证充足的新风输入,所有排风要直接排到室外,未使用空调时要关闭回风通道。

2. 紫外线消毒　对消毒洗涤间、贮藏间每天用紫外线灯消毒 2 次,每次不少于 20min。

3. 空调消毒

(1)空调系统的过滤器(网):每年进行一次清洗消毒或更换,用有效氯含量为 250～500mg/L 的消毒液浸泡 15～30min。在空气传播性传染病流行期间,每周消毒一次。

(2)空调系统的冷凝器、冷凝盘:每年进行一次清洗消毒或更换,用有效氯含量为 1 000～2 000mg/L 的消毒液擦拭或喷雾作用 30min。空气传播性传染病流行期间,每周消毒一次。

(3)空调系统的风管内壁:每年进行一次清洗消毒或更换,用 $1g/m^3$ 过氧乙酸或 20～30mg/m^3 臭氧熏蒸 1h;或用有效氯含量为 1 000～2 000mg/L 的消毒液擦拭或喷雾作用 30min。在空气传播性传染病流行期间,每周消毒一次。

(4)空调系统的冷却塔:每 6 个月清洗一次,对冷却水、冷凝水内则投放含氯消毒剂,使之余氯≥6.5mg/L。消毒 30min 后排放。

三、浴池水消毒

1. 循环浴池水

(1)采用液氯或次氯酸盐自动加氯消毒机,对浴池持续加氯,使浴池余氯保持在 0.4～0.8mg/L。

(2)应用臭氧发生器进行持续消毒,使用方法按产品使用说明书。

2. 非循环浴池水

(1)采用间隔时间多次投药法,将次氯酸钠、二氯异氰尿酸钠、三氯异氰尿酸、二溴海因等消毒剂每隔 2h 投放一次,使余氯或余溴保持在 0.4～0.8mg/L 之间。

(2)在池水中投放硫酸铜每次 15～20g,一天投放 3 次,保证水的浊度不超过 30°。

(3)浴池每日营业结束后彻底清洗,经消毒后换水,营业期间每日补充 2 次以上新水,补水量达到总水量的 20% 以上。

3. 浴池污水处理

(1)建立污水排放系统的,直接排入下水管网系统,但其污水量不应超过下水总量的 25%,否则应先进行净化处理。

(2)未建立污水排放系统的,浴池污水可通过含有熟石灰、漂白粉或矾土的沉淀池,经凝集澄清 6～12h,除去其中的悬浮物和肥皂后排放。

四、用品的消毒

1. 拖鞋消毒

(1)每客一换,清洗后消毒。不耐热拖鞋可浸没在 0.2%～0.5% 过氧乙酸溶液,或有效溴(氯)含量为 1 000mg/L 的消毒液中,浸泡 30min,清洗后备用。

(2)耐热拖鞋可经流通蒸汽 100℃作用 20～30min,或经煮沸消毒作用 15～30min。

137

2. 浴巾、面巾、浴衣、垫巾等纺织品消毒

(1)耐热耐湿的可用流通蒸汽 100℃作用 20~30min,或煮沸消毒作用 15~30min。

(2)不耐热耐湿的可用化学消毒法,0.2%~0.5%过氧乙酸溶液或有效溴(氯)含量为 250~500mg/L 的消毒溶液浸泡 30min,清洗后备用。

(3)大型消毒洗涤机中清洗消毒。

(4)环氧乙烷消毒。

3. 扦脚工具消毒

(1)一人一换,清洗后将扦脚工具于压力蒸汽 121℃下消毒 20min 后备用。

(2)清洗后在 2%戊二醛内浸泡 30min,用开水冲洗后使用。

(3)使用前用乙醇棉球擦拭,然后在乙醇灯火焰上烧灼 1~2 次,冷却后使用。

4. 茶具消毒　参照本章第二节。

5. 垃圾桶消毒　垃圾要及时清运,未清运的垃圾要置于有盖的桶内,每天用含有效氯或溴 1 000mg/L 的消毒溶液喷洒垃圾桶内外表面。

五、工作人员手的消毒

扦脚、按摩或擦背人员在每完成一个顾客后,应对自己的手进行及时消毒,一般情况下,用肥皂和流动水及抗菌洗手液进行洗手。必要时用快速擦手液、75%的乙醇或有效碘含量为 250mg/L 的消毒液擦拭 1~3min。

第十一节　体育场所的消毒

本节适用于各类体育场馆,包括露天的体育场、球场、游泳池、室内的体育馆、游泳池和社区健身房等各类室内外体育场所的消毒。

一、体育场所表面的消毒方法和要求

1. 消毒方法

(1)一般物体表面的消毒:体育运动场所的公共区域的地面、墙壁、电梯以及经常使用或触摸的物体表面如门窗、柜台、桌椅、门把手、水龙头、话筒等部位,用 0.05%过氧乙酸溶液、有效氯(溴)含量为 250~500mg/L 的消毒溶液拖擦或喷洒,每天至少 1 次。消毒原则为先上后下、先左后右进行喷雾、喷洒或擦拭,作用时间 10~20min。

(2)体育场馆内的座椅、扶栏等的消毒:每次观众使用前后均应用 0.05%过氧乙酸溶液或有效氯(溴)含量为 250~500mg/L 的消毒溶液擦拭,作用时间 10~20min。布制类休息椅应使用垫巾,并及时更换椅罩。

(3)更衣柜的消毒:用 0.05%过氧乙酸溶液或有效氯(溴)含量为 250mg/L 的消毒溶液擦拭,每天至少 1 次。消毒原则为先内后外、先上后下进行。

(4)洗手池的消毒:每日用含 0.05%~0.1%过氧乙酸溶液或有效氯(溴)含量为 250~500mg/L 的消毒液浸擦 2 次。

(5)卫生间　参照宾馆执行。

(6)厕所的消毒　用 0.05%过氧乙酸溶液或有效氯(溴)含量为 250~500mg/L 的消毒

溶液拖擦或喷洒,每天至少2次;卫生洁具则用有效氯(溴)含量为500mg/L的消毒溶液擦拭;厕所内有座式便器的浴室必须提供一次性垫圈。

2. 消毒要求　各类物体表面细菌菌落总数应≤15cfu/m²,并不得检出大肠杆菌、致病微生物和乙型肝炎表面抗原。

二、室内空气的消毒方法和要求

1. 消毒方法

(1)首选自然通风,每次体育场馆内大型活动前后开窗通风换气至少30~60min。

(2)使用空调时应确保安全通风换气。加强室内通风,保证足够的新风输入;做好空调与通风设施的定期清洁和消毒。必要时对整个送风设备及送风管路用有效氯(溴)含量为250~500mg/L的消毒液,做擦拭或浸泡消毒,每天一次。发生传染病或传染病流行期间,增加消毒次数。

(3)传染病流行期间或发现甲类传染病病人、疑似病人及其他传染病病人时,可采用下述措施:

1)过氧化氢空气消毒剂,过氧化氢含量1.5%~3%,采用气溶胶喷雾法,喷洒后,密闭门窗作用60min。

2)过氧乙酸,喷雾或熏蒸,把过氧乙酸配成有效含量0.2%的水溶液,按7ml/m³喷雾,作用时间60min或15%过氧乙酸进行熏蒸,作用时间60~120min。

3)二氧化氯空气消毒剂,二氧化氯含量250mg/L,采用气溶胶喷雾法,喷洒后,密闭门窗作用60min。

4)空气消毒机,可选用静电吸附式空气消毒机,紫外线空气消毒机或臭氧空气消毒机等。使用方法和安装,按国家卫生健康委员会批准的说明书执行。

2. 要求　消毒后体育场馆室内空气细菌总数≤4 000cfu/m³(撞击法)。

三、体育器材的消毒方法和要求

1. 消毒方法

(1)小件耐腐蚀耐湿物品可浸入有效溴(氯)含量为500~1 000mg/L的消毒溶液中30min;大件器材用消毒溶液拖擦或喷洒,可用含二氧化氯、有效氯(溴)含量为250~500mg/L的溶液,喷雾、喷洒或擦拭的消毒顺序为先上后下、先左后右进行,喷雾、喷洒消毒的作用时间为30~60min。

(2)布类、皮类等不耐湿、不耐腐蚀器材,可采用氯己定或聚六亚甲基胍消毒液浸泡消毒,作用30~60min。

2. 要求

(1)室内体育器材应在使用后或每天消毒1次。传染病流行期间或发现甲类传染病病人、疑似病人及其他传染病病人时,应增加消毒次数或采取即时消毒。

(2)室外器材应定期清洁和用上述方法消毒。

(3)消毒后器材表面细菌菌落总数应≤15cfu/cm²,并不得检出大肠杆菌、致病微生物和乙型肝炎表面抗原。

四、池水消毒方法

游泳池水消毒特点是人与水接触时间长,要求消毒剂对眼无刺激,可采用连续消毒法或间歇消毒法。各类公共场所中提供人们游泳的游泳池水质,温泉水参照游泳池水开展消毒。

1. 游泳池水　消毒剂有含氯消毒剂,投加量 5~10mg/L,余氯 0.3~0.5mg/L;含溴消毒剂投加量 2~4mg/L,终浓度 0.2~0.4mg/L;二氧化氯,投加量为 2~4mg/L。也可用臭氧发生器,循环游泳池水臭氧投加量 2mg/L,非循环游泳池投加量 1~1.7mg/L;接触时间 1~2min。

为防止人工游泳池藻类生长,可在游泳池加入 0.25~0.5mg/L 硫酸铜,发现藻类时的最大加药量不要超过 1.0mg/L。

2. 浸脚消毒池水　水的余氯或余溴含量应保持在 5~10mg/L,且必须 4h 更换一次。

3. 儿童涉水池水　连续供给的新水应保持余氯 0.3~0.5mg/L。

第十二节　美容美发店的消毒

本节适用于各类美容美发场所的环境、用品及相关人员的消毒,包括理发店、美容店(院)等场所。

一、预防性消毒基本要求

1. 制定预防性消毒管理制度,安排专人负责,每次消毒都应有详细的记录。

2. 配备皮肤病(头癣等)专用理发工具和消毒工具,一次性剃须刀、口红、唇线笔、理发工具、美容仪器等常用物品应一客一消毒,毛巾、垫巾、顾客用衣等周转性物品应做到一客一换一消毒。

3. 工作人员在为顾客进行接触人体的服务前后应用肥皂流动水洗手。

4. 保持室内外环境整洁,加强自然通风,每日清洁消毒环境。

5. 对出现传染病病人或疑似传染病病人的单位,对该病人所活动过的场所与接触过的物品,要在区、县疾病预防控制机构指导下进行彻底消毒。

二、公共用品消毒、灭菌

1. 理发美容用具灭菌　凡接触人体破损皮肤黏膜和进入人体无菌组织及体腔的理发美容器械、用具必须进行灭菌处理。用后的器械和用品应在清洗干净后进行灭菌处理。

灭菌方法可首选压力蒸汽灭菌,121℃作用 20~30min 或 132℃作用 4min;也可采用干热灭菌法,180℃作用 30min、170℃作用 60min 或 160℃作用 120min;对不耐湿热的理发美容用具,可用 2%中性或碱性戊二醛浸泡 10h,灭菌结束应用无菌水充分去残留消毒剂,方可用于人体。

2. 理发美容用具消毒　凡接触人体完整皮肤黏膜的理发美容用具必须进行消毒,应在清洗后进行。

消毒方法可采用有效氯(溴)含量为 500mg/L 的消毒溶液浸泡 30~60min,清洗后备用。紧急时可用 75%的乙醇擦拭。也可用紫外线消毒器消毒,应严格按卫生部门批准的产品与使用说明进行。

3. 拖鞋消毒　一客一换,清洗后消毒。可浸没在 0.2%~0.5% 过氧乙酸溶液、有效氯(溴)含量为 500mg/L 的消毒液,浸泡 30min,清洗后备用。

4. 卫生洁具消毒　每天清洗后用有效溴或氯含量为 500mg/L 的消毒溶液擦拭。

5. 纺织品消毒　毛巾、垫巾、围巾、罩单、顾客用衣等物品一客一换,清洗消毒后注意保洁,避免交叉污染。一般在 50℃ 条件下,用 1%~5% 洗衣粉机洗 30min,可达到消毒效果。污染严重时,耐热耐湿的物品可用流通蒸汽 100℃ 作用 20~30min 或煮沸消毒作用 15~30min,不耐湿热的物品可用 0.1%~0.2% 过氧乙酸溶液、有效氯(溴)含量为 250mg/L 的消毒液浸泡 30min,清洗后备用。

三、环境预防性消毒

1. 物体表面消毒　对公共区域经常使用或触摸的物体表面如门窗、柜台、桌椅、门把手、扶手、水龙头、话筒、洗手池、卫生间等部位,每天湿性清洁,必要时用 0.05%~0.1% 过氧乙酸溶液或有效氯(溴)含量为 250~500mg/L 的消毒溶液消毒。消毒原则为先上后下、先左后右,由内向外进行擦拭或喷雾消毒,作用时间不少于 30min,然后用清水与干净的抹布擦去残留的消毒剂。

2. 安全通风换气与消毒　首选开门窗通风换气,促进空气流通。通风条件不良的建筑,宜采用风扇加强通风换气。使用空调设备的场所,应确保安全通风换气。加强室内通风,保证足够的新风输入;做好空调与通风设施的定期清洁工作,过滤网与过滤器每周清洗一次,整个系统至少每年彻底清洗一次;必要时(如疑有致病微生物污染时)对上述部位进行消毒处理。

四、工作人员手消毒

一般情况下,用肥皂或抗菌洗手液和流动水进行洗手。必要时用 75% 的乙醇或有效碘含量为 3 000~5 000mg/L 的消毒溶液擦拭 1~3min。

第十三节　空调通风系统的消毒

本节适用于公共场所的集中空调通风系统和独立空调通风系统的消毒。

一、集中空调系统的清洗和消毒方法

1. 通风管道　用工程机械清洗机将通风管道内的灰尘和垃圾清理干净,再用 0.3% 的氯己定或聚六亚甲基胍消毒剂进行喷雾消毒,20ml/m³,作用时间为 60min。

2. 过滤器(网)　将过滤器(网)取下,用水清洗干净,再用 250~500mg/L 的含氯(溴)或二氧化氯消毒剂浸泡消毒 15~30min,消毒后用水冲洗,晾干。

3. 冷却水、冷凝水　将 50mg/L 的含氯消毒剂放入冷却水、冷凝水进行消毒。

4. 冷凝器、冷凝盘　用 0.3%~0.5% 的单链和双链季铵盐阳离子表面活性剂进行擦拭或喷雾消毒,作用 30min。

二、独立空调系统的清洗和消毒方法

将空调通风系统的过滤网取下,用清水清洗干净,再浸泡于 250mg/L 的二氧化氯消毒剂

内,作用 15 ~ 30min。

三、要求

1. 空调通风系统及新风系统必须安装有效除尘过滤装置。空调通风系统的过滤器(网)每周清洗消毒一次,定期更换。

2. 冷却塔每 6 个月清洗消毒一次。开放式冷却塔每周清洗消毒一次。

3. 空调系统的表冷器、加湿器、新风机组、冷凝盘每周清洗消毒一次。

4. 通风管道要定期进行清洁消毒,以达到国家相关的标准规范。

5. 独立空调通风系统在使用期间,过滤网每周清洗消毒一次。

6. 在发生空气传播性传染病流行期间,应及时进行空调通风系统的清洁消毒。

第十四节　其他公共场所的消毒

本节适用于各类电梯、公厕、公园公共设施、公共建筑等场所的消毒。

一、电梯的消毒

1. 物体表面消毒　由于电梯是一个较密闭而狭小的空间,人员集中,而且流动性大,所以除要保持电梯的清洁卫生外,还应对各部位的表面进行消毒,电梯的表面包括墙、顶、地面、电话、按钮、扶手处等公众经常触摸的部位,可用有效溴(氯)含量为 250 ~ 500mg/L、0.05% ~ 0.1% 的过氧乙酸、250mg/L 二氧化氯的消毒液擦拭或喷洒,消毒 30min,每天一次。如果电梯的周围为金属材料,消毒后应该用清洁的湿布擦去残留的消毒剂,以防对其腐蚀。传染病流行时,每天至少消毒 2 ~ 3 次。

2. 空气消毒　尽可能保持有良好的自然通风。如有条件,在电梯内安装换气扇等通风设施。当发现有传染病人,在病人离开后,用 0.2% ~ 0.5% 过氧乙酸、3% 过氧化氢、1 000mg/L 有效溴(氯)或 500mg/L 二氧化氯等消毒剂进行喷雾消毒,按 15 ~ 20ml/m³ 用量计算。密闭 1h 后打开门通风。在传染病流行时,用有效溴(氯)含量为 1 000mg/L 的消毒液喷雾消毒,按 15ml/m³ 用量计算。每天消毒 1 ~ 2 次。

二、公厕的消毒

1. 物体表面消毒　应保持内外环境整洁,地面无废弃物,公用设施应保持完好,清洁,卫生间无积水,无积粪,便池无污垢,室内无明显臭味。对地面、墙壁以及游客经常使用或触摸的部位如门窗、门把手、水龙头、洗手池、便池等部位可用有效溴(氯)含量为 500mg/L 的消毒液拖擦或喷洒,作用时间为 30 ~ 60min,每天一次。如发现有传染病病人,应立即对上述表面进行消毒;在传染病流行时,需增加消毒次数,每天至少 2 ~ 3 次。

2. 空气消毒　打开门窗通风换气。可安装通风设备,并保证正常运转。排风扇每两周清洁消毒一次。先用自来水冲去挡板上的积尘,去除污垢,然后用有效溴(氯)含量为 500mg/L 的消毒液浸泡 30min 后用清水冲净,晾干后使用。当发现传染病人时,在病人离开后,室内空气可用 0.5% 过氧乙酸、3% 过氧化氢、有效溴(氯)含量为 1 000mg/L 或 500mg/L 二氧化氯等消毒剂进行喷雾消毒,按 20ml/m³ 用量计算,密闭 1 ~ 2h 后打开门窗通风。在有传染病流行时,可用上述消毒方法每天消毒 2~3 次。

3. 未收集的少量污染物可用一次性吸水材料(抹布等)蘸取有效氯 5 000mg/L~10 000mg/L 的含氯消毒液清除;未收集的大量污染物应当使用含吸水成分的消毒粉或漂白粉完全覆盖,或用一次性吸水材料完全覆盖后用足量的有效氯为 5 000mg/L~10 000mg/L 的含氯消毒液浇在吸水材料上,作用 30min 以上,再清除干净,清除过程中避免接触污染物。清除污物后,应当对污染的环境表面进行消毒,用有效氯 5 000mg/L~10 000mg/L,消毒 30min 以上。清理的污染物按医疗废物集中处置。

4. 容器　盛放污染物的容器,先浸泡消毒,然后清洗干净。用有效氯 5 000mg/L,作用 30min 以上。

5. 粪便、污水　具有独立化粪池时,在进入市政排水管网前需进行消毒处理,定期投加含氯消毒剂,池内投加含氯消毒剂(初次投加,有效氯 40mg/L 以上),并确保消毒 1.5h 后,总余氯量达 10mg/L。消毒后污水应当符合《医疗机构水污染物排放标准》(GB 18466—2005)。无独立化粪池时,使用专门容器收集排泄物,消毒处理后排放。用有效氯为 20 000mg/L 的含氯消毒液,按粪、药比例 1∶2 浸泡消毒 2h;若有大量稀释排泄物,应用有效氯含量为 70%~80% 的漂白粉精干粉,按粪、药比例 20∶1 加药后充分搅匀,消毒 2h。

三、公园公共设施的消毒

1. 物体表面消毒　应保持公园内环境整洁,道路及公共绿地等地面无废弃物,无痰迹,动物的排泄物要及时清扫干净。根据游客流量设相应数量的卫生间,并保持清洁卫生。对公园内的桌、椅、栏杆扶手,运动健身器械,娱乐器械,餐厅的桌椅,公厕的水池、便池、门窗、地面等公众经常触摸的部位,可用有效溴(氯)含量为 250~500mg/L 的消毒拖擦或喷洒,作用时间为 30~60min,每天一次。在传染病流行时,对上述表面每天消毒 2~3 次。

2. 空气消毒　公园的空气消毒主要指厕所、餐厅、室内娱乐场所的消毒。应首选自然通风,即打开门窗通风换气。当发现传染病人时,在传染病人离开后,可用 3% 过氧化氢、有效溴(氯)含量为 1 000mg/L 消毒剂进行喷雾消毒,按 15~20ml/m³ 用量计算,密闭 2h 后,打开门窗通风换气。如传染病流行时,可用上述方法消毒,每天 2~3 次。

3. 餐(饮)具消毒　参照宾馆规定执行。

4. 呕吐物、排泄物的消毒　在平时对呕吐物、排泄物要及时清扫干净,对传染病病人的呕吐物、排泄物要进行以下消毒处理:

(1)未收集的,用一次性吸水抹布或纱布蘸取有效氯含量为 5 000~10 000mg/L 的含氯消毒剂,完全覆盖污染物,作用 30min 以上,再小心移除干净。移除过程中应避免接触污染物,清理的污染物按医疗废物集中处置。清除污染物后,应当对污染的环境物体表面进行消毒(可用有效氯 5 000mg/L~10 000mg/L 含氯消毒液,消毒 30min 以上)。

(2)收集的,用专门容器收集,消毒后处理。有效氯 20 000mg/L,粪∶药 = 1∶2,2h。

(3)容器,盛放污染物的容器,先浸泡消毒,然后清洗干净。有效氯 5 000mg/L,30min 以上。

5. 垃圾的处理　可燃物尽量焚烧,传染病人丢弃的垃圾,可喷洒有效溴(氯)含量为 1 000mg/L 的消毒液,作用 60min 以上,消毒后深埋。

四、公共建筑的消毒

1. 对物体表面的消毒 对办公室、会议室、卫生间及公众经常接触使用的表面,如桌椅、门把手、水龙头、公用扶手、护栏、公用电话、墙面、地面、洗手池、抽水马桶等每天进行湿性清洁数次,每周进行预防性消毒一次。可用有效溴(氯)含量为 250~500mg/L 的消毒液擦拭或喷洒消毒,作用 30min 后,用清洁湿布去除表面残留消毒液,电脑的键盘、鼠标和打印机表面可用 75% 乙醇擦拭消毒。地下车库也可用上述方法消毒。如果发现有传染病人,立即用上述消毒剂进行表面消毒,在传染病流行时,应增加消毒次数,可每天进行一次。

2. 空气消毒 一般情况下对有开闭门窗的公共建筑,应打开门窗通风换气。也可用排气扇换气。对使用中央空调系统的,应保持送风安全,保证充足的新风输入,所有的排风要直接排到室外。如发现有传染病病人时,在病人离开后,可用 0.5% 过氧乙酸、3% 过氧化氢、有效氯(溴)含量为 1 000mg/L 的消毒剂进行喷雾消毒,按 15~20ml/m³ 用量计算。密闭 1~2h 后打开门窗通风。有传染病流行时,可用上述消毒方法每天消毒 2~3 次。

3. 餐厅、餐具消毒 参照宾馆规定执行。

4. 工作人员的消毒 工作人员应穿整洁的服装,饭前、便后或接触公共用品后用肥皂及流动水洗手。在有传染病流行时,应用 75% 乙醇或 3 000mg/L 有效碘的消毒液擦拭消毒 1~3min。

第七章

医疗机构消毒

第一节　医疗机构消毒概述

医疗机构消毒是指在医疗机构内涉及医务人员、环境场所和各种物品等的消毒,是医疗机构控制和消灭传染源、切断传播途径的重要方式,是医院感染管理工作中不可缺少的一部分,关系到医疗护理的质量。医疗机构应注意环境卫生和通风换气、做好物表的清洁消毒,各部门要密切协助,确保消毒隔离和防护措施落实到位,更好地做到院内感染控制,降低院内感染的发生率。

一、什么是医疗机构

医疗机构,是指依法定程序设立的从事疾病诊断、治疗活动的卫生机构的总称。这一概念的含义:第一,医疗机构是依法成立的卫生机构。第二,医疗机构是从事疾病诊断、治疗活动的卫生机构。第三,医疗机构是从事疾病诊断、治疗活动的卫生机构的总称。我国的医疗机构是由一系列开展疾病诊断、治疗活动的卫生机构构成的。医院、卫生院是我国医疗机构的主要形式,此外,还有疗养院、门诊部、诊所、卫生所(室)以及急救站等,共同构成了我国的医疗机构。

二、医疗机构消毒相关术语

1. 清洁(cleaning)　去除物体表面有机物、无机物和可见污染物的过程。

2. 清洗(washing)　去除诊疗器械、器具和物品上污物的全过程,流程包括冲洗、洗涤、漂洗和终末漂洗。

3. 消毒(disinfection)　清除或杀灭传播媒介上病原微生物,使其达到无害化的处理。

4. 消毒剂(disinfectant)　能杀灭传播媒介上的微生物并达到消毒要求的制剂。

5. 高效消毒剂(high-efficacy disinfectant)　能杀灭一切细菌繁殖体(包括分枝杆菌)、病毒、真菌及其孢子等,对细菌芽孢也有一定杀灭作用的消毒制剂。

6. 中效消毒剂(intermediate-efficacy disinfectant)　能杀灭分枝杆菌、真菌、病毒及细菌繁殖体等微生物的消毒制剂。

7. 低效消毒剂(intermediate-efficacy disinfectant)　能杀灭细菌繁殖体和亲脂病毒的消毒制剂。

8. 灭菌(sterilization)　杀灭或清除医疗器械、器具和物品上一切微生物的处理。

9. 灭菌水平(sterilization level)　杀灭一切微生物包括细菌芽孢,达到无菌保证水平。

10. 高水平消毒(high level disinfection) 杀灭一切细菌繁殖体,包括分枝杆菌、病毒、真菌及其孢子和绝大多数细菌芽孢。

11. 中水平消毒(middle level disinfection) 杀灭除细菌芽孢以外的各种病原微生物,包括分枝杆菌。

12. 低水平消毒(low level disinfection) 可杀灭除分枝杆菌以外的细菌繁殖体和亲脂类病毒。

13. 有效氯(available chlorine) 与含氯消毒剂氧化能力相当的氯量,其含量用 mg/L 或 (g/100ml)浓度表示。

14. D 值(D value) 在设定的条件下,灭活 90% 的微生物所需的时间(min)。

15. A_0 值(A_0 value) 评价湿热消毒效果的指标,指当以 Z 值表示的微生物杀灭效果为 10K 时,温度相当于 80℃的时间(s)。

三、医疗机构物品分类

根据使用范围存在风险程度的不同,可将医疗机构内物品分为三类:

1. 高度危险性物品(critical items) 进入人体无菌组织、器官脉管系统或有无菌液体从中流过的物品或接触破损皮肤、破损黏膜的物品,一旦被微生物污染,具有极高感染风险。如手术器械、穿刺针、心脏导管等。

2. 中度危险性物品(semi-critical items) 与完整的黏膜相接触,而不进入人体无菌组织、器官和血流,也不接触破损皮肤、破损黏膜的物品,如胃肠道内镜、气管镜、喉镜、体温计、呼吸机管路等。

3. 低度危险性物品(non-critical items) 与完整皮肤接触而不与黏膜接触的器材,如听诊器、血压计袖带、病床围栏、床头柜等。

四、医疗机构物品常用消毒灭菌方法

(一)高度危险性物品的灭菌

1. 耐热、耐湿手术器械 应首选压力蒸汽灭菌。

2. 不耐热、不耐湿手术器械 应采用低温灭菌方法,如低温甲醛蒸汽、过氧化氢低温等离子体灭菌。

3. 不耐热、耐湿手术器械 应首选低温灭菌方法,无条件的医疗机构可采用灭菌剂浸泡灭菌。

4. 耐热、不耐湿手术器械 可采用干热灭菌方法。

5. 棉布类手术敷料和棉纱类手术敷料 应首选压力蒸汽灭菌。

6. 手术缝线分为可吸收缝线和非吸收缝线。可吸收缝线包括普通肠线、人工合成可吸收缝线等。非吸收缝线包括医用丝线、聚丙烯缝线、金属线等。根据不同材质选择相应的灭菌方法。所有缝线不应重复灭菌使用。

7. 其他高度危险性物品的灭菌,应根据被灭菌物品的材质,采用适宜的灭菌方法。

(二)中度危险性物品的消毒

1. 消毒方法 中度危险性物品,如口腔护理用具等耐热、耐湿物品,应首选压力蒸汽灭菌,不耐热的物品,如体温计(肛表或口表)、氧气面罩应采用高水平消毒或中水平消毒。耐

高温、耐湿的管道与引流瓶应首选湿热消毒,如氧气湿化瓶、吸引器、引流瓶等;不耐高温的部分可采用中效或高效消毒剂浸泡消毒,如采用碘类消毒剂(碘伏、氯己定碘等)、醇类和氯己定的复方、醇类和季铵盐类化合物的复方、酚类等消毒剂等。

2. 注意事项

(1)待消毒物品在消毒灭菌前应充分清洗干净。

(2)管道中有血迹等有机物污染时,应采用超声波和医用清洗剂浸泡清洗。清洗后的物品应及时进行消毒。

(3)使用中的消毒剂应监测其浓度,在有效期内使用。

(三)低度危险性物品的消毒

1. 消毒方法

(1)诊疗用品的清洁与消毒:诊疗用品如血压计袖带、听诊器等,保持清洁,遇有污染应及时先清洁,然后采用中、低效的消毒剂进行消毒,如采用季铵盐类消毒剂(苯扎溴铵等)、双胍类消毒剂(氯己定)等。

(2)病人生活卫生用品的清洁与消毒:病人生活卫生用品如毛巾、面盆、痰盂(杯)、便器、餐(饮)具等,保持清洁,个人专用,定期消毒;病人出院、转院或死亡进行终末消毒。消毒方法可采用中、低效的消毒剂消毒;便器可使用冲洗消毒器进行清洗消毒。

(3)病人床单元的清洁与消毒:医院应对床单元(含床栏、床头柜等)的表面进行定期清洁和/或消毒,遇污染应及时清洁与消毒;病人出院时应进行终末消毒。消毒方法应采用合法、有效的消毒剂如复合季铵盐消毒液、含氯消毒剂擦拭消毒,或采用合法、有效的床单元消毒器进行清洗和/或消毒,消毒剂或消毒器使用方法与注意事项等应遵循产品的使用说明。

2. 注意事项

(1)床单、被套、枕套等直接接触病人的床上用品,应一人一更换;病人住院时间超过一周时,应每周更换;遇污染应及时更换。更换后的用品应及时清洗与消毒。

(2)被芯、枕芯、褥子、病床隔帘、床垫等间接接触病人用品,应定期清洗与消毒;遇污染应及时更换、清洗与消毒。

(3)室内用品如病床、椅子、床头柜等表面无明显污染时,应每天湿式清洁,保持清洁、干燥;当受到明显污染时,先用吸湿材料去除可见的污染物,再用有效氯含量为 400~700mg/L 放入消毒剂进行喷洒、擦拭或浸泡消毒,每次消毒作用时间不少于 30min。擦拭物体表面的布巾,不同病人之间和洁污区域之间应更换,使用后集中清洗干净,在有效氯含量为 250mg/L 的消毒剂(或其他有效消毒剂)中浸泡 30min,冲净消毒液,干燥备用。

第二节 医疗机构内公共场所的消毒

医疗机构公共场所人员流动性强,病原微生物传播概率高。做好医疗机构公共场所和公共用品的卫生消毒对防止流行病传播、保护人民身体健康和社会稳定都有重要意义。

一、门诊区公共场所和物品的消毒

(一)空气消毒

诊察室和候诊厅空气应采取消毒措施,使其洁净度达到Ⅳ环境的标准,即空气平均菌落数(CFU/皿)≤4.0(5min)。

1. 消毒措施　一般情况下,开窗通风即可。每日开诊前或工作结束后应开窗通风,每次不少于30min。当候诊人流高峰期间或传染病流行期间,适当增加开窗通风时间或增加新风系统的新风量。有条件的医院应安装消毒式中央空调。在寒冷季节和夏季不能开窗通风时,可采用下述措施:

(1)空气消毒机:可选用静电吸附式空气消毒机,紫外线空气消毒机或臭氧空气消毒机等。使用方法和安装,按国家卫生健康委员会批准的说明书执行。

(2)过氧化氢:使用1.5%~3%的过氧化氢溶液,采用气溶胶喷雾器,喷雾消毒,密闭门窗作用60min。

(3)过氧乙酸:将过氧乙酸配成有效含量为0.2%的水溶液进行熏蒸,或按7ml/m³进行喷雾,作用时间60~120min。

(4)二氧化氯:二氧化氯含量250mg/L,采用气溶胶喷雾法,喷洒后,密闭门窗作用60min。

2. 要求

(1)一般情况下,每天结束门诊后消毒一次,第二天上班后开窗15min。

(2)当有传染病流行时,应每天至少消毒两次,上下午结束门诊后各消毒一次。

(3)传染病门诊应每天消毒至少两次。呼吸道传染病门诊应安装人在情况下可连续消毒的空气消毒机。接诊过程中均应开机消毒。

(二)环境表面和物品的消毒

门诊部用的物品一般按Ⅳ类环境物品要求,可用擦拭和喷洒法消毒。

1. 消毒方法　可采用消毒液浸泡、擦拭。门把手、电话机、床头柜、桌面、凳子、一般诊察器材、水龙头、污染的墙面、地面等,可采用:

(1)用二溴海因消毒剂、含氯消毒剂等,配成有效溴或氯含量为250~500mg/L的消毒液做擦拭、喷洒消毒或浸泡物品,作用时间15~30min。

(2)用含醇和氯己定或聚六亚甲基胍的消毒液,配成氯己定或聚六亚甲基胍含量为3 000~5 000mg/L的消毒液,擦拭、喷洒,作用时间15~30min,或浸泡消毒物品。

(3)用含过氧乙酸0.1%~0.2%或过氧化氢3%的消毒液擦拭表面或浸泡物品,作用30min,然后用清水冲洗去除残留消毒剂。

2. 要求　一般门诊应每天消毒1~2次,当有传染病流行时,应每天多次消毒,传染病门诊应每接诊一个病人消毒一次。

(三)门诊部卫生间的消毒

1. 空气消毒　打开门窗通风换气。可安装通风设备,并保证正常运转。排风扇每两周清洁消毒一次。先用自来水冲去挡板上的积尘,去除污垢,然后用有效溴(氯)含量为500mg/L的消毒液浸泡30min后用清水冲净,晾干后使用。当发现传染病人时,在病人离开后,室内空气可用相应消毒方法每天消毒2~3次。

2. 物体表面消毒　应保持卫生间清洁,地面无废弃物,无积水,无积粪,便池无污垢,室内无明显臭味。对地面、墙壁以及经常使用或触摸的部位如门窗、门把手、水龙头、洗手池、便池等可用有效溴(氯)含量为500mg/L的消毒液拖擦或喷洒,作用时间为30~60min,每天一次。如发现有传染病人,应立即对上述表面进行消毒;在传染病流行时,需增加消毒次数。每天至少2~3次。

二、病区公共场所环境和物品的消毒

(一)病房空气消毒

1. 消毒方法

(1)开窗通风,一般每次至少通风 30min,每日 2 次,可根据气候条件适时调节;或安装通风设备,增加空气流通。

(2)循环风紫外线空气消毒机或静电吸附式空气消毒器空气消毒。空气消毒时,关闭门窗。

(3)紫外线杀菌灯,使用前应检测紫外线灯辐照强度,在电压为 220V、环境相对湿度为 60%、温度为 20℃时,辐射的 253.7nm 紫外线强度应不低于 $70\mu W/cm^2$。

(4)化学消毒液:如用 1.5% ~ 3% 过氧化氢气溶胶喷雾、0.2% 过氧乙酸喷雾或熏蒸、250mg/L 二氧化氯气溶胶喷雾,喷洒后,密闭门窗作用 60min。

(5)对于经空气传播的疾病,有条件的医院可建立负压病房,安装空气净化消毒装置的集中空调通风系统。

2. 要求

(1)一般病房,开窗通风即可,不必采用特殊消毒措施。

(2)重症病人监护室,应采用连续性消毒措施,可用人在情况下可使用的空气消毒机。

(3)住有呼吸道传染病病人的病房,应采用物理或化学方法进行消毒,每天 1~2 次或更多。

(4)采用中央空调的医院,病房换气末端应有消毒装置,或输入病室经消毒处理的空气。以防病房间空气交叉污染。

(二)病区表面和物品的消毒

1. 消毒方法

(1)病房和走廊地面可选用下述方法:用有效溴(氯)含量为 250~500mg/L 的消毒液拖擦,作用 15min,一般情况下每天 1~2 次。有明确病原微生物污染时,应即时清洁消毒。用 250~500mg/L 二氧化氯拖擦,作用 10~15min。

(2)护理站台面、公用物品表面、床头柜表面、门把手、电话机、水龙头等可选用有效溴(氯)含量为 250~500mg/L 的消毒液擦拭,作用 15~30min。或选用复方胍类或醇类消毒剂擦拭,作用 15~30min。

2. 要求 普通病区每天消毒 1 次,传染病区每天消毒 2 次或更多。墙面无明确污染时不必消毒,不常用的用品用后消毒,不必每天消毒。

(三)卫生洁具的消毒

卫生洁具包括便器、痰盂、痰杯等,每次用后需进行消毒。卫生洁具用后,用有效溴(氯)含量为 1 000mg/L 的消毒液浸泡 30min,用净水冲洗后晾干备用。

(四)床单位的消毒

1. 消毒方法 采用床单位消毒器消毒,按国家卫生健康委员会批准的说明书操作。

2. 要求 每个病人出院后,对其用过的床单位消毒一次。

第三节　不同对象的消毒方法

不同对象有不同的消毒方法,本节主要从地面消毒,餐(饮)具消毒,皮肤、黏膜消毒,污染物消毒,污水和粪便消毒等几方面进行介绍。

一、地面消毒

感染高风险的病房与部门,如手术部(室)、产房、导管室、洁净病房、骨髓移植病房、器官移植病房、重症监护病房、新生儿室、血液透析病房、烧伤病房、感染疾病科、口腔科、检验科、急诊等的地面应保持清洁、干燥,每天进行消毒。

地面无明显污染时,应每天湿式清洁;当地面受到病人血液、体液等明显污染时,先用吸湿材料去除可见的污染物,再用有效氯含量为 400~700mg/L 含氯消毒剂擦拭或喷洒消毒。地面消毒的顺序:先由外向内喷洒一次,喷药量 100~300ml/m²,消毒完毕后,再由内向外重复喷洒一次,每次消毒作用时间不少于 30min。擦拭地面的地巾不同病房及区域之间应更换,使用后集中清洗干净,在 500mg/L 有效氯消毒剂中浸泡 30min,冲净消毒液,干燥备用。

二、餐(饮)具消毒

清除剩余食物后,采用煮沸消毒或流通蒸气消毒的方法,消毒 15min 以上;还可用红外消毒柜消毒;也可用有效氯含量为 500mg/L 含氯消毒剂浸泡 30min,浸泡后要彻底的冲洗干净,晾干备用。

三、皮肤、黏膜消毒

皮肤被病人血液、体液等分泌物或其他污染物污染时,应立即先使用洗手液(或肥皂)在流水下冲洗清除污染物,再取用 75% 酒精进行擦拭消毒;醇类过敏者,可选用季铵盐类有效的非醇类手消毒剂;特殊条件下,也可使用 0.5% 碘伏、3% 过氧化氢消毒剂或 0.05% 含氯消毒剂擦拭或浸泡双手。黏膜被污染时,应使用 0.9% 氯化钠液体或 0.05% 碘伏进行冲洗消毒。

四、污染物消毒

少量病人血液、体液、分泌物和呕吐物可使用一次性的吸水材料(如纱布、抹布、吸水纸等)蘸取有效氯含量为 5 000~10 000mg/L 含氯消毒剂(或能达到高水平消毒的消毒湿巾)清除。大量污染物时应使用含吸水成分的消毒粉漂白粉完全覆盖,或用一次性吸水材料完全覆盖。再使用有效氯含量为 5 000~10 000mg/L 含氯消毒剂喷洒在一次性吸水材料上,作用 30min 以上,清除干净。清除过程中避免接触污染物,清理的污染物按照医疗废物集中处理。如病人的分泌物或呕吐物使用专门的容器收集,用有效氯含量为 20 000mg/L 含氯消毒剂,按物、药比例 1:2 浸泡消毒 2h。清除污物后,应对环境表面进行彻底的消毒。盛放污物的容器使用有效氯含量为 5 000mg/L 含氯消毒剂浸泡 30min,再冲洗干净,晾干备用。

五、污水和粪便消毒

医疗污水和日常生活产污水在进入市政排水管网前,需要集中收集,进行消毒处理。定期投放含氯消毒剂,消毒一个半小时后,总余氯量应达到 10mg/L,才可排入市政排水管网。

具有独立化粪池时,每日早中晚向化粪池中投放消毒剂干粉各一次,视情况可增加投放次数,尽量搅匀,消毒时间 2h 后,方可排入市政排水管网。无独立化粪池时,使用专门的容器收集排泄物,用有效氯含量为 20 000mg/L 含氯消毒剂,按粪、药比例 1:2 浸泡消毒 2h 后方可排放。若有大量稀释排泄物,应用有效氯含量为 70%~80% 的漂白粉精干粉,按粪、药比 20:1 加药后充分搅匀,消毒 2h。

六、医疗废物处置与消毒

1. 处置 医疗废物指为病人进行诊疗、治疗及护理过程中产生的废弃物,分为感染性废物、病理性废物、损伤性废物、药物性废物及化学性废物。原则上医疗废物不得混合收集,不得混入其他废物和生活垃圾中;盛放医疗废物的容器必须有警示标识,密闭加盖;垃圾袋要有颜色区分:医疗废物为黄色垃圾袋、生活垃圾为黑色垃圾袋、锐器装入锐器盒内;分类收集的医疗废物达到专用包装袋或容器的 3/4 时,应当及时将其严密封口,一般采用鹅颈式捆扎法,贴上专用标签,放入加盖的周转箱内;包装破损或被污染时,应增加一层包装,特殊感染的医疗废物应双重包装,与普通医疗废物分开放置。与运送人员应共同清点废物种类、数量,填写医疗废物转运三联单,记录内容包括日期、科室、废物类别、重量、袋数、交接时间等项目,确认无误后双方签字。医疗废物转运三联单由医疗废物产生部门、医疗废物转运人员、暂存管理部门各自保留一份,保存时间 3 年以上。

2. 消毒 对破损针管、针头、血标本及动物尸体、截肢、切除脏器及病理标本等,应用专用焚烧炉焚烧;皮管、敷料、压舌板也可堆放燃料,浇上汽油或酒精充分燃烧。一次性注射器、一次性输液(血)器及输血袋用后应浸泡于 1 000mg/L 含氯消毒剂中。对在使用过程中可能回血的部位,应吸入消毒液使其充分接触,作用 2h 以上,然后取出毁形。

七、急救车辆消毒

救护车转运病人时应开窗通风,保持空气的有效交换;传染病病人离开车辆后做终末消毒。

1. 医疗舱内环境消毒 可用 0.5% 过氧乙酸水溶液加入小型电动气溶胶喷雾器或 5%~7.5% 过氧化氢消毒剂(7ml/m³)加入喷雾消毒机进行喷雾消毒,密闭医疗舱不少于 1h 后开门、开窗通风。

2. 物体表面消毒 医疗舱内物体表面和转运工具无肉眼可见污染物时,医疗舱内环境可在无人情况下用车内固定紫外线灯照射不少于 1h(安装紫外线灯数量按不少于 1.5W/m³ 安装);也可使用不低于 1 000mg/L 有效氯的含氯消毒剂擦拭消毒,作用不少于 30min 后需对易腐蚀物品用清水洗净或擦拭。若有可见污染物时,先使用一次性的吸水材料(如纱布、抹布、吸水纸等)蘸取有效氯含量为 5 000~10 000mg/L 含氯消毒剂(或能达到高水平消毒的消毒湿巾)完全清除污染物,然后再用有效氯含量为 1 000mg/L 含氯消毒剂进行喷洒或擦拭消毒,作用 30min 后清水擦拭干净,或用有效的消毒湿巾擦拭消毒。

3. 救护车外表面消毒 救护车外表面易被污染的部位如车门外把手,使用 75% 酒精或不低于 1 000mg/L 有效氯的含氯消毒剂擦拭。

4. 救护车内医疗物品消毒 固定在医疗舱内的仪器设备在进行消毒前用透明塑料袋

罩住,消毒完毕后将罩在仪器设备上的塑料袋摘去,再用75%乙醇或有效氯含量不低于1 000mg/L的消毒剂擦拭消毒,作用不少于30min后,清洗擦拭备用。体温计、血压计袖带用有效氯含量为1 000~2 000mg/L消毒剂溶液浸泡不少于30min,然后清洗晾干备用。听诊器、监护仪显示屏、除颤仪电极板等用75%乙醇擦拭消毒。医疗文书及纸质文件放入臭氧消毒柜中进行30min消毒。

八、医务人员手消毒

各种诊疗、护理活动都离不开医务人员的双手,如果手卫生不良,即可直接或间接导致医院感染事故的发生。因此,洗手是控制医院感染最简单、有效、方便的方法。

手卫生是医务人员在从事职业活动过程中的洗手、卫生手消毒和外科手消毒的总称。洗手是医务人员用流动水和洗手液(肥皂)揉搓冲洗双手,去除手部皮肤污垢、碎屑和部分微生物的过程。包括机械去污和化学去污。

1. 外科手消毒　外科手消毒是外科手术前医护人员用流动水和洗手液揉搓冲洗双手、前臂至上臂下1/3,再用手消毒剂清除或者杀灭手部、前臂至上臂下1/3暂居菌和减少常居菌的过程。

(1)冲洗手消毒方法:取适量的手消毒剂涂抹至双手的每个部位、前臂和上臂下1/3,并认真揉搓2~6min,用流动水冲净双手、前臂和上臂下1/3,无菌巾彻底擦干。流动水应达到《生活饮用水卫生标准》的规定。手消毒剂通常可选用5 000mg/L碘伏消毒剂或5 000mg/L氯己定醇溶液加入适当表面活性剂。

(2)免冲洗手消毒方法:取适量的免冲洗手消毒剂涂抹至双手的每个部位、前臂和上臂下1/3,并认真揉搓直至消毒剂干燥。手消毒剂的取液量、揉搓时间及使用方法遵循产品的使用说明。

(3)刷洗后消毒法:在常规洗涤剂刷手基础上,水冲洗、擦干,取无菌纱布块蘸5 000mg/L碘伏消毒剂3~5ml将手由指尖向上擦拭至前臂,更换纱布蘸取碘伏再擦拭一遍,无菌巾擦干。

2. 卫生手消毒　指医务人员用手消毒剂揉搓双手,以减少手部暂居菌的过程。包括以下几种方法:

(1)加消毒剂法:在洗涤剂中加入消毒剂,如含碘肥皂、含酚肥皂、含氯己定肥皂等。效果比普通洗涤剂法好,但不稳定。

(2)消毒巾擦拭法:将手洗干净,用消毒巾擦拭或检查病人后直接用其擦拭。效果与浸泡法相当,方法简单,适合于洗手不方便的情况。消毒巾可采用干燥的清洁毛巾或纸巾用有效氯含量为250mg/L的消毒液或500mg/L过氧乙酸浸湿,置于料袋内供当天使用,也可使用合格的消毒纸巾产品。

(3)快速手消毒剂擦拭法:含有氯己定、季铵盐、三氯羟基二苯醚的各类消毒剂醇溶液,用于浸湿纸巾,制成喷雾剂或直接浸泡,也可用含有上述成分护肤因子的手消毒凝胶。

(4)碘伏擦拭法:用流水洗去手上污物后擦干,用2 500mg/L碘伏消毒剂放于掌心进行搓擦不少于1min即可。

(5)复合碘皮肤黏膜消毒剂:用流动水洗去手上污物后擦干,用碘含量为1 500mg/L的复合碘皮肤黏膜消毒剂原液(双癸基二甲基氯化铵含量不高于2 000mg/L)放于掌心进行搓擦 1min 即可。

3. 要求 外科手消毒后,菌落总数应≤5cfu/cm²,一般医务人员手的消毒后,细菌总数应≤10cfu/cm²。

第四节 医院消毒供应中心管理

医院消毒供应中心(Central Sterile Supply Department,CSSD)承担着医院各科室所有重复使用诊疗器械、器具及物品的清洗消毒、包装灭菌以及无菌物品供应的工作,是医院预防和控制医院感染的重要部门。随着医疗水平的不断发展,重复使用的诊疗器械呈现种类繁多、涉及科室广、周转快、器械结构复杂的特点,为消毒供应中心的工作提出了更高的要求。

一、基本要求

(一)建筑布局的基本要求

医院消毒供应中心的新建、扩建和改建应遵循医院感染与防控的原则,遵循国家法律、法规的要求和职业防护的相关要求,充分论证后方可实施。消毒供应中心的选址要求接近手术室、产房和临床科室,或与手术室有物品直接传递的通道;周围环境应清洁、无污染源、避开垃圾暂存处等。

消毒供应中心应有四大出入口:人员入口、污物接收口、清洁物品接收口和无菌物品发放口。四大出入口确保人员、物品不交叉,污物、洁物不交叉。消毒供应中心分为四大区域:辅助区域(更衣室、值班室、办公室、会议室等)是工作人员办公休息的场所;去污区(接受大厅、全自动清洗区和手工清洗区等)是污染物品回收、清点、分拣、清洗和消毒的区域;检查、包装及灭菌区(单独的辅料打包区),在此区域内进行清洁物品的检查、打包和高压或低温灭菌;无菌物品存放区是高水平消毒及灭菌物品的储存及发放的区域。三大工作区域要有实际屏障,区域之间可通过设备或传递通道实现物品的传递。消毒供应中心的四大区域划分,各区域面积比例可按以下比例划分:去污区占消毒供应中心总面积的30%;检查、包装及灭菌区占消毒供应中心总面积的40%;无菌物品存放区占消毒供应中心总面积的20%;生活办公区占消毒供应中心总面积的10%。

(二)环境的要求

遵循物品由污到洁、空气流向由洁到污的基本原则。机械通风时,去污区应保持相对负压,检查、包装及灭菌区保持相对正压。工作区域的天花板、墙壁应无裂隙,地面与墙面踢脚及所有阴角均应为弧形设计;电源的插座应防水安全;地面应防滑、易清洗、耐腐蚀,且应平整;地漏应采用防返溢式,下水道出口应采取防鼠措施;污水应集中排入医院污水处理系统,且排放管内径应大于入水管内径。消毒供应中心的集中空调通风系统应定期检查,空气处理机组和新风机组应保持清洁,如遇特殊污染时及时更换,并用消毒剂擦拭回风口内表面。净化系统应遵循使用说明书进行维护和保养。

(三)水、电、蒸汽的要求

1. 供电系统 消毒供应中心的室内供电系统应该有220V、380V两路供电,电源应有接地系统,具有独立的配电间或电箱,以便更好地保障各种设备的正常运行。消毒供应中心的弱电系统包括内部的通信、网络端口等,如各区域应安装电话、门禁系统等,以方便工作之间的沟通,减少人员的走动。

2. 供水系统 消毒供应中心应有冷热自来水、软水、纯水的供应,同时应有水处理系统。洗涤用水应符合相关要求,自来水主要用于回收后器械、器具及物品的预处理;热水便于满足手工清洗用酶所需水温;使用软水可防止结垢,降低对器械及设备的腐蚀损坏;终末漂洗用水的电导率应为 $15\mu S/cm(25℃)$。其供水管路宜采用不锈钢材质,出水量应满足每日设备运行所需要水量,保证适当的水压,水压过低影响设备的运行,水压过高存在安全隐患。

3. 蒸汽系统 消毒供应中心的蒸汽可以由医院的锅炉房集中供应,也可由独立的洁净蒸汽发生器产生。若为医院集中供汽,应为单独的蒸汽管理,以确保蒸汽传输过程的洁净度,必要时安装减压系统、汽水分离器等,保障灭菌物品的质量,防止灭菌失败及湿包发生。

(四) 仪器、设备的配置

消毒供应中心的设备、设施包括各种清洗消毒器、灭菌器、干燥柜、超声清洗机等设备,以及高压水枪、高压气枪、各种容器、清洗工作站等设施。消毒供应中心的污染物品、清洁检查的物品、包装物品及灭菌物品应严格分区放置,采用 304 或 316 不锈钢材质的操作台面,便于清洗和擦拭,不易积累污垢、滋生细菌。另外,器械检查、包装区应配备器械柜、辅料柜、包装材料切割机、医用热封机、带光源的放大镜、绝缘检测仪等。各种设备及设施的配置和放置应满足工作方便的需要,符合医院感染控制的要求。

二、消毒供应技术的工作流程

消毒供应中心的工作流程(十个环节):回收—分类—清洗—消毒—干燥—器械检查与保养—包装—灭菌—储存—发放。

(一) 回收

回收是将污染的可重复使用的器械、器具及物品清洗收集的工作过程,包括使用后器械的预处理、密封后的暂存、消毒供应中的集中运送等环节。回收工作是器械处理流程的起始点,及时、高效的回收工作,有利于提高消毒供应中心整个工作流程的效率,加快器械的处理和使用的周转效率。

1. 回收的原则

(1)使用科室应对使用后的器械、器具和物品进行及时封闭存放,避免干燥。对于污染较多的器械进行擦拭或简单的冲洗。并标记器械、物品的名称及数量,便于消毒供应中心工作人员的交接。

(2)避免在使用科室清点、核对污染的器械和物品,以便减少交叉感染概率。

(3)使用后的一次性物品及锐器,使用科室及时去除,以免发生职业暴露。

(4)回收工具应符合消毒隔离的原则,防止交叉感染,通常有两种使用方式。一种方式为污染物品回收容器和无菌物品运送用具分开固定使用。另一种方式为污染物品回收用具使用后,经过清洗、消毒,达到低水平以上消毒质量,可以用于无菌物品的运送。

(5)回收后,回收人员与清洗人员交接物品,并清点、核对包内物品是否齐全。

2. 注意事项 回收工作人员严格执行预防措施,穿着工装、佩戴圆帽及口罩,视所有回收的诊疗器械、器具和物品都具有感染性。并配备手消毒剂,便于操作过程中进行手卫生消毒。回收和下送的用具,每次使用后应清洗、消毒、干燥备用;回收用具按照低度危险物品的要求,采用低水平消毒的方法。

(二) 分类

分类工作即污染的器械、器具和物品运送到消毒供应中心的去污区,进行清点、检查、分类和装卸的程序。

1. 分类原则

(1)去污区的环境整洁、光线充足。具备器械分类操作台、器械清洗篮筐、清洗架、转运车等。

(2)严格执行手卫生消毒及职业防护要求,清点工作要求佩戴圆帽及口罩(须遮盖全部头发)、穿隔离衣(防水型)、戴手套、穿污染区专用鞋。禁止裸手接触污染的器械,防止发生职业暴露。

(3)根据器械的不同材质、性状、精密程度、污染状况进行分类。

2. 分类工具及注意事项

(1)清洗篮筐可用于装载各类器械,是器械清洗、分类、无菌包装的主要工具。

(2)器械的轴节充分打开,可拆卸的器械在指导手册的规定下拆卸到最小化,细小的器械使用精密篮筐。

(3)金属材质和玻璃器皿不应放在同一个清洗篮筐中,避免清洗中损坏。

(4)塑料材质等管腔类器械不使用润滑剂,且干燥时间长。

(三) 清洗

清洗指去除医疗器械、器具和物品上的污染物的全过程,包括冲洗、浸泡、洗涤、漂洗和终末漂洗。

1. 清洗原则

(1)耐水洗、湿热材料的器械首选机械清洗;不耐水浸泡、湿热的精密、复杂器械采用手工清洗方法;污染严重的器械应先预处理,再进行常规清洗;精密器械的清洗,应遵循生产厂家说明书或指导手册进行处理。

(2)器械去污的程序为先清洗、再消毒。

(3)器械清洗后必须符合清洗质量标准:器械表面及其轴节、齿牙处应光洁,无血渍、污渍、水垢等残留物质和锈斑;功能完好,无损坏。

2. 清洗方法及注意事项 诊疗器械、器具和物品的清洗方法包括手工清洗和机械清洗,两种清洗方法适用范围不同,一般根据器械的不同材质、不同污染程度选择不同的清洗方法。

(1)手工清洗:适用于器械的预处理,针对性地去除器械上的血渍、污渍、锈迹、水垢、化学药剂残留、医用胶残留等;主要用于不能采用机械清洗方法的精细器械清洗。手工清洗的方法有:

1)冲洗:用于洗涤前的初步去污或去除化学清洁剂的漂洗,必要时使用压力水枪、气枪进行管腔清洗。

2)浸泡:将污染器械浸泡在水或含有清洁剂液体中,使黏附在器械上的干涸污渍软化、分解。

3)洗涤:使用清洁剂浸泡后进行擦洗和刷洗。其中,擦洗指将软巾浸泡在含清洁剂溶液内对污染器械进行擦拭,或使用蘸有清洁剂的软布直接擦拭。刷洗是使用专业的清洁刷刷洗器械。刷洗方向要与齿牙的纹路方向一致;刷洗管腔类器械时,选择合适型号的毛刷。

4)漂洗:将物品置于流动水下冲洗,充分去除污染物、清洗剂和除锈剂。

5)终末漂洗:在纯化水或蒸馏水下冲洗。

手工清洗注意事项:结构复杂的器械应拆卸后再清洗;手工清洗后的器械应放置在专用的托盘内,与污染器械分开放置,避免二次污染;清洗池、清洗用具应每天清洁与消毒。

(2)机械清洗:机械清洗消毒设备是供应中心最主要的设备之一,不仅清洗质量高,工作效率高,还能保护工作人员的安全,特别适合各种钳、镊、剪手术器械及穿刺针等锐利器械的清洗。主要有喷淋清洗消毒器和超声波清洗机。

1)喷淋式清洗消毒器:适用的材质有金属、橡胶、塑料、玻璃、乳胶等。将器械放入清洗机内,选定清洗程序,一般为预清洗—洗涤—漂洗—终末漂洗—热风干燥。

操作注意事项:设备操作遵循厂家的说明书;不应随意改变清洗设备的程序和参数;每次使用前检查喷淋壁转动是否灵活,出水是否通畅;定时观察和检查清洗剂的使用情况。

2)超声波清洗:利用超声波的空化作用,使表面污垢剥离,适合精密、复杂、管腔器械的清洗。将器械放在超声机专用的篮筐中,浸没在水面以下,盖上盖子;设定清洗时间 5 ~ 10min;按下启动开关,设备运行。

操作注意事项:设备操作遵循厂家的说明书;超声时间 3 ~ 5min,不宜超过 10min;不宜清洗塑胶类软材质的器材。

(四)消毒

器械清洗后,进行消毒处理。器械的消毒应达到高水平消毒质量,即污染器械上自然微生物数量减少 90% 以上,并不得检出病原微生物。

1. 消毒原则

(1)接触皮肤、黏膜的诊疗器械、器具及物品应进行消毒处理。

(2)耐湿、耐热的器械、器具及物品,应首选物理消毒方法。消毒后直接使用的诊疗器械、器具及物品,湿热消毒温度设为 90℃,时间 5min 或 A_0 值达到 3 000;消毒后需要继续灭菌处理的器械、器具及物品,湿热消毒温度设为 90℃,时间 1min 或 A_0 值为 600。

(3)不能耐受湿热消毒的器械、器具及物品,可采用化学消毒的方法。

(4)清洗质量要有监测,留存清洗消毒器的运行记录。

2. 消毒方法及注意事项

(1)煮沸消毒:利用煮沸消毒器进行湿热消毒的方法。用于耐高温、耐湿材质的器械、器具及物品消毒,包括不锈钢等金属类、玻璃类、一些耐高温的塑胶类材质的器械。

煮沸消毒注意事项:物品煮沸消毒前必须先清洁;煮沸用水需要用蒸馏水或纯水,避免物品上有水碱;中途放入物品时,应按照最后放入器械时间计算消毒时间;煮沸消毒物品要及时取出,以免生锈;玻璃类应冷水时放入;橡胶类水沸后放入,以免橡胶变软;所有物品必须浸在水面以下,煮沸消毒器盖子严密;每次所放入消毒物品量不应超过煮沸消毒器容量的 3/4。

(2)酸化水消毒:适用于包装前器械的消毒、内镜的消毒等。酸化氧化电位水具有较强的氧化能力,对各种微生物有较强的杀灭作用,适用范围广、不留残毒、对环境无污染。但酸化氧化电位水对光敏感,稳定性不高,对铜、铝和碳钢有轻度腐蚀性。

酸化水消毒注意事项:酸化氧化电位水生成器放在干燥、通风良好且没有阳光直射的场所;现用现配,只能用原液;每次使用前应在出水口分别测定 pH、有效氯含量、氧化还原电位(ORP)值,pH 2.0~3.0,有效氯含量 50~70mg/L,氧化还原电位(ORP)1 100mV;对不锈钢以外的金属物品有腐蚀性,应慎用;酸化氧化电位水不可饮用,如不慎入眼,应立即用水冲洗;每半年应清理一次电解质箱和盐箱。

(3)含氯消毒剂消毒:含氯消毒剂是指在水中产生具有杀菌活性的次氯酸,杀菌谱广、能有效杀灭多种微生物和原虫,对金属有腐蚀作用,器械消毒时不宜选用。

(4)醇类(乙醇):乙醇能吸收细菌蛋白水分,使其脱水变性凝固,从而达到杀灭细菌的目的。75%的乙醇与细菌的渗透压相近,可以向菌体内部渗入,杀死细菌。乙醇为中效消毒剂,能够杀灭细菌繁殖体、结核分枝杆菌及大多数真菌和病毒,但不能杀灭细菌芽孢,短时间不能灭活乙肝病毒。对金属无腐蚀性。乙醇易燃,忌明火,乙醇易挥发,用后盖紧,置于阴凉处保存。

(五)干燥

干燥指经过清洗、消毒的器械、器具和物品,进一步去除残留水分的过程。水是细菌滋生的基本条件,最易滋生真菌;残留的水分可以引起器械锈蚀,缩短器械的使用寿命。

1. 干燥原则

(1)清洗后的器械、器具和物品及时干燥处理。

(2)不应采用自然干燥的方式,宜首选设备干燥。

(3)根据器械的材质选择合适的干燥温度,金属类干燥温度 70~90℃;橡胶类干燥温度 65~75℃。

(4)穿刺针、管腔类器械可以在干燥设备处理后,再使用气枪进行干燥。

2. 注意事项

(1)使用气枪干燥时,避免气枪口朝向操作人员。

(2)穿刺针等锐器进行干燥时,防止针刺伤。

(3)过长的管腔器械不宜使用压力气枪进行处理。

(4)根据器械的材质选择适宜的干燥时间,一般金属器械 20min,塑胶类 40min。

(六)器械检查与保养

器械的清洗质量是保证灭菌质量的基础,经过清洗、消毒、干燥的器械,在包装前,应检查清洗质量、功能状态,并对器械进行保养。

1. 器械检查与保养的原则

(1)器械包装前应检查每件器械的清洗质量和器械结构及功能的完整性,应使用目测法或带光源的放大镜对器械进行检查。

(2)应检查器械表面及其轴节、锯齿、锁扣及管腔是否光洁,无血渍、污渍、水垢的残留物质和锈斑;功能是否完好,无毛刺或缺口,无裂缝或损坏。

(3)清洗质量不合格的器械不得包装,应重新清洗;有锈迹的器械应进行除锈处理;功能不全或损毁的器械应及时更换。

(4)装有铰链或移动元件的器械都必须在每次使用后进行保养。

(5)润滑剂应适用于不锈钢手术器械,与灭菌处理兼容的水溶性润滑剂。

2. 器械检查与保养的注意事项

(1)按照器械厂家维护保养方法处理。

（2）有腐蚀现象或功能损坏的器械及时更换。

（3）盛装润滑剂的容器必须是清洁的,防止润滑剂的污染。

（4）按照润滑剂说明书的稀释比例配制,稀释剂应使用纯水或蒸馏水。

（七）包装

包装是指待灭菌的医疗器械的包装材料和包装物。包装的目的在于建立无菌屏障,确保器械物品在灭菌后预期的使用、储存、运输等过程中保持无菌。

1. 常用的包装材料

（1）纺织材料:用于灭菌的纺织材料,目前主要是棉布。标准灭菌包所使用的均为每平方英寸(1 英寸＝2.54 厘米)140 根纱的、未漂白的、双层厚度的棉布。新棉布在使用前应先清洗;包装前必须在有灯的桌子上检查包布,有破损的包装材料不应使用;不可以缝补后使用,注意使用次数。

（2）医用包装纸:包括平纸、皱纹纸。医用包装纸由木浆和纸浆制成。具有良好的透气性,由良好的阻菌性和防潮性。适用于多种器械的包装。严格检查封口的密闭性。

（3）无纺布:为非织造包装材料,由塑料聚合物、纤维素纤维制成,主要材质是聚丙烯。无纺布是一次性使用的,不可重复使用。灭菌无纺布的标准应遵循 YY0698 的行业标准,无纺布的质量关键是微生物的屏障性能是否完好。

（4）纸塑复合袋:由一层纸和一层聚酯(PET)与聚丙烯(PP)塑料复合膜组合而成,为既透气又有可视功能的无菌屏障系统,必须采用专用的封口机密封。

（5）硬质容器:可以反复使用的刚性无菌屏障系统。灭菌盒由底座和匹配的盖子组成,两者之间有密封圈;硬质容器每次使用后应清洗、消毒。

2. 包装要求 灭菌物品包装方式分为闭合式包装和密封式包装。使用棉布、无纺布、皱纹纸包装材料时采用闭合式包装,使用预成型的纸袋、纸塑复合袋包装材料时采用的密封式包装。包外应设有灭菌指示物,包内放置化学指示物。

（1）闭合式包装:将器械包装好一层后,再进行第二层包装,将开口反复折叠形成一弯曲路径,并采用专用胶带封闭。封包胶带长度与灭菌包的重量、体积相适应,松紧适宜。不能使用别针、绳子封包。

（2）密封式包装:密封式包装通常采用热封的方法。封口处的密封宽度为 6mm,包内器械距离包装袋封口处宽度 2.5mm,封口处与袋子的边缘距离应为 2mm,便于使用者撕开包装。每次使用热封机前,应先对热封机进行监测,确保密封有效。

（3）硬质容器:硬质容器具体操作和使用,应遵循生产厂家的使用说明书或指导手册。开放式的储槽不属于硬质容器,不能作为灭菌物品的包装。

（八）灭菌

灭菌的方法包括物理灭菌和化学灭菌两类。消毒供应中心使用的灭菌设备主要为压力蒸汽灭菌器、环氧乙烷灭菌器、过氧化氢等离子灭菌器等。灭菌操作人员需要严格执行灭菌操作规程和进行全面的灭菌过程质量监测和质量追溯。

1. 灭菌方法的选择

（1）进入人体无菌组织、器官、腔隙或接触人体破损的皮肤、黏膜、组织的诊疗器械、器具和物品应进行灭菌。

（2）耐湿、耐热的器械、器具和物品,应首选压力蒸汽灭菌。如金属类、玻璃类、橡胶类等。

（3）耐热的油剂类和干粉类应采用干热灭菌。

（4）不耐热、不耐湿的物品应采用低温灭菌方法,如环氧乙烷灭菌器、过氧化氢等离子体灭菌器等。

2. 各种灭菌设备的操作原则　各种灭菌设备的灭菌原理和设备的技术水平虽然不同,但都有共同的操作程序,包括设备运行前的准备、物品的装载、设备运行操作、无菌物品的卸载、灭菌效果的检测等。

（1）设备运行前的准备:每天设备运行前应进行安全检查,保证设备正常使用。

1）设备的显示器、仪表、打印装置处于完好备用状态。

2）灭菌器柜门密封圈平整无损坏,柜门安全锁扣灵活、安全有效。

3）电源、水源、蒸汽、压缩空气等备用状态。

4）检查灭菌器柜内清洁、冷凝水排水出口清洁。

5）根据灭菌器的使用说明,设备运行前是否需要预热。

6）预真空压力蒸汽灭菌器应在每日开始灭菌运行前空载进行布维-狄克（BD）试验。

（2）物品装载:将待灭菌物品摆放在灭菌架上的操作。

1）各种灭菌设备使用专用的灭菌架或篮筐进行灭菌,物品不应接触灭菌腔壁或门。

2）宜将同材质的器械、器具和物品,同批次进行灭菌。

3）压力蒸汽灭菌时,灭菌包之间留有空隙,至少相隔 2.5cm,以利于蒸汽置换空气。

4）压力蒸汽灭菌时,纺织类物品应放置上层;硬质容器的手术器械盒放置于下层;难于灭菌的大包放在上层,易于灭菌的小包放下层。手术器械盘应平放,保持器械均匀分布不混乱。纸袋、纸塑包装应侧放在灭菌篮筐中。盆、碗类物品开口朝向一侧;玻璃瓶、镊子筒等底部无孔的器皿应倒立或侧放。

（3）设备运行操作:指装载物品后启动设备,至设备运行结束的全过程。重点是进行物理监测、记录。

1）操作人员应巡视和观察设备的运行情况:仪表的参数、曲线图等。

2）灭菌设备每次运行都要进行物理检测,打印运行数据,确认是否和参数一致。

3）及时处理报警故障等问题,确保设备的安全运行。

（4）无菌物品的卸载:将完成灭菌过程的无菌物品卸载的过程。

1）压力蒸汽灭菌的物品应冷却>30min,降至室温后方可移动。

2）低温灭菌的卸载,应注意化学药物排残、通风的要求和时间,做好个人防护。

3）应避免无菌包卸载过程的损坏和污染。

（5）灭菌效果检测:灭菌结束后灭菌操作人员与核对人员进行灭菌质量确认,并记录。

（九）储存

消毒供应中心的无菌物品储存区是“存放、保管、发放无菌物品的区域,为清洁区域”。无菌物品是由消毒供应中心处理的重复使用的无菌医疗器械、器具。

1. 储存的原则

（1）接触无菌物品前应先洗手或手消毒。

（2）每日复核无菌物品的有效期、杜绝出现过期物品。

（3）按照“先进先出”的原则摆放物品。灭菌后物品分类存放,不得堆放或混放。

（4）消毒物品应设专架存放,并设置标识。

2. 环境及设施要求

（1）环境要求:无菌物品存放区的温度<24℃,相对湿度<70%。无菌物品储存环境保持清洁整齐,内不通风,采光良好,无可见的灰尘。

（2）储存设备:无菌物品储存、运输必须借助于专用的设备,包括储物架(柜)、车、塑料密封箱等。

无菌物品的存放设施宜选用耐腐蚀、表面光滑、耐磨的材质,如不锈钢材质。无菌物品存放架(柜)应距离地面高度≥20cm,离墙壁≥5cm,与天花板应保持≥50cm的距离。

（十）发放

发放指将储存的无菌物品,发放至使用部门时,进行的无菌物品质量确认检查、配装、运送等操作。

1. 发放的原则

（1）无菌物品的发放应遵循"先进先出"的原则。

（2）严格查对制度,发放时应确认无菌物品的有效性。植入物及植入性手术器械应在生物检测合格后,方可发放。

（3）实行下收下送制度,及时供应无菌物品。

（4）无菌物品的发放应可追溯。

2. 注意事项

（1）紧急情况下灭菌植入物时,使用含第5类化学指示物的生物PCD进行监测,化学指示物合格可提前放行,生物监测的结果应及时通报使用部门。

（2）发放过程中,无菌物品落地、包装破损、湿包等情况,不得发放。

（3）运送无菌物品的器具使用后,应清洁处理,干燥存放。

第八章

自然灾害防疫消毒

　　自然灾害是由于大气、地质及水文等原因引起的灾难性事件。通常包括地震、火山爆发、山体滑坡、海啸、台风、洪水、冰雹、雪灾与旱灾等。自然灾害和事故发生后,生态环境遭到破坏,人民生命和财产受到严重威胁,在一定范围或一定程度上剥夺了人类生存的基本要素,改变了人们的生活方式,同时也形成了传染病易于发生和流行的条件,往往会伴随卫生、传染病等问题的出现。正所谓大灾之后有大疫。因此,在抢救人民生命及财产之外,还要充分重视灾后防疫工作,预防传染病的发生和流行,开展现场防疫消毒是自然灾害后的重要工作内容之一。

第一节　灾后防疫消毒的原则和对象

一、灾后防疫消毒原则

　　1. 灾后防疫消毒的时机　　通常情况下,在灾情发生一周之后,有针对性地及时开展清洁卫生与防疫消毒工作,以消除灾害对人类健康的不良影响。

　　2. 消毒方法的选择　　消毒工作应在消毒专业人员指导下由有关单位和人员进行,尽可能选择消毒效果可靠、简便易行、对人畜安全、对环境没有严重污染的消毒方法。

　　3. 消毒剂的使用剂量　　在保证消毒效果的前提下,尽量使用较低剂量。

　　4. 消毒对象的确定　　根据灾情及当地传染病发生风险制订防疫消毒方案,以病原体可能污染的范围为依据确定消毒范围和对象。

　　5. 消毒的个人防护　　消毒人员采取生物安全二级防护,戴口罩、帽子、手套、护目镜,穿隔离衣和胶靴等。

二、预防性消毒对象

　　1. 灾区内群众使用的饮用水及其他临时供水设施设备供应的饮用水。

　　2. 灾区内公共使用的餐(饮)具。

　　3. 运送外伤性伤员、遇难者遗体的车辆、工具及工作人员的手。

　　4. 重点环境、场所

　　(1)医院的医疗废物存放处、污水、公共场所及临时诊疗场所。

　　(2)中、小学临时教室、幼儿园临时教室、活动室、玩具、临时餐厅和厨房。

（3）食品生产、加工、销售、存储场所，受到破坏的家畜、家禽、水产品养殖场所和屠宰场所。

（4）已腐烂的尸体及其周围 2m 范围内被污染的环境，遇难者遗体和动物尸体集中掩埋场所。

（5）临时避难所和临时安置点（居民聚集居住的场所、室内公共活动场所、公用物品、公共厕所等）环境和物体表面。

（6）由专业人员现场调查后确定的其他环境、场所和对象。

三、不需要进行预防性消毒的对象

1. 地震造成的普通建筑物废墟。
2. 未腐烂的遇难者遗体。
3. 进入灾区参与救灾或撤离的车辆、人员、物品。
4. 灾区内的道路、地面、室外空气。
5. 临时安置点产生的日常生活垃圾、粪便。

注：不需要进行预防性消毒，但应进行无害化处理后排放。

第二节　灾后预防性消毒工作程序

一、了解现场情况

预防性消毒工作应在消毒专业人员指导下由相关单位和人员进行，消毒人员到达灾区现场后，首先进行现场调查，可根据当地灾情具体情况、污染程度、范围以及可能发生传染病流行趋势确定待消毒对象的种类、性质、数量及消毒方法。

二、现场操作准备

消毒前应穿戴好工作衣、帽、口罩、手套，备好防护用具，进行现场观察，估计污染情况，阻止无关人员进入消毒区，并按面积或体积、物品种类、数量多少，正确选择消毒剂种类和拟采取的消毒方法，计算所需配制的消毒剂用量，并注意所用消毒剂有效成分含量，保证配制消毒剂的有效含量。

三、消毒前样品采集

必要时在实施消毒前应由检验人员先对不同的消毒对象采集样品，送实验室检验，以了解消毒前污染情况。

四、室内消毒前准备

室内消毒前，应先关闭门窗，保护好水源（盖好水缸等），取出食物、厨具等，并将不需要消毒的食品、餐（饮）具及衣被等物储藏好。喷雾有刺激性或腐蚀性消毒剂时，消毒人员应戴防护口罩和防护眼镜。

五、实施消毒

消毒时应主要对被洪水污染的门、地面、墙壁、家具等物体表面进行喷洒消毒。以表面湿润为度。室内消毒完毕后,对室外其他可能污染处,如走廊、楼梯、厕所表面、下水道口等进行消毒。对室外大环境进行消毒时,应注意让消毒液覆盖需要消毒的部位,以达到润湿为度。

六、消毒后工作

消毒工作完毕后,应填写好预防性消毒工作记录表。格式见附录三附表1。将所有的消毒工具进行清洗,然后依次脱下工作衣、帽、口罩(或其他防护用具),将工作服外层表面卷在里面,放入消毒专用袋中已备清洗。最后,消毒员应彻底清洗双手,并可用速干型手消毒剂揉搓双手,也可使用符合《手消毒剂卫生要求》(GB 27950—2011)要求的其他手消毒剂进行手消毒。必要时,消毒60min后,检验人员再次采样。消毒结束,消毒人员应向住家交代消毒有关注意事项后再撤离现场。

七、注意事项

1. 根据拟消毒的对象不同、消毒现场的特点不同,选用恰当的消毒剂和合适的消毒方法,消毒剂应现配现用。
2. 消毒人员在消毒时不宜吸烟、饮水、吃食物,并劝阻其他无关人员进入工作场所。
3. 消毒人员应谨慎细心,不得损坏灾民物品,凡需消毒的物品切勿遗漏。
4. 用气体熏蒸消毒时,应使房间密闭,应充分暴露需消毒的物品,物品应分散开,相互间应有空隙,以利药物扩散、接触;应控制消毒要求的温度、湿度及时间;食品及不耐腐蚀或怕沾染气味的物品应取出或盖严;用火加热时,应严防火灾。
5. 煮沸消毒时,水面应淹没消毒物品,应在水沸腾后开始计时。保持沸腾15min以上。
6. 在需要进行媒介生物(蝇、蚊)控制的地方,应先进行杀虫处理再消毒。

第三节 灾后防疫消毒对象与方法

一、空气消毒

在无疫情情况下,不必对室内空气进行消毒剂喷雾消毒,应保持室内空气流通,以自然通风为主,通风不良的场所可采用机械通风。必要时可使用$250\sim500mg/L$二氧化氯,按照$10\sim20ml/m^3$计算用量,超声雾化或超低容量喷雾,或使用$1.2\%\sim1.8\%$(质量分数)过氧化氢喷雾消毒,按$20ml/m^3$计算用量,作用30min。消毒时室内不能有人。也可使用空气消毒器和符合《消毒管理办法》和《消毒技术规范》规定要求的其他消毒器械消毒。

二、环境表面的消毒

1. 对室内外进行彻底的环境清污,改善环境卫生。对遭受灾害的室内外环境进行彻底的卫生处理,做到先清理、后消毒、再回迁,尽可能消除导致疫病发生的各种隐患。

2. 居家、街道、社区、安置点等场所物体表面、墙壁、地面可采用有效氯 500mg/L 含氯消毒剂，或 200mg/L 二氧化氯，或 1 000mg/L 过氧乙酸进行喷洒、擦拭消毒；如选用其他消毒剂可参照《普通物品消毒剂通用要求》(GB 27952—2020)进行。临时安置点启用期间每天定期消毒 1~2 次。

三、饮水的消毒与检验

(一) 集中式供水

1. 未被破坏的自来水厂，按照《生活饮用水卫生标准》(GB 5749—2006)执行，并加强水源水和末梢水的监测。在自然灾害期间，水厂应根据水源水水质变化情况，及时使用或加大混凝剂和消毒剂的使用量，出水水质符合《生活饮用水卫生标准》(GB 5749—2006)的要求。

2. 对于集中供水点，首选净水消毒设备进行生活饮用水消毒，对临时集中供水设施、设备，应添加饮用水消毒剂。使用含氯消毒剂处理时，作用 30min 后，出水口余氯量不低于 0.3mg/L；使用二氧化氯处理时，出水口余氯不低于 0.1mg/L。

(二) 分散式供水

分散式供水是指居民分散地直接从江、河、渠、溪、塘、井、涌泉等水源取用水。

1. 饮用水水源的选择

(1) 自然灾害发生后应迅速对原有水源卫生状况进行评估，对于被淹没了的水井或供水构筑物应停止供水，待水退后经彻底清洗消毒后方可继续供水。

(2) 集中式供水的水源地受到破坏或污染严重时，应选择新的水源地，建立新的取水点。水源的选择和卫生防护应依据《生活饮用水集中式供水单位卫生规范》要求进行。

(3) 如采用打机井或手压井措施供水，所选打井点应保持清洁卫生，附近 30m 内没有厕所、畜圈、垃圾及废水排出口，应避免在低洼地或有污染源的地方打井。

2. 饮用水的处理与消毒 根据水源水质状况，有条件的情况下可使用一体化净水设备对原水进行处理和消毒；在有燃料的地方可采用煮沸法消毒，煮沸消毒的同时可杀灭寄生虫卵，所有饮用水煮沸后可饮用；若采用化学消毒的方法，常采用含氯消毒剂消毒，需在专业人员的指导下，参阅消毒剂使用说明，控制消毒剂用量和接触时间。

(1) 缸(桶)水消毒处理：自然灾害发生后，若取回的水较清澈，可直接消毒处理后使用。若很浑浊，可经自然澄清或用明矾混凝沉淀后再进行消毒。常用的消毒剂为漂粉精片或泡腾片。按有效氯 4~8mg/L 投药，先将漂粉精片或泡腾片压碎放入碗中，加水搅拌至溶解，然后取该上清液倒入缸(桶)中，不断搅动使之与水混合均匀，盖上缸(桶)盖，30min 后测余氯 0.3~0.5mg/L 即可。若余氯达不到，则应增加消毒剂量，缸(桶)应经常清洗。

(2) 手压井的消毒：手压井一般只经过消毒处理，水质即可达到生活应用水卫生标准的基本要求。消毒方法同缸(桶)水消毒。

(3) 大口井的消毒

1) 直接投加法：投消毒剂前先测量井水量再计算投药剂量，以漂白粉消毒圆形水井为例，可按式 8-1 计算：

$$X = \frac{h \times 3.14 \times r^2 \times c}{p} \tag{8-1}$$

式中：

X——漂白粉投加量，单位为克(g)；

h——井水深度，单位为米(m)；

r——圆形水井半径，单位为米(m)；

c——加氯量，单位为毫克/升(mg/L)；

P——漂白粉有效氯含量，单位以%表示(%)。

加氯量是井水需氯量与余氯之和，可根据井水水质，一般清洁井水的加氯量为2mg/L，水质较混浊时增加到3~5mg/L，以保证井水余氯在加氯30min后在0.7mg/L左右，有条件的地区可进行水质细菌学检验。投加的方法是根据所需投药量，放入容器中，加水调成浓溶液，澄清后将上清液倒入水桶中，加水稀释后倒入水井，用水桶将井水震荡数次，使之与水混匀，待30min后即可使用。井水的投药消毒至少每天2次，在早晨和傍晚集中取水时段前进行。

2)持续消毒法：将漂白粉或漂粉精片装入开有若干个小孔(孔径为0.2~0.5cm，小孔数可视水中余氯量调整)的饮料瓶中(每瓶装250~300g)，用细绳将容器悬在井水中，同时系一空瓶，使药瓶漂浮在水面下10cm处。利用取水时的震荡使瓶中的氯慢慢从小孔中放出，达到持续消毒的目的。一次加药后可持续1周左右。若水井较大，可同时放数个持续消毒瓶。

3)超量氯消毒法：经水淹的水井需进行清淘、冲洗与消毒。先将水井掏干，清除淤泥，用清水冲洗井壁、井底，再掏尽污水。待水井自然渗水到正常水位后，进行超量氯消毒。

具体方法如下：先将井水掏干(若井水中查出致病菌，应先消毒后再掏干)，清除井壁和井底的污物，用3%~5%漂白粉溶液(漂粉精减半)清洗后，待水井自然渗水到正常水位后，再按加氯量10~15mg/L投加漂白粉(或漂粉精)即每立方米水中加40~60g漂白粉(有效氯按25%计)，浸泡12~24h后，抽尽井水，再待水井自然渗水到正常水位后，按直接投加法或持续消毒法消毒，投入正常使用，必要时经细菌学检验合格方可使用。

蓄水池(箱)的清洗消毒可参照此法。

(三)临时应急供水

1. 瓶装水运输方便，水质安全，可用来解决应急饮水问题。

2. 在道路交通情况允许的条件下，可利用水车送水，居民就近取水。用于送水的设备，无论是水车、消防车、洒水车、水箱或聚乙烯塑料水桶，在运水前，都应对盛水容器进行彻底的清洗和消毒，用有效氯400mg/L溶液冲洗，作用30min后再用清水冲洗干净。待运水的余氯含量应保持在0.5mg/L以上，以确保运送水的卫生质量，防止运送的水受到二次污染。

供水量可参考如下：临时救援而设的门诊和医院每人每天40~60L，后勤供应处每人每天20~30L，帐篷等集中居住区每人每天15~30L，最低不应低于每人每天3L。

(四)饮水水质检验

1. 按《生活饮用水标准检验方法》(GB/T 5750—2006)检验。

2. 水源水检验项目 浑浊度、pH、色度、氨氮以及其他有关项目。

3. 饮水检验项目 浑浊度、余氯、总大肠菌群、菌落总数、色度、臭味及其他有关项目。其中，浑浊度和余氯两个项目每日每批处理水均测定。

被洪水污染的水井应立即停止供水，待水退后经彻底清洗消毒恢复灾前状况后方可恢复供水。

四、尸体的消毒、防腐和除臭

1. 对环境清理中清出的新鲜动物尸体应尽快深埋或火化,对已经发臭的动物尸体,可用有效氯含量为 5 000~10 000mg/L 的消毒剂或 2 000mg/L 二氧化氯消毒液喷洒尸体及周围环境,去除臭味并消毒,然后再深埋处理或火化。

2. 尸体埋葬的场所应由当地政府指定,不得随意乱埋。地点应选择远离水源及居民点的地方,选择人口密集区的下风向。挖土坑深 2m 以上,在坑底撒漂白粉或生石灰,把动物尸体投入坑内,再用干漂白粉按 20~40g/m² 撒盖于尸体送上,一层尸体一层漂白粉,然后覆土掩埋压实。

3. 遇难者的尸体一般不会引起传染病流行,或对公共卫生构成威胁,但对已腐烂发臭的尸体,在裹尸袋内要适当喷洒漂白粉或其他消毒除臭剂。尸体用塑料袋包裹严密,不漏异味,不渗出腐败液体,及时送往火化场处理。在移运和处理过程中应遵循既要防止传播传染病、又要防止污染环境的卫生原则。

4. 尸体清理后需要对其场所进行消毒处理,可选用有效氯含量为 1 000~2 000mg/L 的消毒液喷洒,作用 30~60min。

5. 运送尸体的交通工具可采用有效氯含量为 1 000~2 000mg/L 的消毒液,或其他有效的消毒液喷洒,作用 30~60min。如遇较大量体液等污染的情况,应先采用有效氯含量为 5 000~10 000mg/L 的消毒液去污染后再用前法处理。车辆、工具每次使用后消毒。

五、手和皮肤消毒

1. 一般情况下,用净水加去污剂清洗即可。在下列情况下,可用消毒剂消毒:①用水困难;②接触有致病微生物污染或疑似污染的物品前后;③接触伤员伤口前后;④接触尸体前后。可选用碘伏、95%乙醇、醇和氯己定或阳离子表面活性剂复配消毒剂搓擦双手。

2. 因灾害造成的皮肤红肿、损伤者应及时就医,也可用碘伏或其他对皮肤、黏膜无刺激的消毒剂进行涂抹消毒。

六、餐(饮)具和果蔬消毒

1. 餐(饮)具清洗后首选煮沸消毒,煮沸时间应在 15min 以上。也可使用消毒剂进行浸泡消毒,如用有效氯含量为 250~500mg/L 的消毒液浸泡 30min,消毒剂浸泡后应以清洁水冲洗干净。临时避难所、临时安置点公共使用的餐(饮)具,每次使用前均应消毒并保洁。

2. 新鲜的瓜果、蔬菜可用有效氯含量为 100~200mg/L 的消毒液或二氧化氯 50~100mg/L 作用 20~30min;或过氧乙酸 500~1 000mg/L 或酸性氧化电位水冲洗 10min;或 10mg/L 臭氧水作用 10min。消毒后均应再用清水冲洗干净。

七、垃圾、排泄物和分泌物的消毒

1. 一般生活垃圾无须进行消毒处理,应做好卫生管理工作,日产日清。含有腐败物品的垃圾喷洒有效氯含量为 500~1 000mg/L 的消毒液,作用 60min 后收集并进行无害化处理。

2. 选择合适地点挖建的简易厕所,硬件有围栏和井盖,避免雨水漫溢粪便污染环境,厕所内可定时泼洒 20%漂白粉乳液以除臭并消毒。当粪便达容积 2/3 时,应及时使用漂白粉

覆盖,表面厚度达 2cm,再加土覆盖,另建厕所。

3. 野外分散少量粪便,可按粪便量的 1∶10 加入漂白粉,作用 24h 后再清除。

八、卫生洁具、物品、交通工具的消毒

家具、卫生洁具、办公用品、交通工具等清污后,用有效氯含量为 500mg/L 的消毒液冲洗、擦拭或浸泡,作用 30min,或采用 200mg/L 二氧化氯、1 000mg/L 过氧乙酸、1 000mg/L 季铵盐类消毒液做消毒处理,消毒时间 15~30min。消毒后再用清水擦拭干净。

第四节　预防性消毒效果评价方法

一、评价目的、方法、对象和基本要求

(一)进行预防性消毒效果评价的目的
了解和掌握消毒的情况,保证消毒效果和质量,确保可能的病原体被杀灭,有效地阻止其传播流行。

(二)消毒效果评价最有效的方法
直接检查被消毒物品上有无病原体存在。由于有些病原体很难分离,所以通常采用检测指示微生物的间接方法。

(三)消毒效果检测的对象
物体表面、室内空气、饮用水、医院污水等的消毒效果检查。

(四)消毒效果评价方法
采用经中和试验证实有效的、针对不同消毒药剂的中和剂或中和方法。

(五)检测消毒效果的记录或表格(见附录三附表 2)
记录样本名称、来源、数量、编号、检验指标、采样日期、采样者、检验日期、检验结果、报告日期、检验者及审核者签字等。

二、采样及样品处理

(一)物体表面样品
用无菌生理盐水浸湿的棉签在内径为 5cm×5cm 的规格板内采样,涂抹表面为 100cm^2 的面积(表面积小于 100cm^2 的样品采全件,单位以件表示),剪去与手接触部分的棉棒,将棉签放入 10ml 所用消毒剂对应的中和液试管中,在手心内振打 80 次或用混匀器混匀,中和 10min 后,备用。

(二)空气样品
采用平板沉降法,用含中和剂的普通营养琼脂平板(Φ9cm)采样。

三、指示微生物

按《消毒与灭菌效果的评价方法与标准》(GB 15981—1995)执行。

四、检查方法

1. 细菌菌落总数检查　按《医院消毒卫生标准》(GB 15982—2012)附录 A 执行。公用

物品按《公共场所卫生检验方法 第 4 部分:公共用品用具微生物》(GB 18204.4—2013)
执行。

2. 溶血性链球菌检查　按《食品安全国家标准 食品微生物学检验 β 型溶血性链球菌
检验》(GB 4789.11—2014)执行,公物用品按《公共场所卫生检验方法 第 4 部分:公共用品
用具微生物》(GB 18204.4—2013)。

3. 金黄色葡萄球菌检查　按《公共场所卫生检验方法 第 4 部分:公共用品用具微生物》
(GB 18204.4—2013)执行。

4. 沙门菌检查　按《食品安全国家标准 食品微生物学检验 沙门氏菌检验》(GB
4789.4—2016)相关鉴定方法执行。

5. 志贺菌检查　按《食品安全国家标准 食品微生物学检验 志贺氏菌检验》(GB
4789.5—2012)相关鉴定方法执行。

6. 铜绿假单胞菌检查　按《医院消毒卫生标准》(GB 15982—2012)附录 A 执行。

7. 大肠菌群检查　按《公共场所卫生检验方法 第 4 部分:公共用品用具微生物》(GB
18204.4—2013)执行。

8. 空气中细菌总数检验方法

(1)平板沉降法:将经过暴露后的平皿盖好,放入培养箱于 37℃培养 48h,观察菌落生长
情况,并计数菌落形成单位(CFU)。按式(8-2)计算:

$$V = \frac{50\ 000N}{A \times T}\tag{8-2}$$

式中:

V——平板沉降法空气中菌落总数,单位为菌落形成单位每立方米(CFU/m^3);

A——平板面积,单位为平方厘米(cm^2);

T——平板暴露空气中的时间,单位为分(min);

N——平均菌落数,单位为菌落形成单位(CFU);

50 000——换算系数。

(2)空气消毒自然消亡率计算

空气消毒自然消亡率按式(8-3)计算:

$$K_t = \frac{V_0 - V_t}{V_0} \times 100\%\tag{8-3}$$

式中:

K_t——空气消毒自然消亡率,%;

V_0——房间处理前空气含菌量,单位为菌落形成单位每立方米(CFU/m^3);

V_t——房间处理后空气含菌量,单位为菌落形成单位每立方米(CFU/m^3)。

(3)公共场所空气:可按照《公共场所卫生检验方法 第 3 部分:空气微生物》
(GB 18204.3—2013)进行。

第九章

消毒效果的监测评价

第一节　消毒检验的基本要求

一、消毒检测人员与检测实验室的要求

（一）对检测人员基本要求

要求具有中专以上学历的医学或相关学科背景，经过消毒专业系统知识培训和检验技术训练，具有微生物学基础知识，熟悉微生物学基本操作技术；较系统地了解化学消毒剂性能、主要用途和使用方法；常用物理消毒与灭菌基本原理和相关设备用途及其使用方法；熟练掌握消毒试验方法学和常用操作技术。经过消毒技术规范和消毒相关法规培训，持证上岗。

（二）消毒实验室通用要求

消毒专业实验室是一类综合实验室，其建设单元应当包括微生物实验室（含细菌实验室、真菌实验室、病毒实验室和空气微生物实验室）、化学实验室、物理实验室和毒理学评价实验室。实验室建设必须符合科学研究实验室基本要求和达到国家相应标准要求的现代测试实验室，必要时应当采用国际标准建设。

1. 资质要求　能提供具有证明作用的数据和结果的实验室必须通过资质认定；凡能提供符合科学要求的检测报告的实验室，必须具有行业承认的技术条件。

2. 布局和条件要求　消毒检验实验室应采取封闭式布局，形成专用工作区域，形成有序的工作流程，内表面装修应便于清洗、消毒以及具有防虫防鼠设施。

3. 硬件设施要求　消毒实验室硬件设施要求按生物安全Ⅱ级实验室要求设计和管理；符合《病原微生物实验室生物安全管理条例》《实验室生物安全通用要求》和《人间传染的病原微生物名录》规定。进行常规杀菌或灭菌效果检测，可在正压条件下进行；致病菌和条件致病菌试验应在Ⅱ级生物安全柜内进行；灭菌试验和无菌检测应在具有100级净化条件的实验室内进行。

4. 防护要求　实验室需要具有应对意外事故的能力，一旦发生意外化学事故或必须操作有毒物质，要有通风及防毒设施，如通风橱、防毒面具、防护衣、防护手套和靴子等。

二、消毒产品检测技术要求

（一）无菌操作基本要求

在合格洁净环境内，每次操作（采样或接种等）前首先对工作台面作擦拭消毒，然后对地

面进行卫生擦拭和消毒;启动层流洁净系统或空气消毒(紫外线照射或局部净化设备);工作人员在预备间更换工作服装,经风淋进入实验室,穿无菌隔离工作服,戴生物防护口罩和帽子;无关人员不得进入实验室,一般应由两人配合操作,一般不需要第 3 人进入;所有操作完毕后,将污染物品进行有效的消毒处理,对工作台面或其他表面进行有效的擦拭消毒;必要时进行空气消毒处理。

(二)关于试验重复次数要求

1. 灭菌产品试验至少重复 5 次。消毒产品试验至少重复 3 次。

2. 实验室开发研究新产品,所有试验至少重复 5 次;涉及理论规律研究的试验应重复更多次,以便科学统计分析。

三、试验报告和试验记录要求

(一)试验报告要求

1. 书写格式 首先应按相关规定审核所有检测报告,对书写规格、项目内容、含量表示、专业术语、数据准确性以及文字的正确性等一般情况进行审定。

2. 报告方法 试验报告中所采用的方法,必须符合现行规范或标准规定的方法,必须对试验方法主要操作步骤进行必要的审核。

3. 结果的准确性 报告中的试验结果表示方法正确,结果计算准确,结果取值符合要求,试验重复次数符合要求。

4. 超常结果 对超常规试验结果应该引起特别重视,注意查阅相关国内外文献资料,必要时可请同行实验室进行重复试验。

(二)检测试验记录要求

1. 规范化 要求根据试验设计内容,设计出规范的记录表,试验时逐项填写。

2. 原始化 记录必须是试验当时的情况,不得事后补记。

3. 完整性 要全面记录试验中各种情况,如试验时间、地点、温度、湿度、项目名称、内容、剂量、仪器设备、试剂等实验条件、观察及结果记录、签名、备注等。

4. 准确性 每项试验结果填写必须实事求是,客观科学;不得推测,不得涂改,更不得造假。

5. 永久性 不得用铅笔记录试验结果,试验记录完整归档。

第二节 消毒检验技术的应用

消毒检验的用途非常广泛。在专业上,消毒检验主要用于消毒研究和消毒产品性能检测,但在技术原理和用途方面,消毒检验不仅用于消毒行业,在食品、制药、农业和畜牧兽医、种植和养殖业等都有广泛应用。

一、在消毒学研究中的应用

1. 寻找杀菌化合物 证明能够杀灭细菌繁殖体和真菌的一般杀菌化合物,可用化脓性球菌、肠道致病菌和真菌为对象进行悬液定量杀菌试验或载体定量杀菌试验。要求能够杀灭细菌芽孢的高效消毒剂,则以细菌芽孢为指标菌进行悬液定量杀灭试验或载体定量杀灭试验。对于灭菌剂则需进行定性灭菌试验。

2. 复方消毒剂配方筛选 根据复方消毒剂设计要求,分别进行上述各项杀菌试验。

3. 影响杀菌效果的因素 所有的影响因素试验和杀菌规律研究以及部分杀菌机制的研究都需要做定量杀菌试验,根据设计需要,进行悬液定量或载体定量杀菌试验。

二、在消毒产品评价中的应用

常用的消毒检验技术包括定量和定性杀菌效果评价试验;有效成分含量检测;物理剂量检测;毒理学评价;各种模拟现场消毒与灭菌试验;现场消毒与灭菌试验;抗(抑)菌产品的抗(抑)菌效果检测等试验。

(一) 理化因子剂量检测

包括化学消毒剂有效成分含量检测、稳定性测定、pH 测定、腐蚀性测定;物理因子强度检测,如紫外线强度、微波场强度、干热和湿热消毒的温度等。

(二) 定量杀菌试验

多数消毒产品杀菌效果试验指标菌应当包括金黄色葡萄球菌(ATCC 6538)、大肠埃希菌(8099)、铜绿假单胞菌(ATCC 15442)、白念珠菌(ATCC 10231)和龟分枝杆菌脓肿亚种 CA93326(ATCC 19977),依次分别代表化脓性球菌、肠道致病菌、医院感染致病菌、酵母菌和结核分枝杆菌;涉及杀灭足部真菌效果的产品,要加试黑曲霉菌(ATCC 16404);涉及餐具消毒的产品,要加试脊髓灰质炎病毒(Ⅰ型疫苗株);涉及室内空气消毒的产品,以白色葡萄球菌(8032)为指标菌;若为用于医疗器械消毒的高效消毒剂,则需要检测其对枯草杆菌黑色变种(ATCC 9372)芽孢的杀灭效果。

(三) 定性灭菌试验

用于评价灭菌产品的灭菌效果。化学灭菌剂可选用枯草杆菌黑色变种芽孢;微波、激光和强光束灭菌设备以及干热灭菌设备应选择枯草杆菌黑色变种芽孢作为指标菌;湿热灭菌设备灭菌效果评价应选择嗜热脂肪杆菌芽孢作为指标菌;电离辐射和电子束灭菌设备灭菌效果评价指标为耐辐射短小杆菌(E601)芽孢作为试验指示微生物。要求达到100%阴性结果。

(四) 抗(抑)菌试验

抗(抑)菌试验技术主要用于化学抗菌剂的选择和抗菌效果评价。化学抗菌剂(单剂或复方)常用纸片扩散法(抑菌环法)和肉汤稀释法(检测最低抑菌浓度);整合有抗菌剂的抗菌材料的抗菌效果评价,按照抗(抑)菌物质的溶出性和非溶出性,选择振荡烧瓶法、浸渍试验法、贴膜试验法等。

三、在医院消毒效果监测中的应用

(一) 灭菌设备质量控制

1. 生物指示物测试灭菌效果

(1)压力蒸汽灭菌设备灭菌效果检测:生物指示剂为嗜热脂肪杆菌(ATCC 7953 和 SSIK 31)芽孢,制作成自含式生物指示管;这种生物指示剂管同时可以用于检测低温蒸汽甲醛灭菌设备的灭菌效果。

(2)环氧乙烷灭菌设备灭菌效果检测:生物指示剂为枯草杆菌黑色变种(ATCC 9372)芽

孢,制作成生物指示管或商品菌片;该生物指示物同时可以用于检测干热灭菌设备的灭菌效果。

(3)电离辐射灭菌设备灭菌效果检测:生物指示物为耐辐射短小杆菌(E601)芽孢,制作成菌片。

(4)低温等离子体灭菌设备的灭菌效果检测:生物指示物为枯草杆菌黑色变种(ATCC 9372)芽孢和嗜热脂肪杆菌(ATCC 7953 & SSIK 31)芽孢。

2. 化学指示物检测灭菌效果

(1)压力蒸汽灭菌设备的灭菌条件监测:化学指示物为化学指示胶带或指示标签,用于灭菌包外监测标志;B-D指示图用于检测脉动真空压力蒸汽灭菌设备柜内冷空气;化学指示卡用于灭菌包内监测灭菌温度、灭菌时间和蒸汽质量。

(2)环氧乙烷灭菌设备灭菌条件监测:化学指示卡和化学指示胶带用于检测灭菌柜内灭菌包内外环氧乙烷气体浓度、相对湿度和作用温度等综合条件。

3. 无菌物品检测　用无菌检验技术抽检医院内各种灭菌设备灭菌处理后的无菌器材和购入的一次性无菌物品的灭菌效果。

(二)消毒质量控制

1. 现场消毒效果检测

(1)物体表面消毒效果检测:用棉拭子涂抹采样法和活菌计数检测各种物体表面(含诊疗设备和器具表面)浸泡和擦拭消毒后的消毒效果。

(2)手和皮肤消毒效果检测:用棉拭子涂抹采样法和活菌计数进行手和皮肤消毒效果检测。

(3)室内空气消毒效果检测:用自然沉降采样、空气微生物采样仪器采样和平板培养计数进行紫外线照射、化学消毒剂气溶胶喷雾、消毒剂气体熏蒸以及层流空气消毒效果检测。

(4)各种清洗消毒机械的效果检测:对于内镜清洗消毒机、医疗器械清洗机、牙科涡轮机等管腔内部,可以用采样液冲洗采样法和活菌计数进行清洗消毒效果检测。

2. 消毒液质量检测

(1)使用中的消毒液有效成分含量检测:部分化学消毒剂可以用化学指示物进行检测,如有效氯含量试纸、戊二醛浓度检测卡、臭氧气体检测仪等。也可使用化学滴定法测定使用中的化学消毒剂有效成分含量。

(2)使用中的消毒液染菌量检测:采用活菌计数对使用中的化学消毒液中污染菌数进行检测。

第三节　消毒效果评价

消毒效果评价是用物理、化学、微生物学等指标来评价各种消毒方法对被污染对象的消毒效果,以作为是否达到消毒合格的依据。科学评价一种消毒药械的消毒效果对于指导消毒剂和消毒器械的合理使用,取得预期消毒效果,有效控制传染病的传播与流行,为人们创造一种良好卫生环境具有明显的实际意义。

本节介绍的消毒效果评价主要是监测评价,它一般都是由专业部门派人来进行的,其监测人员都经过专业培训,掌握了一定的消毒知识及熟练的检验技能,在实际操作过程中严格遵循着无菌操作的原则。一般普通单位用户及个人无条件来完成。在此仅介绍一些常用的测定方法常识,供大家参考。

一、热力消毒效果评价

热力消毒法分为干热方法和湿热方法,这两种灭菌方法是至今为止最常用、最可靠的方法。但是由于受诸多因素的干扰,灭菌失败的可能仍然存在,所以,进行常规的灭菌效果评价是很有必要的。

对热敏感的微生物主要有细菌繁殖体(包括结核分枝杆菌)、裸露的病毒(无血清或其他有机物保护)、生长期霉菌等,在65℃、100℃的水中可很快死亡。中度敏感的微生物主要有受血清保护的病毒、粪链球菌、霉菌孢子,可以使用煮沸消毒。热耐受微生物主要有炭疽杆菌芽孢、肉毒杆菌芽孢、破伤风杆菌芽孢。枯草杆菌芽孢对于热的耐受性比嗜热脂肪芽孢杆菌的抵抗力更大,常用它作为干热灭菌的指示菌。高度耐热菌主要是嗜热脂肪芽孢杆菌,在100℃水中可耐受300h。除了各种微生物抵抗力不同外,同一种微生物由于生长条件(温度、营养条件)、菌龄和生长阶段、有无有机物等不同,对热的抵抗力有明显影响。

目前,用于热力消毒灭菌效果监测是化学指示法和生物学指示法。干热灭菌效果所用的生物指示菌为枯草杆菌黑色变种芽孢(ATCC 9372),37℃培养。压力蒸汽灭菌效果所用生物指示菌为嗜热脂肪芽孢杆菌(ATCC 7953或SSIK 31),56℃培养。

(一)压力蒸汽灭菌效果的监测和评价

1. 物理测试法 测试灭菌柜的温度要使用留点温度计。这种温度计的构造与普通体温计相同,它能指示出灭菌柜内在消毒过程中达到的最高温度,从而确定是否已达到灭菌要求。这种温度计最高能指示到160℃。其具体操作方法是:在灭菌前,先将温度计内的水银柱甩到45℃以下,然后放置于灭菌柜内物品的中心部位(最难灭菌处)。如物品较大,可酌情多放几支。灭菌完毕后,取出并观察其所指示温度,如达不到灭菌要求的温度,表明所放置的物品未达到灭菌。但该方法能指示灭菌中所达到的最高温度,不能指示温度的持续时间,仅可作为消毒效果的参考指标。

2. 化学监测 压力蒸汽灭菌效果的化学监测是使用化学指示剂所进行的监测,该监测是一种间接指标,一般多用于日常监测。

(1)化学指示标签:这种标签既能指示温度,又能指示温度持续的时间。监测时,将化学指示标签(指示卡或管)放入待灭菌物品内的最难灭菌的部位,在灭菌结束后,取出化学指示标签,根据它的颜色或性状的变化来判断是否达到灭菌的要求。不同的监测要求,可采用不同的指示卡。如121℃、20min压力蒸汽灭菌指示卡,用于下排气式压力蒸汽灭菌效果的监测;132℃、3min压力蒸汽灭菌指示卡,用于预真空和脉冲真空压力蒸汽灭菌效果的监测;B-D试纸(冷空气测试图),用于监测预真空压力蒸汽灭菌器灭菌时冷气是否彻底排除,并非用于提示灭菌是否合格。

结果判断依据为:在测试时所放置的化学指示卡(管)的性状或颜色均变至规定的条件或颜色,可判定该包物品灭菌合格。

使用时应注意如下事项:

1)化学卡作为灭菌指示剂放于灭菌包的中心时,勿将该卡与金属玻璃物品直接接触,以免遇冷凝水湿润,影响变色。

2）在监测中所用的化学指示剂要经过国家卫生健康委员会批准,并在有效期内使用才行。

（2）化学指示胶带:将化学指示胶带粘贴在每一个待灭菌的物品包上,经过一个完整的灭菌周期后,指示胶带的颜色改变,表示该物品已经灭菌处理。这只能指示是否已灭菌而并不能表示灭菌是否合格。

3. 生物监测　生物监测是用国际标准抗力的细菌芽孢所制成的干燥菌片或是菌片与培养基组成的生物指示剂来进行监测。通过生物指示剂是否完全被杀灭来判断物品包内的各种微生物是否全部被杀灭,所以生物监测是判断灭菌效果的最直接指标,因此该法属于裁定性监测。

（1）指示菌株:指示菌株为耐热的嗜热脂肪芽孢杆菌（ATCC 7953 或 SSIK 31 株）,菌片含菌量为 $5.0×10^5 ~ 5.0×10^6$ cfu/片。在（121±0.5）℃条件下,D 值（杀灭 90% 微生物个体所需时间,以分钟计,下同）为 1.3 ~ 1.9min,杀灭时间（KT 值）≤19min,存活时间（ST 值）≥3.9min。

（2）培养基:溴甲酚紫葡萄糖蛋白胨水培养基。

（3）测定方法:常用的测定方法有以下几种。

1）将嗜热脂肪芽孢杆菌菌片分别装入灭菌小纸袋内（每袋两片）,置于灭菌柜内各层的内、中、外三点或放置在灭菌柜内物品中心最难灭菌处。

2）若使用手提压力蒸汽灭菌器,则将指示菌片分别放在灭菌物品中心的两个灭菌试管内,并盖上塞子（试管口用灭菌牛皮纸包封）。

3）也可用通气贮物盒（22cm×13cm×6cm）来代替标准试验包,其中盒内装满试管,指示菌片放于中心部。

经一个灭菌周期后,在无菌条件下,取出指示菌片,投入溴甲酚紫葡萄糖蛋白胨水培养基中,经（56±1）℃培养 7d（自含式生物指示物按说明书执行）,观察培养基颜色变化。

（4）结果判定:每个指示菌片接种的溴甲酚紫葡萄糖蛋白胨水培养基都不变色,判定为灭菌合格;若有一个指示菌片接种的溴甲酚紫蛋白胨水培养基,由紫色变为黄色时,则灭菌过程不合格。

（5）注意事项:在监测中所用的菌片需经国家卫生健康委员会认可,并在有效期内使用。

（二）干热灭菌效果监测和评价

1. 化学监测法

（1）监测方法:将既能指示温度又能指示温度持续时间的化学指示剂 3~5 个分别放入待灭菌的物品中,并置于灭菌器最准确达到灭菌的部位。经一个灭菌周期后,取出化学指示剂,据其颜色及性状的改变判断是否达到灭菌条件。

（2）结果判定:监测时,所放置的指示管的颜色及性状均变至规定的条件,则判为达到灭菌条件;若其中之一未达到规定的条件,则判为未达到灭菌条件。

（3）注意事项:监测所用的化学指示剂需经国家卫生健康委员会认可,并在有效期内使用。

2. 物理监测法（热电偶监测仪法）

（1）监测方法:监测时,将多点温度检测仪的多个探头分别放于灭菌器的各层内、中、外各点,其容量不能超过 80%,关好柜门,将导线引出,由记录仪中观察温度上升与持续时间。

(2)结果判定:若所示温度(曲线)达到预置温度和时间(160℃、2h 或 170℃、1h),则灭菌温度合格。

3. 生物监测法

(1)指示菌株:枯草杆菌黑色变种芽孢(ATCC 9372),菌片含菌量为 $5.0×10^5$ ~ $5.0×10^6$ cfu/片。其抗力应符合以下条件:在温度(160±2)℃时,其 D 值为 1.3~1.9min,存活时间(ST 值)≥3.9min,死亡时间(KT 值)≤19min。

(2)监测方法:将枯草杆菌芽孢菌片分别装入待灭菌的试管内(每管放 1 片)。在灭菌器与各层门把手的对角线内,外角处放置 2 个含菌片的试管,试管帽置于试管旁,关好柜门,经一个灭菌周期后,待温度降至 80℃时,加盖试管帽后取出试管。在无菌条件下,加入普通营养肉汤培养基(每管 5ml),以(36±1)℃培养 48h,观察初步结果,无菌生长管继续培养至第 7 日。

(3)结果判定:若每个指示菌片接种的肉汤管均澄清,判为灭菌合格,若指示菌片之一接种的肉汤管混浊,判为不合格;对难以判定的肉汤管,取 0.1ml 接种于营养琼脂平板,用灭菌"L"形棒涂匀,放(36±1)℃培养 48h,观察菌落形态,并做涂片染色镜检,判断是否有指示菌生长。若有指示菌生长,判为灭菌不合格;若无指示菌生长,判为灭菌合格。

(4)注意事项:监测所用的指示菌片需经国家卫生健康委员会认可,并在有效期内使用。

二、紫外线照射消毒效果评价

紫外线灯的消毒效果评价方法有物理、化学和生物监测法。

(一)紫外线灯管辐照强度值的测定

1. 检测方法 测定时,先用无水乙醇棉球擦拭紫外灯管,以去除其表面灰尘。然后开启紫外线灯 5min 后,将所测定波长为 253.7nm 的紫外线辐照计探头,置于被检紫外线灯下垂直距离 1m 的中心位置,待仪表稳定后,所示数据即为该紫外线灯管的辐照强度值。

2. 结果判定 普通 30W 直管型紫外线灯,新灯辐照强度≥$90μW/cm^2$ 为合格,在使用中的紫外线灯辐照强度≥$70μW/cm^2$ 为合格;30W 高强度紫外线新灯的辐照强度≥$180μW/cm^2$ 为合格。对异型(非直管型)、高强度型,或非 30W 功率等灯管的检测距离和辐照强度值的合格标准,随产品用途和使用方法而定。应不低于该产品使用说明书所规定的辐照强度值。

3. 注意事项 测定时要求电压(220±5)V,温度 20~25℃,相对湿度<60%,紫外线辐照计必须在计量部门鉴定的有效期内使用。在实际使用过程中,测试人员应佩戴眼镜及防护手套,测试时工作人员勿直视紫外线灯。

(二)化学指示卡

利用化学指示卡(紫外线与消毒剂量指示卡)来检测紫外线灯管的辐照强度值。该化学卡是由对紫外线具有特异性的光敏物质与其他辅助材料配制而成的,可随着紫外线的照射剂量呈现出相应色变。

1. 检测方法 测定时,先用无水乙醇棉球擦拭紫外线灯管,以除去表面的灰尘。将紫外线辐射强度测定架(带有标尺)固定或悬挂在灯管中央的位置,标尺定在 1m 的位置;在开启紫外线灯照射 5min 之后,再将化学指示卡放置在紫外线灯下,并将载有光敏材料的一面朝向灯管,照射 1min。立即将化学指示卡上的颜色与标准色块进行比较。

2. 结果判断 经紫外线照射后,化学指示卡上的光敏涂层的颜色应由白色变为紫红色,在与标准色块比较时,其颜色达到或深于标准色块,即可判定合格。

3. 注意事项

(1)化学指示卡是一次性使用卡,使用后的指示卡虽然在褪色后仍为白色,但已不能再次使用。

(2)打开包装的指示卡仍要用黑色相纸包好,避光保存,以免光照影响。

(3)化学指示卡仅作为日常监测使用,不适合做精确测定。

(三)生物监测

紫外线辐射强度只能保证杀菌效果的基本条件,其强度达标并不意味着消毒效果同样能达标,只有通过直接的微生物学监测才能确切地知道杀菌效果如何。

1. 微生物监测目标　紫外线杀菌效果监测的主要对象是空气和物体表面上的自然菌的杀灭效果,亦可考虑作其指示菌的杀灭效率观察,如金黄色葡萄球菌(ATCC 6538)、大肠埃希菌(8099)、白念珠菌(ATCC 10231)和枯草杆菌黑色变种芽孢(ATCC 9372)。

2. 空气消毒效果　在紫外线灯管辐射强度监测合格的情况下,可以根据不同环境内的使用要求,来选择监测的时机、场所、计划监测的次数,并准备好各种仪器。首先在开启紫外线灯之前对空气进行采样,作为消毒前的对照;然后在紫外线照射到规定时间之后,立即进行采样,也可在消毒后的不同时间段进行采样观察。具体采样方法可参阅有关空气消毒效果评价章节。根据《消毒技术规范》规定,对空气中的自然菌,其杀灭效果达到90%以上即为合格。

3. 物体表面消毒效果　紫外线对物体表面进行的消毒比空气消毒需要有更高的强度和更严格的条件,如对粗糙物体表面的消毒效果差,对光滑的表面消毒效果就较好;所要求的紫外线辐射强度能达到数百微瓦甚至数千微瓦。对紫外线照射消毒前后物体表面进行采样,做微生物定量培养,计算出杀灭率,也可以杀灭90%以上为合格。具体方法请参考本章第六节。

三、环氧乙烷消毒效果评价

(一)化学监测法

常用环氧乙烷化学指示卡作为日常灭菌效果评价指标。在每个灭菌包内放置一条化学指示卡,待灭菌结束后,使用时打开灭菌包查看指示卡的变色是否达标,以此来间接判断灭菌是否合格。

(二)生物监测法

根据环氧乙烷对细菌芽孢杀灭能力的情况,作为评价其灭菌效果的评价指标。

1. 生物指示菌　环氧乙烷消毒效果评价所用的生物指示菌为枯草杆菌黑色变种芽孢(ATCC 9372)。其菌量为 $5×10^5 \sim 5×10^6$ cfu/片,抗力参数为:环氧乙烷浓度为(600±30)mg/L、作用温度为(54±2)℃、相对湿度为(60±10)%条件下,其杀灭90%微生物所需时间 D 值应为 2.5~5.8min,存活时间(ST 值)≥7.5min,杀灭时间(KT 值)≤58min。

2. 测试方法　将菌片放入聚乙烯塑料袋内,密封包装,每袋两片,每次试验用 20 片。将灭菌柜内所装放的物品分为上、中、下三层,每层内、中、外各设一点,共计设 9 个点。每点放置一袋菌片,并将陶片夹于灭菌物品中间。另将两个菌片放于灭菌器外,作为对照。

3. 细菌培养　消毒完毕后,在无菌条件下,取出指示菌片进行定性或定量检测,置于

(37±2)℃培养。并将对照菌片做相同接种,也置于(37±2)℃培养。

4. 结果评价　对照菌片在24h内应有菌生长(因为对照菌片未受到环氧乙烷的作用)。定性培养样品如连续观察7d,每个指示菌片接种的肉汤管均澄清,全部无菌生长,则可报告生物指示剂培养阴性,判定消毒合格;若指示菌片中任一个接种的肉汤管混浊,则判为不合格。对于定量培养样品与对照相比其灭活指数达到10^3也可报告消毒合格。

5. 注意事项

(1)温度和相对湿度对环氧乙烷气体杀菌效果影响较大,应严格控制消毒中的相关条件。

(2)环氧乙烷液体可溶解聚乙烯、聚氯乙烯等,故不可将其液体滴落于此类物品上。环氧乙烷不论液体或气体,均可损坏赛璐珞制品,应予以注意。

(3)按照生产厂商要求定期对环氧乙烷灭菌设备进行清洁、维修和调试。

四、空气消毒效果评价

空气消毒的目的是清除或杀灭存在于空气中的各类病原微生物,以预防或控制由于空气媒介引起的各种呼吸道传染病。

空气消毒的对象主要是指家庭、医院、办公室及一些公共场所的室内空气消毒,主要采用的方法有紫外线照射法、化学熏蒸及化学气溶胶法。

空气微生物是以微小气溶胶粒子的形式,稀疏地散布在大气之中,看不见、摸不着。我们要想知道在对空气进行消毒后,环境空气中是否还存在微生物,存在的是哪些微生物,它们的含量多少,以及它们在不同空间和不同时间中的变化状况,就必须将这些稀疏地散布在空气中的微生物气溶胶粒子(简称"微生物粒子")采集到局限的表面和小体积的介质之中,以便对它们进行观察和分析,这个过程就是空气消毒效果的评价,包括空气采样和样品培养两大方面的内容。

(一)采样时机

一般应选择在消毒处理完成之后的时间段。还可以按计划进行常规检测,定期、定时间对空气进行样品的采集。但要注意,在采样前,应关好门窗,在无人走动的情况下,静止10min后进行采样。

(二)采样方法

空气消毒效果评价指标菌有:①空气中自然菌;②空气指示菌,如白色葡萄球菌、溶血性链球菌等。

1. 仪器采样法(空气撞击法)　目前国内常用的空气微生物采样器主要有JWL型空气采样器、LWC-1型采样器和Anderson采样器,现以JWL-2ⅡB型空气微生物检测仪为例介绍空气微生物仪器法的采样具体步骤。

(1)采样皿制作:取该型仪器专用平皿,彻底洗涤干净、晾干,高压蒸汽灭菌后备用,将熔化冷却至45~50℃已灭菌的营养琼脂培养基18~20ml,倒入备用的平皿中,制成营养琼脂培养皿,冷却凝固后倒置于37℃温箱内培养24h,挑选无菌生长的平皿使用。

(2)采样点的选择及采样高度

1)采样点的选择:室内面积小于15m²的房间,只在室中央设1个点;室内面积小于30m²的房间,在房间的对角线上选取内、中、外3个点;室内面积大于30m²的房间内设5个点,即房间的 4 个角和室中央各设 4 个点;面积更大的场所(如办公室、候车室、电影院等),可在相应的方位上适当增加采样点。

2)采样高度:一般为 1.2~1.5m,四周各点距墙 0.5~1m。

(3)采样时间:根据消毒前采样及消毒后不同时间段进行采样。其中消毒前采样的目的是了解消毒前空气中微生物水平;消毒后采样目的是了解消毒后空气中微生物的水平。

(4)采样及培养:步骤为①打开气罩、去掉端盖、装上采样皿后再拧上端盖;②按已选好的采样地点,接通电源,定时 1~2min,开启采样器的开关进行采样;③待采样结束后关闭电源,取出采样皿置于 37℃温箱内培养 24~48h,观察结果并记录培养皿上菌落数(cfu);④计算每立方米的菌落数(cfu/m³)。

$$每立方米的菌落数=\frac{平皿菌落数\times1\,000}{流量\times采样时间}$$

(5)适用场所:仪器法采样适合于各种场所及采集各种微生物。

2. 沉降平板法(自然沉降法)

(1)采样皿制作:用灭菌后的普通营养琼脂培养基熔化后冷却至 45~50℃,取 18~20ml,倒入无菌平皿内,盖好;室温下冷却凝固后,倒置于 37℃温箱内培养 24h,挑选无菌生长的平皿使用。

(2)采样点的选择:参见空气撞击法。

(3)采样时间:根据消毒前及消毒后不同时间段进行采样。其中消毒前采样的目的是了解消毒前空气中微生物水平;消毒后采样目的是了解消毒后空气中微生物的水平。

(4)采样皿的放置:将采样皿编号后放置在相应的采样点上,然后根据室内实际布局,由内向外,按次序打开采样皿,将平皿盖扣放于采样皿端口边缘,切勿将盖口朝上,使其暴露于空气中,影响采样结果。

(5)采样:应根据所暴露环境的实际情况决定。越洁净的地方采样暴露时间越长,以期得到更准确的结果。普通场所暴露 5~30min,一般多采用 15min;污染较严重的地方暴露 5min 即可。并注意消毒前后暴露时间的一致。

(6)培养和结果计算:待采样结束后,将平皿盖盖好,反转放于 37℃恒温箱中培养 24~48h 后,观察记录培养皿上菌落数(cfu)。

(7)该方法不适合洁净的室内空气采集,结果偏低、误差大;作为空气消毒方法考核误差也较大。但由于其使用简便、经济,适用于基层。

(三) 评价指标

1. 细菌总数　根据不同场所空气细菌总数的国家卫生标准来判定其消毒是否合格。

2. 杀灭率

$$杀灭率=\frac{消毒前平均菌落数-消毒后平均菌落数}{消毒前平均菌落数}\times100\%$$

(四) 注意事项

1. 对空气中的溶血性链球菌及绿色链球菌测定时,需用血液琼脂培养基制成的平皿,采样后,30℃温箱培养 24~72h,其他操作步骤与计算不变。

2. 在用沉降平板法采样时,其采样点的选择应尽量避开空调、门窗等气流变化较大的地方。各个采样过程中动作应轻缓,避免将灰尘扬起来,同时注意整个过程要无菌操作。

（五）效果评价

表9-1为不同场所空气细菌总数卫生标准。根据表9-1可作出判断,小于标准值可判定为消毒合格,否则,判定为不合格。

表9-1 不同场所空气细菌总数卫生标准

场所	撞击法/(cfu·m⁻³)	沉降法/(cfu·皿⁻¹)	国家标准
家庭室内空气	2 500		GB/T 1883—2002
3~5星级宾馆、饭店	≤1 000	≤10	
1~2星级宾馆、饭店和非星级带空调宾馆、饭店	≤1 500	≤10	GB 9663—1996
普通旅店、招待所	≤2 500	≤30	
影剧院、音乐厅、录像厅(室)	≤4 000	≤40	GB/T 9664—1996
游戏厅、舞厅	≤4 000	≤40	
酒吧、茶座、咖啡厅	≤2 500	≤30	
理发馆、美容院	≤4 000	≤40	GB 9666—1996
游泳馆	≤4 000	≤40	GB 9667—1996
体育馆	≤4 000	≤40	GB 9668—1996
图书馆、博物馆、美术馆	≤2 500	≤30	GB 9669—1996
展览馆	≤7 000	≤75	
商场(店)、书店	≤7 000	≤75	GB 9670—1996
医院候诊室	≤4 000	≤40	GB 9671—1996
候车室、候船室	≤7 000	≤75	GB 9672—1996
候机室	≤4 000	≤40	
列车车厢、轮船客舱	≤4 000	≤40	GB 9673—1996
飞机客舱	≤2 500	≤30	
饭馆(餐厅)	≤4 000	≤40	GB 16153—1996

五、生活饮用水消毒效果评价

（一）微生物学指标

评价生活饮用水消毒效果的微生物学指标包括细菌总数(cfu/ml)、总大肠菌群(cfu/100ml)、粪大肠菌群(cfu/100ml)及余氯(mg/L)。

（二）水样的采集

根据无菌操作原则将水样采集入无菌瓶中,其中用于细菌检验的水样瓶中应事先加入中和剂,混匀,作用10min,中和余氯,阻止其继续灭菌。将水样尽快送往实验室检测。

（三）测定方法

1. 细菌总数 准确量取1ml水样,注入灭菌平皿中,再加入15ml约45℃的普通营养琼脂,水平旋转平皿,使水样与琼脂充分混匀。待琼脂冷却后,将平皿倒置,于37℃恒温箱培养

24h,计数平皿中的菌落形成数即菌落数(cfu)。

2. 总大肠菌群

(1)用无菌镊子夹取无菌的纤维滤膜边缘,将粗糙面向上,贴放在已灭菌滤器的滤床上,稳妥地固定好滤器。取一定量的待检水样(稀释或不稀释)注入滤器中,加盖,打开抽气阀门,在负压0.05MPa下抽滤。

(2)水样滤完后,再抽气约5s,关上滤器阀门,取下滤器。用无菌镊子夹取滤膜边缘,移放在品红亚硫酸钠琼脂培养基平板上,滤膜截留细菌面向上。滤膜应与琼脂培养基完全紧贴,当中不得留有气泡,然后将平皿倒置。将大肠菌群数培养皿放入37℃恒温培养箱内培养24h。

(3)对在滤膜上生长的带有金属光泽的黑紫色大肠杆菌菌落进行计数,并计算出水样中含有的总大肠杆菌群数(cfu/100ml)。

$$总大肠杆菌群数 = \frac{滤膜上菌落数 \times 稀释倍数}{被检水样体积(ml)}$$

3. 粪大肠菌群 粪大肠菌群的测定与总大肠菌群基本相同,只是在恒温培养箱内培养的温度有所不同,总大肠杆菌群的培养温度为37℃,而粪大肠菌群的培养温度为44℃,这是由于粪大肠菌群主要来源于人和温血动物粪便的特性所决定的。

4. 余氯(需在水样采集后立即进行测定) 取水样5ml,放入10ml试管中,加入甲土力丁(邻联甲苯胺)溶液3~5滴,摇匀静置2~3min。与余氯标准比色管进行对照比色,即可得出余氯的含量(其中水温最好在15~20℃)。

(四)消毒效果评价

原卫生部颁布的我国《生活饮用水卫生规范》中规定:每1ml水中细菌菌落数不得超过100cfu,在100ml水中总大肠菌群不得检出;余氯在接触30min后,应不低于0.3mg/L,集中式给水,除出厂水符合上述要求外,管网末梢水中的余氯不低于0.05mg/L。

1. 细菌总数 水样中细菌总数虽不能直接说明水样中是否有病原存在,但细菌总数的测定还是有意义的。因为细菌总数的多少常与水的污染程度相平行,细菌总数越多说明水体中有机物及分解产物的含量越多,从而可判定病原微生物污染的情况。

2. 总大肠菌群 大肠菌群指一群需氧或兼性厌氧的革兰氏阴性无芽孢杆菌。将带菌滤膜置于含有品红亚硫酸钠琼脂培养基上,经37℃培养24h后,呈现出金属光泽的黑紫色菌落。它不仅来自人和动物的粪便,还可来自植物和土壤。生活在自然环境中的大肠菌群,已适应了较低的环境温度,在37℃的条件下可以生长,但将培养温度升高至44℃,则不能生长。将在37℃培养生长的大肠菌群,包括粪便内生长的大肠菌群在内,统称为总大肠菌群数。总大肠菌群数不仅可作为水质污染的指标,也是判断饮水消毒效果的重要指标。这是因为大肠菌群对各种消毒剂的耐受力,一般都比肠道致病菌高,如霍乱弧菌、伤寒杆菌、痢疾杆菌等,都比大肠菌群容易被杀灭。

3. 粪大肠菌群 在我国《生活饮用水卫生规范》中特别新增加有关粪大肠菌群的卫生指标。由于粪大肠菌群来源于人和温血动物的粪便,所以,粪大肠菌群是判断水质是否受到粪便污染的一个重要指标。参照1993年世界卫生组织颁布的《饮用水水质标准》,我国规定生活饮用水中每100ml水样中不得检出粪大肠菌群。为了与植物和土壤等自然环境本身存在的大肠菌群区别,将培养温度提高到44℃,仍能生长出带有金属光泽的黑紫色大肠杆菌菌落称为粪大肠菌群,由此可判断出污染物的来源。在人类粪便中,粪大肠菌群占总大肠菌群的 96.4%。所以,粪大肠菌群在卫生学上具有更大的意义。

4. 余氯　我国当前饮用水消毒绝大多数采用氯消毒,要求氯和水接触 30min 后,游离性余氯不应低于 0.3mg/L(指集中式给水的出厂水)。余氯对防止水的二次污染作用不大,但在输水管网内出现二次污染时,余氯易被耗尽,因此余氯可作为有无二次污染的指示信号。同时我国还规定输水管网末梢水中游离余氯不应低于 0.05mg/L。

上述四项指标必须全部符合标准要求,才能判定水样消毒合格。如有任何一项超标,则说明处理运转中出现了问题,或者处理后的水受到了二次污染,或者水中营养性有机物含量过高。

世界卫生组织在饮用水质量基准中还规定,饮用水中基本不应含有人类肠道传染病病毒。但是现有资料尚不能提出定量要求的推荐值;另外由于寄生虫对人类的危害,同时还规定饮用水中不得有病原性原虫、蠕虫和其他寄生虫存在。

六、物体表面消毒效果评价

(一)微生物学指标
评价物体表面消毒效果的微生物学指标包括细菌总数及致病菌(如金黄色葡萄球菌、大肠杆菌和沙门氏菌等)。

(二)采样时机
在物品表面经过消毒之后进行采样,并在消毒前同一物品表面附近采样作为对照样品,计算其杀灭率。

(三)采样及培养方法
1. 压印法　将营养琼脂倾入无菌平皿并使琼脂培养基高出平皿口 1~2mm,待琼脂冷却后,将平皿上琼脂培养基直接压在被检物体的表面 10~20s,然后盖好平皿,37℃恒温箱中培养 48h。观察结果,计数菌落数。

2. 棉拭子法
(1)消毒前采样:在被检物体采样面积<100cm² 时,取全部物体表面。当采样面积≥100cm² 时,连续采集 4 个样品,面积合计 100cm²。用 5cm×5cm 的标准无菌规格板,放在被检物体表面,将无菌棉拭子在含有无菌生理盐水试管中浸湿,并在管壁上挤干,对无菌规格板框定的物体表面涂抹采样,来回均匀涂擦 10 次,并随之转动棉拭子。采样完毕后,将棉拭子放在装有一定量无菌生理盐水的试管管口,剪去与手接触的部位,其余的棉拭子留在试管内,充分震荡混匀后立即送检。对于门把手等不规则物体表面按实际面积用棉拭子直接涂擦采样。

(2)消毒后采样:在消毒结束后,在消毒前同一物体表面采样的附近类似部位进行。除采样液改用含有与化学消毒剂相应的中和剂以外,其余与消毒前采样一致。将消毒前后样本尽快送检,进行活菌培养计数以及相应致病菌与相关指标菌的分离与鉴定。

(四)检验方法
细菌总数检测采用菌落计数法,致病菌的检测主要检测金黄色葡萄球菌、大肠杆菌和沙门氏菌等。其具体的方法请参见相关的细菌检验鉴定手册。

（五）适用范围

本节所介绍的物体包括普通房间内各式物体、儿童玩具、毛巾、卧具、茶具、餐具、理发工具以及衣物等，它们都可以适用物体表面消毒的方法。

（六）评价指标

1. 细菌总数

（1）小型物体表面结果计算，用细菌总数（cfu/件）来表示。

$$细菌总数 = 平板上菌落平均数 \times 稀释倍数$$

（2）采样面积大于 $100cm^2$ 物体表面结果计算，用细菌总数（ cfu/cm^2 ）表示。

$$细菌总数 = \frac{平板上菌落平均数 \times 稀释倍数}{采样面积}$$

2. 杀灭率

$$杀灭率 = \frac{消毒前平均菌落数 - 消毒后平均菌落数}{消毒前平均菌落数} \times 100\%$$

（七）结果判定

1. 自然菌杀灭率≥90%为消毒合格。

2. 急诊室及普通房间物体表面的细菌总数≤ $10cfu/cm^2$ ，并未检出致病菌则判为消毒合格。

3. 儿童玩具上的细菌总数< $8cfu/cm^2$ ，且清洁无污物，并未检出致病菌则判为消毒合格。

4. 旅店业的用品如毛巾、卧具等表面的细菌总数< $200cfu/25cm^2$ ，且要求清洁无污物，并不得检出包括大肠杆菌在内任何致病菌则判为消毒合格。

5. 公用茶具要求表面必须光滑、无油渍、无水渍、无异味，其细菌总数< $5cfu/cm^2$ ，并未检出包括大肠杆菌在内的其他致病菌则判为消毒合格。

6. 理发工具的表面不得检出包括大肠杆菌在内的任何致病菌。

7. 饮食餐具，要求外观整洁，表面光滑，细菌总数≤ $5cfu/cm^2$ ，且 HBsAg 检验阴性，同时并不得检出包括大肠杆菌在内的其他任何致病菌则判为消毒合格。

8. 衣物消毒后要求不得检出致病菌及 HBsAg 检验阴性，判为消毒合格。

七、皮肤黏膜和手消毒效果评价

（一）微生物学指标

评价皮肤黏膜和手消毒效果的微生物学指标包括细菌总数和一些致病菌（如金黄色葡萄球菌、乙型溶血性链球菌和沙门菌、大肠杆菌等）。

（二）采样时机

在浸泡或擦拭消毒之后立即采样，观察滞留消毒效果可以设不同的时间段进行采样，必要时可在消毒前采样作为对照，可计算杀灭率。

（三）样品的采集

1. 手的采样　被检者五指并拢，操作者将无菌棉拭子蘸相应生理盐水挤干，在被检者手指根到指尖来回涂擦 2 次（每只手涂擦面积约 $30cm^2$ ）并随之转动采样棉拭子，然后将棉拭子放于装有 10ml 无菌生理盐水的试管管口，用无菌剪刀剪去手接触过的部分棉拭子，其余部分留在试管内。

2. 压印法采样　取事先制备好的营养琼脂平皿,将消毒之后的手拇指或中指、示指的掌面在平皿的培养基表面轻轻按下指纹印即可,然后将平皿置于37℃恒温箱培养24~48h,观察有无细菌生长。

3. 皮肤黏膜采样　用5cm×5cm的标准灭菌规格板,放在待检采样部位,用蘸有生理盐水的棉拭子在规格板内来回均匀涂擦10次,并随之转动棉拭子,然后将棉拭子放于装有无菌生理盐水的试管管口,剪去与手接触部位后,余下的棉拭子留在试管内,进行检验;其中无法放置灭菌规格板的部位可直接用棉拭子涂抹取样。

4. 注意事项　若待消毒对象(手、皮肤、黏膜等)的表面曾使用过化学物品(如消毒剂、清洁剂、化妆品等),则在生理盐水中应加入相应的中和剂。

(四) 检测方法

1. 细菌总数

(1)方法:将采样管用力敲打80次,必要时做适当稀释,用无菌吸管取一定量(通常为1ml)的待检样品加入灭菌平皿内,另平行接种2块平皿,加入已融化的45℃左右的营养琼脂后,注意边倾注边摇匀,待琼脂冷却凝固后,倒置于37℃温箱中培养48h,并计数菌落数。

(2)结果计算:细菌总数以 cfu/cm^2 计,计算公式如下。

$$细菌总数 = \frac{平板上菌落平均数 \times 稀释倍数}{采样面积}$$

$$杀灭率 = \frac{消毒前平均菌落数 - 消毒后平均菌落数}{消毒前平均菌落数} \times 100\%$$

2. 致病菌检验　请参见相关的细菌检验鉴定手册。

(五) 结果评价

我国目前尚没有颁布与皮肤黏膜有关的消毒合格标准值,所以在评价其皮肤黏膜消毒效果时,可采用对被检者皮肤黏膜上的不得有致病菌检出,且自然菌的杀灭率≥90%,可判定为消毒合格的标准。

第四节　消毒效果鉴定技术

消毒产品是指用于杀灭传播媒介上微生物使其达到消毒或灭菌要求的制剂或器械。不同的消毒产品对不同种类的微生物杀灭效果差异较大,为保证用于传染病防治的消毒产品符合国家卫生标准和卫生规范,必须进行消毒灭菌效果检测。掌握正确的消毒检验技术可为正确评价消毒效果提供科学依据。

一、活菌培养计数

活菌培养计数技术是消毒检验技术的基础,是测定细菌悬液、菌片(染菌载体)、采样液等样本含有活菌数量的方法,适用于所有消毒产品及卫生用品的杀菌、抗菌或抑菌试验菌落计数。

(一) 试验器材

1. 稀释液　(PBS)0.03mol/L磷酸盐缓冲液(pH 为7.2~7.4)。

2. 培养基　营养琼脂培养基或相应特殊种类培养基。

3. 器材　刻度吸管及配套的吸球、试管、平皿、"L"形棒(涂布法用)、电动混合器、恒温培养箱、压力蒸汽灭菌器、Ⅱ级生物安全柜等。

(二)悬液菌量计数法

1. 倾注法　操作步骤如下：

(1)将试管按需要数量分组排列于试管架上,每管加入 4.5ml 稀释液。各组由左向右,逐管标上 10^{-1}、10^{-2}、10^{-3}……

(2)将菌悬液样本混匀(用电动混合器混合 20s 或在手掌上用力振打 80 次,以下相同),吸取 0.5ml 加至 10^{-1} 管内。

(3)将 10^{-1} 管混匀,吸取出 0.5ml 加入 10^{-2} 管内。以此类推,直至最后一管。必要时,还可作某稀释度的 1∶1 或 1∶4 稀释。

(4)选择适宜稀释度试管(以预计生长菌落数每平板为 15～300cfu 者为宜),吸取其中混合均匀的悬液 1.0ml 加于无菌平皿内。每一稀释度接种 2 个平皿。一般需接种 2~3 个不同稀释度。

(5)将熔化的培养基冷至 40～45℃,倾注于已加入样液的平皿中,每平 15～20ml 左右。

(6)将平皿盖好,即刻轻轻摇动混匀,平放。待琼脂凝固后,翻转平板使底向上,置(36±1)℃恒温培养箱内培养。

(7)培养至规定时间,计数菌落数。

(8)计数菌落时,一般以肉眼观察,必要时用放大镜检查。以每平板菌落数在 15～300cfu 的稀释度为准记录结果。对黑曲霉菌孢子活菌计数时,以每平板菌落数在 15～100cfu 的稀释度为准记录结果。

(9)根据稀释倍数和接种量计算每毫升菌液中平均菌落数。

计算公式:悬液中菌量(cfu/ml)=[(A+B)/2]×稀释倍数。

式中 A、B 为 2 个平板上计数的菌落数。

2. 涂布法　操作步骤如下：

(1)将经灭菌的培养基冷却至 40～45℃,倾注灭菌平皿,每平皿 15～20ml,待琼脂凝固后,翻转平板使底向上,(36±1)℃培养 24h 后,挑选未受污染的平板备用。

(2)按倾注法 1~3 步骤将菌悬液稀释至适宜浓度,选择 2~3 个不同稀释度(以预计生长菌落数每平板为 15～300cfu 者为宜),吸取其中混合均匀的悬液 0.1ml 加于培养基平板上,每一稀释度接种 2 个平板。

(3)用"L"形棒在酒精灯火焰灼烧灭菌并冷却后,将加于培养基上的菌液涂布均匀。将平板盖好,平放,待菌液晾干后,翻转平板使底向上,(36±1)℃培养。

(4)培养至规定时间,计数菌落数。

(5)计数菌落时,一般以肉眼观察,必要时用放大镜检查。以每平板菌落数在 15～300cfu 的稀释度为准记录结果。

(6)根据稀释倍数和接种量计算每毫升菌液中平均菌落数。

计算公式:悬液中菌量(cfu/ml)=[(A+B)/2]×10×稀释倍数。

式中 A、B 为 2 个平板上计数的菌落数。

(三)菌片(染菌载体)回收菌量计数法

适用于以玻片、布片、滤纸片等为载体的菌片计数,也适用于棉拭子样本的计数。操作步骤如下：

1. 将菌片直接投入含 5.0ml 稀释液的无菌试管中,对棉拭子则将其采样端剪入管内。用电动混合器混匀 20s 或在手掌上用力振打 80 次,将菌洗下形成菌悬液。操作应严格按无菌要求进行。

2. 将试管按需要数量分组排列于试管架上,每管加入 4.5ml 稀释液。各组由左向右,逐管标记 10^{-1}、10^{-2}、10^{-3}……

3. 吸取洗脱的菌悬液样本 0.5ml 加至 10^{-1} 管内。

4. 将 10^{-1} 管混匀,吸取出 0.5ml 加入 10^{-2} 管内。如此类推,直至最后一管。必要时,还可作某稀释度的 1:1 或 1:4 稀释。

5. 选择适宜稀释度试管(以预计生长菌落数每平板 15～300cfu 者为宜),吸取其中混合均匀的悬液 1.0ml 加于无菌平皿。每一稀释度接种 2 个平皿。一般需接种 2～3 个不同稀释度。

6. 将熔化的培养基冷至 40～45℃,倾注于已加入样液的平皿中,每平皿 15～20ml。

7. 将平皿盖好,即刻轻轻摇动混匀,平放。待琼脂凝固后,翻转平板使底向上,置(36±1)℃恒温培养箱内培养。

8. 培养至规定时间,计数菌落数。

9. 计数菌落时,一般以肉眼观察,必要时用放大镜检查。以每平板菌落数在 15～300cfu 的稀释度为准记录结果。

10. 根据稀释倍数和接种量计算每片载体或样本上平均菌落数。

计算公式:载体上菌量(cfu/片或样本) $= \dfrac{(A+B)}{2} \times$ 稀释倍数 $\times 5$

式中 A、B 为 2 个平板上计数的菌落数。

(四) 活菌计数中误差率计算

活菌计数因技术操作而引起的菌落数误差率(平板间、稀释度间)不宜超过 10%。误差率的计算可按下列公式进行。

1. 平板间误差率计算公式

$$平板间误差率 = \frac{平板间菌落数平均差}{平板间菌落平均数} \times 100\%$$

$$平板间菌落数平均差 = \frac{(平板间菌落平均数-各平板菌落数)的绝对值之和}{平板数}$$

$$平板间菌落平均数 = \frac{各平板菌落数之和}{平板数}$$

2. 稀释度间误差率计算公式

$$稀释度间菌落数误差率 = \frac{稀释度间菌落数平均差}{稀释度间菌落平均数} \times 100\%$$

$$稀释度间菌落数平均差 = \frac{(稀释度间菌落平均数-各稀释度菌落数)的绝对值之和}{稀释度数}$$

$$稀释度间菌落平均数 = \frac{各稀释度平均菌落数之和}{稀释度数}$$

(五) 注意事项

1. 严格无菌操作,防止污染。

2. 认真检查试验器材有无破损(要特别注意试管底的裂痕和破洞),以防丢失样本和污染环境。

3. 注意菌液的均匀分散。加菌后用电动混合器混合 20s 或在手掌上用力振打 80 次。

4. 取液要准确,尽量减少误差。每吸取一个稀释度样液,必须更换一支吸管。

5. 样液加入平皿后应尽快倾注培养基,避免样液干燥。倾注时琼脂培养基温度不得超过 45℃,以防损伤细菌。倾注和摇动应尽量平稳,勿使培养基外溢,确保细菌分散均匀,便于计数菌落。摇匀后在培养基未完全凝固时不要移动平板,否则会影响细菌分布的均匀度。

6. 不同种类微生物培养温度不同,培养时应根据其特性选择适宜的温度。

二、菌悬液和菌片制备

适用于制备杀菌试验用菌悬液和菌片(染菌载体),以供消毒产品或卫生用品杀菌、抑菌试验时使用。

(一) 干燥菌种管开启方法

1. 取干燥菌种管,用手拿住菌种管球部,将菌种管上部管壁部位在酒精灯外部火焰处灼烧。

2. 待管壁温度升高后,以浸湿的酒精棉球迅速接触管壁高温部位,使此部位管壁出现裂纹。用止血钳头部快速敲击裂纹处使封闭的管口断开。以上操作均严格按无菌要求进行。

(二) 细菌繁殖体悬液的制备和保存方法

1. 试剂、培养基、器材

(1)试剂与培养基:稀释液为(PBS)0.03mol/L 磷酸盐缓冲液(pH7.2~7.4)或胰蛋白胨生理盐水(TPS),革兰氏染色液,营养琼脂培养基,营养肉汤培养基。

(2)器材:刻度吸管、试管、平皿、毛细吸管、接种环、电动混合器、浊度计、恒温培养箱和Ⅱ级生物安全柜等。

2. 细菌繁殖体悬液制备操作程序

(1)以无菌操作方式开启菌种管后,用毛细吸管加入适量营养肉汤轻柔吹吸数次,使菌种融化分散。将菌种取入含 5.0ml 营养肉汤培养基试管内,(36±1)℃ 培养 18~24h 为第 1 代。

(2)用接种环取第 1 代培养的菌悬液,用四区法划线接种营养琼脂培养基平板,(36±1)℃培养 18~24h 为第 2 代。

(3)挑取上述第 2 代培养物中典型菌落,接种于营养琼脂斜面,(36±1)℃培养 18~24h,即为第 3 代培养物。

(4)取第 3~6 代的营养琼脂培养基培养 18~24h 的新鲜斜面培养物,用 1.0ml 吸管吸取 1~2ml 稀释液,加入斜面试管内,反复吹吸,洗下菌苔。洗液移至另一无菌试管加稀释液至 5.0ml,电动混合器混合 20s 或在手掌上振打 80 次,使细菌悬浮均匀。

(5)制好的菌悬液,先用细菌浓度比浊测定法粗测其含菌浓度,然后以稀释液稀释至所需浓度。

(6) 怀疑有污染时,应以菌落形态、革兰氏染色与生化试验等方法进行鉴定。

3. 细菌繁殖体菌种保存和使用方法

(1) 将接种于营养琼脂斜面,(36±1)℃培养18~24h的第3代培养物,放置4~10℃冰箱内保存,保存时间为2个月。金黄色葡萄球菌、大肠杆菌、白色葡萄球菌也可穿刺于半固体中,(36±1)℃培养18~24h后置4~10℃冰箱保存,保存期为半年。

(2) 在冰箱内保存的菌种斜面每过2个月须用营养琼脂斜面转种一次,转种代数不得超过第5代。

(3) 细菌繁殖体悬液配制后应当天使用。

(4) 必须使用培养18~24h的新鲜斜面培养物,不得直接使用冰箱中保存的斜面培养物。

(三) 细菌芽孢悬液制备和保存方法

1. 试剂、培养基及试验器材

(1) 试剂与培养基:革兰氏染色液、芽孢染色液、5%孔雀绿水溶液、0.5%沙黄水溶液;营养琼脂培养基、营养肉汤培养基。

(2) 器材:罗氏培养瓶、玻璃漏斗(以双层纱布包裹脱脂棉后压力蒸汽灭菌)、含适量玻璃珠的三角烧瓶、离心机、可调恒温水浴箱、Ⅱ级生物安全柜等。

2. 细菌芽孢悬液制备和保存

(1) 以无菌操作方式开启菌种管,用毛细吸管吸加适量营养肉汤,轻柔吹吸数次,使菌种融化分散。将菌种取入含5.0ml营养肉汤试管内,(36±1)℃培养18~24h为第1代。

(2) 用接种环取第1代培养的菌悬液,划线接种营养琼脂培养基平板,(36±1)℃培养18~24h为第2代。

(3) 挑取上述第2代培养物中典型菌落,接种营养肉汤管内,(36±1)℃培养18~24h,即为第3代培养物。

(4) 用5.0ml或10.0ml吸管吸取5.0~10.0ml第3~5代的18~24h营养肉汤培养物,接种罗氏培养瓶中营养琼脂培养基,将其摇动使菌液布满营养琼脂培养基的表面,再将多余肉汤培养物吸出,(36±1)℃培养7d以上。

(5) 用接种环取菌苔少许涂于玻片上,固定后以改良芽孢染色法染色,显微镜(油镜)镜检。当芽孢形成率达95%以上时,即可进行以下处理。否则,应继续在室温下放置一定时间,直至芽孢形成率达到要求后,再进行以下处理。

改良芽孢染色法:用接种环取菌苔涂布于玻片上,待自然干燥,通过火焰加热固定。将涂片放入平皿内,片上放两层滤纸,滴加足量的5%孔雀绿水溶液。将平皿盖好,置54~56℃条件下,加热30min。取出,去滤纸,用自来水冲去残留液。加0.5%沙黄水溶液,染1min。水洗,待干后镜检。芽孢呈绿色,菌体呈红色。

(6) 加10ml无菌蒸馏水于罗氏培养瓶中,以"L"形棒轻轻推刮下菌苔,吸出菌苔清洗液,再加入5ml无菌蒸馏水冲洗培养基表面,吸出菌悬液。将两次的菌悬液集中于含玻璃珠的无菌三角烧瓶中,振摇5min。

(7) 将三角烧瓶置45℃水浴24h,使菌自溶断裂,分散成单个芽孢。

(8) 用无菌棉花或纱布过滤芽孢悬液,清除琼脂凝块。

(9) 将芽孢悬液置无菌离心管内,3 000r/min离心30min。弃上清液,加蒸馏水,吹吸使芽孢重新悬浮,本步骤重复3遍。

(10)将洗净的芽孢悬液放入含适量小玻璃珠的三角烧瓶内,80℃水浴10min或60℃水浴30min,以杀灭残余的细菌繁殖体。待冷至室温后,摇匀分装并进行活菌培养计数后,保存于4℃冰箱中备用,有效使用期为半年。

(11)怀疑有杂菌污染时,应以菌落形态染色与生化试验等方法进行鉴定。

(四)白念珠菌制备和保存方法

1. 试剂、培养基及试验器材 液体培养基,沙氏琼脂培养基。其余与本节"(二)细菌繁殖体悬液的制备和保存方法"相同。

2. 白念珠菌悬液制备操作程序

(1)以无菌操作方式开启冻干菌种管,用毛细吸管吸加适量沙氏液培养基于菌种管中,轻柔吹吸数次,使菌种融化分散。将菌种取入含5.0ml沙氏液体培养基试管中,(36±1)℃培养18~24h为第1代。

(2)用接种环取第1代培养的菌悬液,划线接种于沙氏琼脂培养基平板,(36±1)℃培养18~24h为第2代。

(3)挑取上述第2代培养物中典型菌落,接种于沙氏琼脂斜面,(36±1)℃培养18~24h,即为第3代培养物。

(4)取第3~6代的沙氏琼脂培养基斜面新鲜培养物(18~24h),用1.0ml吸管吸取1~2ml稀释液,加入斜面试管内,反复吹吸,洗下菌苔,将洗液移至另一无菌试管中加入稀释液至5.0ml,用电动混合器混合20s或在手掌上振打80次,使白念珠菌悬浮均匀。

(5)制成的菌悬液,先用浓度比浊测定法粗测其含菌浓度,然后以稀释液稀释至所需浓度。

(6)怀疑有污染时,应以菌落形态、革兰氏染色与生化试验等方法进行鉴定。菌落形态可直接用显微镜观察。菌体形态可在涂片后直接用高倍显微镜观察,也可用墨水阴地法染色(将菌与黑墨水在玻片上混匀,推成薄膜)后观察。

3. 白念珠菌菌种保存方法

(1)将接种的沙氏琼脂斜面,(36±1)℃培养18~24h的第3代培养物,放置4~10℃冰箱内保存,保存时间为2个月。

(2)在冰箱内保存的菌种斜面每过2个月须用沙氏琼脂斜面转种1次,转种代数不得超过第5代。

(3)白念珠菌悬液配制后应当天使用。

(4)进行杀菌试验必须使用18~24h的新鲜斜面培养物,冰箱中保存的斜面培养物不得直接使用。

(五)黑曲霉菌悬液制备和保存方法

1. 试剂、培养基及试验器材

(1)试剂和培养基:0.05%(V/V)吐温-80生理盐水溶液;麦芽浸膏肉汤培养基,麦芽浸膏琼脂(MEA)培养基。

(2)器材:玻璃漏斗(用8层纱布包裹脱脂棉压力蒸汽灭菌)、霉菌培养箱、离心机(5 000~8 000r/min)、Ⅱ级生物安全柜等。

2. 黑曲霉菌悬液制备操作程序

(1)以无菌操作方式开启冻干菌种管,用毛细吸管吸取适量麦芽浸膏肉汤培养基加到菌种管中,轻轻吹吸,使菌种沉淀物融化分散。取少许沉淀物悬液加到含 5.0ml 麦芽浸膏肉汤培养基试管中,(30±1)℃培养 42~48h 为第 1 代。

(2)用接种环划线接种第 1 代培养物于 MEA 培养基平板,(30±1)℃培养 42~48h 为第 2 代。

(3)挑取上述第 2 代平板培养物中的典型菌落,接种麦芽浸膏琼脂斜面培养基,(30±1)℃培养 42~48h,即为第 3 代培养物。将其密闭后在 4℃冰箱保存,时间不得超过 9 周。

(4)试验时取第 3 代斜面培养物,接种麦芽浸膏肉汤培养基,(30±1)℃培养 42~48h,为第 4 代培养物。

(5)用 5.0ml 或 10.0ml 吸管吸取 5~10ml 第 4 代培养物,接种罗氏培养瓶,并摇动使菌液布满 MEA 培养基表面,然后将多余肉汤培养物吸出,(30±1)℃培养 42~48h。

(6)向罗氏培养瓶培养物中加入 5~10ml 0.05%(V/V)吐温-80 生理盐水溶液,刮洗黑曲霉菌分生孢子于溶液中,将孢子悬液移入装有玻璃珠的三角瓶中,轻轻振摇 1min 后,用纱布脱脂棉滤除去琼脂碎块和菌丝。滤过后,显微镜下(400×)观察是否存在菌丝,若悬液中有菌丝存在,可经 5 000~6 000/min 离心 20min。再次在显微镜(400×)下现象,若悬液中仍有菌丝存在,须再离心。

(7)黑曲霉菌分生孢子悬液在 2~8℃贮存不能超过 2d,使用前,混合均匀,在显微镜(400×)下观察是否有孢子出芽,若有孢子出芽,则不得使用。

(六) 龟分枝杆菌脓肿亚种菌悬液制备和保存方法

1. 试剂、培养基及试验器材

(1)试剂和培养基:营养肉汤培养基、分枝杆菌干燥培养基。

(2)器材:玻璃珠、圆锥底塑料试管、Ⅱ级生物安全柜、电动混合器和恒温培养箱等。

2. 龟分枝杆菌脓肿亚种菌悬液制备和保存

(1)取冻干菌种管,无菌操作方式打开,以毛细吸管吸加适量营养肉汤于管中,轻柔吹吸数次,使菌种融化分散。将菌种取入含 5.0ml 营养肉汤试管内,(36±1)℃培养 18~24h 为第 1 代。

(2)用接种环取第 1 代培养的菌悬液,划线接种分枝杆菌培养基平板,(36±1)℃培养 72h 为第 2 代。

(3)挑取上述第 2 代培养物中典型菌落,接种于分枝杆菌培养基斜面,(36±1)℃培养 72h,即为第 3 代培养物。密封后 4℃保存,时间不得超过 6 周。

(4)试验时取第 3 代斜面培养物,在分枝杆菌培养基斜面上连续传代,培养方法与第 3 代相同。取第 5~6 代的分枝杆菌培养基斜面新鲜培养物(72h),用 1.0ml 吸管吸取 1~2ml 稀释液加入斜面试管内,反复吹吸,洗下菌苔。随后,用吸管将洗液移至另一含有 5.0ml 稀释液和 6~7g 玻璃珠的无菌圆锥底塑料试管中,用电动混合器混合 5min,然后将菌液吸入到另一试管内制成菌悬液。

(5)将制成的菌悬液进行活菌培养计数,按其结果用稀释液稀释至所需浓度。

(6)试验用菌悬液应当天使用。

(七) 菌片(染菌载体)制备方法

1. 载体 直径 12mm、厚 0.5mm 不锈钢金属片,10mm×10mm 玻璃片,10mm×10mm 新华滤纸片,40 织纱的白平纹棉布片(10mm×10mm)。除滤纸片外,载体染菌前应进行脱脂处理。

2. 载体脱脂方法　将载体放在含洗涤剂的水中煮沸 30min；以自来水洗净；经蒸馏水煮沸 10min；用蒸馏水漂洗至 pH 呈中性；白平纹棉布晾干、熨平备用；金属片和玻片（36±1）℃干燥后备用。

3. 载体制备和染菌法

（1）布片载体制备：将脱脂后的棉布按 20cm×20cm 剪成方形布块，再将布块按 10mm×10mm 大小抽去边缘 1 周的经、纬纱各 1 根，按抽纱痕剪开。制成的布片应大小一致，且无毛边。

（2）菌片染制方法

1）载体经压力蒸汽灭菌后，使用滴染法染菌。

2）染菌用菌悬液：染菌用菌悬液的含菌量为 $2\times10^8 \sim 2\times10^9$ cfu/ml，可使用浊度计调整菌液浓度。然后按规定对倍加入有机干扰物，使菌液的浓度为 $1\times10^8 \sim 1\times10^9$ cfu/ml。

3）滴染法染菌时，将经灭菌的载体片平铺于无菌平皿内，用移液器逐片滴加菌液 10μL，必要时用接种环涂匀整个载体表面，置（36±1）℃培养箱或室温干燥备用。

4）每个菌片（载体）的回收菌数为 $1\times10^6 \sim 5\times10^6$ cfu/片。

（八）注意事项

1. 用浊度计测定的菌悬液浓度，只用于菌悬液或在滴染菌片时对稀释度的估计。作为菌悬液含菌浓度或菌片染菌量的正确报告，如杀菌试验中阳性对照组菌悬液或菌片所含菌量，必须以活菌培养计数的实测结果为准，不得使用根据比浊法判定的估计值。

2. 用稀释液配制菌悬液时，用于消毒效果测定的使用 TPS，用于抗菌或抑菌效果测定试验时使用 PBS。

3. 滴染菌片时菌液滴加不宜过快，避免流散影响染菌的准确性。

4. 细菌繁殖体在载体上干燥的过程中，可引起部分死亡。因此应提高初始菌浓度，以便达到所需的回收菌量。

5. 配制菌悬液和制备菌片时，应严格无菌操作，以防污染杂菌，影响杀菌试验的结果。

6. 保存菌液的容器使用橡皮塞时，应将其预先煮沸 10min 进行脱硫处理。

7. 菌悬液和菌片应随时放入冰箱内，尽量缩短室温放置时间，以减少细菌的自然死亡。配制好的菌悬液和菌片应当天使用，不得存收过夜。

8. 从干燥菌种管中取菌种时，肉眼看到的浑浊是保存物的颜色，不代表菌量，应用培养液将管内保存物全部取出，可移至多个含 5.0ml 培养液的试管中，以免取量太少，分离不到菌种。

9. 制备霉菌孢子离心时，注意密封离心管，以免霉菌孢子扩散污染实验室。

第五节　残留消毒剂的去除方法

一、去除残留消毒剂的目的和方法

（一）去除残留消毒剂的目的

在测定化学消毒剂的杀微生物效果时，必须严格掌握作用时间，检测经化学消毒剂作用后残留存活微生物的数量,以判断其杀微生物的能力。在取样经化学消毒剂作用后的染菌载体或菌液作培养的同时会携带一定量的残留消毒剂,对微生物的生长繁殖仍有一定抑制作用,导致杀菌效果偏好的错误判断,甚至产生完全错误的结果。因此,在评价化学消毒剂的杀菌效果时,应选择合适的方法去除残留消毒剂,使经消毒剂作用的试验微生物脱离药物的作用,去除残留消毒剂的抑制作用,获得准确的结果。

(二) 去除残留消毒剂的原则

根据消毒剂的特点,可以采用物理和/或化学方法去除残留消毒剂。物理方法有连续稀释法、离心沉淀法、过滤冲洗法等。化学方法是化学中和法。选择去除残留消毒剂方法的原则是:

1. 可以有效去除残留的消毒剂。

2. 对微生物无害,不减少微生物应有的回收量。

3. 不破坏培养基的营养成分,不影响其透明度。

4. 必须进行鉴定试验,结果符合鉴定试验的要求。

(三) 去除消毒剂的方法

根据消毒剂特点,可以选择不同去除消毒剂的方法。

1. 化学中和法　化学消毒剂具有特殊化学性质,能因某些化合物的作用而失去其原有的杀菌或抑菌能力。加入某种化学物质使消毒剂失去杀菌作用,称为化学中和法,所加的化学物质称为中和剂。化学中和法又称中和剂法,是指在消毒剂与微生物作用达到规定时间时,取样加于适宜种类和浓度的中和剂中,将残留消毒剂迅速中和,使其不再持续抑制或杀灭微生物的方法。该法同时含有稀释作用效果,方法简单,使用方便,效果可靠,是最为普遍使用的方法。其操作要点如下:

(1)将消毒剂与微生物样本混合,作用至预定时间,取样移入鉴定合格的中和剂溶液中。

(2)所用中和剂的浓度与容量应与中和剂鉴定试验相同。

(3)将菌药混合液与中和剂即刻混匀,及时吸取样液稀释、接种培养。

(4)微生物与中和剂或中和产物作用时间不宜过长。

2. 过滤冲洗法　经消毒剂作用后的微生物样本,立即加入适量稀释液中混匀,并倾入装有微孔滤膜的滤器内,经真空泵抽吸过滤后,再加适量稀释液冲洗、过滤,细菌被阻留在膜上,而消毒剂留在滤液里,可去除残留消毒剂,这种方法多用于难以找到适宜中和剂的消毒液。其操作要点如下:

(1)准备好微孔滤膜、滤器,滤膜及滤器需先经灭菌处理。

(2)初次过滤后,应使用一定量对微生物无害的稀释液进行冲洗,冲洗次数一般以洗净消毒剂为宜。

(3)最后一次冲洗、滤净后,将微孔滤膜以无菌操作法取出,进行培养检测。

3. 稀释法　将经消毒剂作用的样本接种于大量培养基内,或用稀释液连续稀释,降低残留消毒剂浓度,使残留消毒剂浓度降低至不足以抑制细菌生长水平,消除对微生物的抑制作用。例如,取 0.5ml 消毒后的菌药混合液接种于 100~200ml 肉汤培养基内,振荡后培养,也可将消毒后的菌药混合液或试验菌片的洗脱液,经 10^{-1}~10^{-4} 稀释后,再接种培养基。稀释法对浓度系数大的消毒剂效果较好,简便易行,如醇类消毒剂;但对浓度系数小与抑菌浓度极低的消毒剂效果不理想,如季铵盐类消毒剂和三氯羟基二苯醚(DP300)等。操作要点是:

（1）采用稀释法时,应设未消毒的样本对照,消毒后样本常量接种对照和空白培养基对照。

（2）对接触消毒剂的样本,达到规定作用时间后,及时用对微生物无害的稀释液稀释,稀释比例随试验需要决定,稀释前振荡混匀,及时接种培养。

4. 注意事项

（1）严格遵守无菌操作要求,所用试验器材必须灭菌。

（2）每次吸液,均须更换吸管,以防交叉污染。

（3）所用吸管的容量应尽量与拟吸取的液体量相近,保证结果准确性。

（4）试验条件可影响残留消毒剂的去除效果,每进行一种消毒效果试验,均需按规定对所选方法进行去除效果的鉴定试验。

二、选择中和剂的原则和标准

在消毒鉴定试验中,选择合适的中和剂是一个复杂的过程。首先要根据消毒剂的物理化学性质拟定待选中和剂,然后通过中和剂鉴定试验,测定其中和效果,才能选出最佳的中和剂。

（一）选择中和剂的原则

选择中和剂时,试验方法和条件应与相应消毒剂杀菌试验方法和条件完全一致,具体原则如下:

1. 中和剂鉴定试验的消毒剂浓度不得低于杀菌试验的最高浓度。

2. 所用试剂、试液应与消毒试验一致。

3. 试验中的环境条件,包括温度、相对湿度以及 pH 等都应与消毒试验一致。

4. 试验中的培养条件,如培养基、培养温度及培养时间也应与消毒试验一致。

（二）理想中和剂的标准

1. 能有效地中和相应的消毒剂。

2. 中和作用快速。

3. 中和剂本身及其反应产物对细菌无害。

4. 中和剂与消毒剂不应有协同作用。

5. 对培养基中的营养成分无破坏作用,不形成对细菌有害的副产物,并且不影响培养基的透明度。

目前能够满足上述条件的中和剂很少,选择时只能根据情况尽量选择适宜的中和剂。对于某些抑菌作用很强,使用浓度高的复方消毒剂,如含双胍类、季铵盐类、三氯羟基二苯醚等成分的复方消毒剂,即使使用高浓度的复方中和剂也难以中止其作用,可以选择加中和剂后再以中和剂和稀释液过滤冲洗,以达到更好去除残留消毒剂的目的。

（三）常用中和剂及其性能特点

1. 硫代硫酸钠　能有效中和卤素类消毒剂,也可用于中和过氧化物类消毒剂和汞制剂。由于硫代硫酸钠具有还原性,能与具有氧化能力的消毒剂反应,因此这种中和作用具有定量关系,可以根据其反应式确定用量。含有效氯、有效碘、有效溴、过氧化氢、过氧乙酸、二氧化氯、臭氧等成分的消毒剂,中和剂都可以使用硫代硫酸钠。单独使用硫代硫酸钠作中和剂时,如果浓度高于 5g/L,对某些细菌可能会产生有害作用,但与适当浓度的卵磷脂和吐温-80复配,可以消除其不良影响。

2. 亚硫酸钠 可以用来中和卤素类和醛类消毒剂,但由于亚硫酸钠不稳定,亚硫酸钠中和液不宜使用压力蒸汽灭菌,最好用过滤除菌。此外,亚硫酸钠对细菌有毒性,与卵磷脂和吐温-80配伍使用较好。

3. 氨基酸 由于氨基酸是两性化合物,在不同pH的溶液中,可以是阳离子,也可以是阴离子,可以用氨基酸中和某些消毒剂。使用较多的有组氨酸、甘氨酸和精氨酸。氨基酸中的氨基能与醛反应成无毒的环状化合物,主要用于中和醛类消毒剂,如用甘氨酸作为戊二醛的中和剂。此外,氨基酸也是复方中和剂的重要配伍成分。

4. 吐温-80 吐温-80是一种非离子表面活性剂,分散能力强,常用于清除结合或吸附到菌体上的离子型消毒剂,一些吸附力较强的消毒剂也常用吐温-80作为中和剂,如季铵盐、酚类和一些去垢剂等。通常不单独使用吐温-80,与卵磷脂或硫代硫酸钠、氨基酸等成分配伍使用。

5. 卵磷脂 卵磷脂是构成生物体膜的重要成分,具有控制多种成分进入细胞内或排出细胞外的功能,具有表面活性功能,可用作乳化剂、湿润剂、分散剂、抗氧剂等,与吐温-80配伍,利用乳化和增溶的原理将消毒剂进行包裹,屏蔽消毒剂的杀菌作用。如季铵盐和胍类消毒剂能迅速吸附于微生物表面,干扰其正常生长,达到杀菌作用,即使在很低的浓度,也能抑制细菌生长,在进行定量杀菌试验时,可以加入卵磷脂和吐温-80,中止其抑菌和杀菌作用。消毒剂种类繁多,对含植物提取物的消毒剂,其抑制微生物生长和杀灭微生物的机制复杂,在进行杀菌效果鉴定时,可以在中和剂中加入卵磷脂和吐温-80,屏蔽其抑菌和杀菌作用,起到良好的中和效果。

6. 复方中和剂 由于消毒剂中常常加入一些增效剂或其他成分,不能用单一成分的中和剂中止其杀菌作用,必须选用复配中和剂。LPS是复方中和剂中一个有代表性的配方,其组成是0.07%卵磷脂、1.0%吐温-80、0.1%硫代硫酸钠,主要用于以阴离子表面活性剂和有效氯为主要成分的清洗消毒剂,如含氯洗衣粉。此外,还有许多其他复方中和剂。

(四)常用消毒剂及中和剂的选择

1. 卤素类消毒剂 包括含氯消毒剂、碘伏和其他含碘消毒剂、二甲基乙内酰脲卤化衍生物等消毒剂。其中含氯消毒剂种类最多,无机氯类如次氯酸钠、漂白粉、氯、次氯酸钙等,有机氯类如三氯异氰尿酸、二氯异氰尿酸钠、氯胺T等。一般认为含氯消毒剂的消毒机制是次氯酸的氧化作用、新生氧作用和氯化作用;碘伏和其他含碘消毒剂中起杀菌作用的主要是游离碘和低碘酸。二甲基乙内酰脲卤化衍生物有二氯海因、二溴海因、溴氯海因等,其杀菌作用主要是在水中释放的次氯酸或次溴酸氧化作用、新生氧作用,产生的氯化铵和溴化铵干扰细菌新陈代谢作用等。由于卤素类消毒剂均有氧化性质,在中和剂中加入一定量硫代硫酸钠,可以有效中止卤素类消毒剂的杀菌作用。值得注意的是,由于一些含卤素的复方消毒剂中加入了其他成分,单用硫代硫酸钠并不能完全中止其杀菌作用,还要结合实际情况加入适量卵磷脂、吐温-80等成分,才能达到理想的中和效果。

2. 季铵盐类消毒剂 包括苯扎溴铵、度米芬、双链季铵盐、长链季铵盐等,均属于阳离子表面活性剂,可以高浓度聚集于菌体表面,改变细胞的渗透性,使菌体破裂、蛋白质变性,抑制细菌体内酶系统,影响细菌的代谢,这类消毒剂表面活性很强,稀释或过滤作用较难从菌体上去除,需要使用化学中和剂,一般以卵磷脂和吐温-80复配成中和剂。有报道,以

3g/L硫代硫酸钠、5g/L卵磷脂、20g/L吐温-80的TSB能有效中止有效成分为长链季铵盐的消毒液对黑曲霉菌孢子的杀菌作用。还有以含5g/L硫代硫酸钠、1g/L卵磷脂和3g/L吐温-80的PBS中和含量为5 000mg/L的长链季铵盐。若再加入少量无抑菌作用阴离子表面活性剂,如1~3g/L的皂基,可以更有效去除菌体上的消毒剂,达到良好的中和作用。双十六烷基二甲基溴化铵是一种双链季铵盐,可以用含适量组氨酸、卵磷脂、吐温-80的复方中和剂中止杀菌作用。

3. 过氧化物类消毒剂　包括过氧乙酸、过氧化氢、臭氧、二氧化氯、过氧戊二酸、酸性氧化电位水等,其共同特点都是有强氧化能力,硫代硫酸钠可以与上述消毒剂发生氧化-还原反应,从而中止这些物质的杀菌作用。因此,在进行过氧化物消毒剂定量杀菌试验时,中和剂主要用硫代硫酸钠,根据各种消毒因子的氧化能力差异,加入量有所不同。值得注意的是,通常过氧化氢的杀菌浓度较高,需要较高浓度的硫代硫酸钠中和。如果此时中和剂中只含硫代硫酸钠,则高浓度硫代硫酸钠会对细菌生长产生毒性作用,若加入一定量卵磷脂和吐温-80,可消除其毒性作用。有报道含40g/L硫代硫酸钠、5g/L卵磷脂、5g/L吐温-80的中和剂溶液可以有效中止含过氧化氢36g/L复方消毒剂的杀菌作用。

4. 醛类消毒剂　包括甲醛、戊二醛、邻苯二甲醛等,对各种微生物都有高效杀灭作用。甲醛可用亚硫酸钠或双甲酮加吗啉中和,戊二醛可用甘氨酸溶液中和。如果戊二醛消毒液产品中加入了其他增效剂,单方的甘氨酸中和效果不理想,需要加入少量卵磷脂和吐温-80。邻苯二甲醛(OPA)可用含甘氨酸、卵磷脂、吐温-80等复方中和剂中止其杀菌作用。报道以含3g/L卵磷脂、30g/L吐温-80、10g/L甘氨酸的胰蛋白生理盐水可中止5 800mg/L邻苯二甲醛的消毒作用。

5. 胍类消毒剂　包括聚六亚甲基胍及其衍生物、氯己定,这类消毒剂具有阳离子活性,能杀灭革兰氏阳性与阴性的细菌繁殖体,但对分枝杆菌、细菌芽孢及某些真菌仅有抑菌作用。氯己定可以用卵磷脂和吐温-80作中和剂。聚六亚甲基胍可用阴离子表面活性剂(如1~3g/L皂基)、十二烷基硫酸钠、卵磷脂、吐温-80复方中和剂。复方中和剂中各成分的浓度依据中和剂鉴定试验结果确定。有报道以5g/L十二烷基硫酸钠、3g/L卵磷脂、10g/L吐温-80的PBS可以中和含4 000mg/L聚六亚甲基胍的消毒作用。

6. 酚类消毒剂　包括苯酚、煤酚皂(俗称来苏儿)、卤化酚类。苯酚是酚类化合物中最古老的消毒剂,在20世纪70年代以前广泛应用于医学消毒和卫生防疫消毒。苯酚对皮肤组织有腐蚀性和刺激性,其蒸汽对人有毒性,且为低效消毒剂,大量使用可对环境造成酚污染。煤酚皂毒性较大,气味易滞留,对皮肤有一定刺激和腐蚀作用,不易裂解,污染水源和环境。近年来,苯酚和煤酚皂两种消毒剂逐渐被更有效、毒性较低的酚类衍生物代替,如邻苯基苯酚、对氯间二甲苯酚(如滴露)。酚类消毒剂可用含甘氨酸、卵磷脂、吐温-80复方中和剂中止杀菌作用。有报道用10g/L甘氨酸、30g/L卵磷脂、50g/L吐温-80胰蛋白胨大豆肉汤培养基中和浓度为2 500mg/L的对氯间二甲苯酚的消毒作用。

7. 醇类消毒剂　乙醇、异丙醇有较好杀菌作用,使用较广泛,多用于皮肤消毒,也可作为其他复方消毒剂的增效剂。对于单方的醇类消毒剂,一般用卵磷脂、吐温-80就可以中止杀菌作用。

8. 三氯羟基二苯醚　又称三氯生、玉洁新(DP300),是一种非离子表面活性剂,在国外许多医院用于皮肤消毒,也可作为抗菌成分,制备成含三氯生的肥皂、刷手剂、洗浴液、除臭剂等。三氯羟基二苯醚属于低效消毒剂,对革兰氏阳性菌作用强于革兰氏阴性菌,可用含组氨酸或甘氨酸、卵磷脂、吐温-80的复方中和剂中止其杀菌作用。有报道称,含10g/L甘氨酸、3g/L卵磷脂、30g/L吐温-80的PBS可以中止含三氯羟基二苯醚的消毒凝胶的杀菌作用。

三、细菌及其芽孢和真菌杀灭试验中和剂鉴定试验

中和剂鉴定试验用于鉴定所选中和剂是否适用于拟进行的杀菌试验。

(一)试剂、培养基及试验器材

1. 试剂和培养基　试验菌悬液和菌片;稀释液:胰蛋白胨生理盐水溶液(TPS);培养基:根据试验菌,选择合适培养基,如普通营养琼脂培养基、胰蛋白胨大豆琼脂培养基、沙氏培养基、麦芽浸膏琼脂培养基等。

2. 有机干扰物。

3. 器材　恒温水浴箱和秒表(计时器)、电动混合器、微量加样器、Ⅱ级生物安全柜等。

(二)试验设计原则

1. 通过所设各组试验结果综合分析,可确定所用中和剂对测试的消毒剂是否有良好的中和作用,对试验用微生物及其恢复期培养是否有害或有不良影响。

2. 试验中所用消毒剂的浓度应为杀菌试验中使用的最高浓度。浓度过低,则不足以显示能否将高浓度消毒剂全部中和。

3. 同一消毒剂拟对多种微生物进行杀灭试验时,所用中和剂应按微生物种类分别进行鉴定试验。对细菌繁殖体如大肠杆菌、金黄色葡萄球菌、铜绿假单胞菌,可任选其一进行试验;对细菌芽孢、白念珠菌、黑曲霉菌孢子、分枝杆菌应分别进行鉴定试验。当用其他特定微生物进行杀灭试验时,均应以该特定微生物进行中和剂的鉴定试验。

4. 鉴定时根据所用杀菌试验方法,采用相应的方法进行试验。一般而言,悬液法选择的中和剂可以用于载体法,而载体法选择的中和剂不能用于悬液定量杀菌试验。

【附】中和剂初选试验

中和剂鉴定试验前,若难确定拟检测的中和剂,可通过本试验初选,而后以选中的中和剂进行正式的鉴定试验。初选操作程序如下:

(1)将0.5ml试验菌悬液(含菌量为$(1～3)×10^3$cfu/ml)加入含4.5ml中和剂试管中,混匀,作用30min后,取1.0ml接种平皿,用TSA倾注法培养。

(2)将0.5ml试验菌悬液(含菌量为$(1～3)×10^3$cfu/ml)加入含4.5ml中和产物试管中,混匀,作用30min后,取1.0ml接种平皿,用TSA倾注法培养。

(3)试验同时设阳性对照组。阳性对照组以0.5ml菌悬液加入含4.5ml稀释液试管中,混匀,作用30min后,取1.0ml接种平皿,用TSA倾注法培养。

当3组平板上长出的菌落数接近,如果以阳性对照组为标准(X),前两组长菌数为(X±50%X)以内,可进行正式的鉴定试验。

(三)用中和剂鉴定试验分组

在进行除药方法鉴定试验时,一般要求分6组进行,每组都有不同的意义。

第1组:消毒剂+菌悬液→培养。目的是观察消毒剂对试验菌有无杀灭或抑制能力。

第2组:(消毒剂+菌悬液)+中和剂→培养。目的是观察残留消毒剂被中和后受到消毒剂作用后的试验菌是否能恢复生长。

第3组:中和剂+菌悬液→培养。目的是观察中和剂是否抑菌。

第4组:(消毒剂+中和剂)+菌悬液→培养。目的是观察中和产物,或未被完全中和的残留消毒剂对试验菌的生长繁殖是否有影响。

第5组:稀释液+菌悬液→培养。目的是作为菌数对照。

第6组:稀释液+中和剂+培养基→培养。目的是作为阴性对照。

(四) 中和剂悬液定量鉴定试验步骤

根据试验分组,准备试管和平皿,依次编号。将消毒剂按所需浓度配好之后,置(20±1)℃水浴中待用。

第1组:吸取0.5ml菌悬液,先加入0.5ml 3%牛血清白蛋白,混匀,再加入置(20±1)℃水浴中保温5min的消毒剂溶液4.0ml,混匀。作用至预定时间,取样液0.5ml加于含4.5ml胰蛋白胨(0.1%)生理盐水的试管中,混匀,作用10min。吸取该样液0.5ml,接种平皿,一式两份,做活菌培养计数。

第2组:吸取0.5ml菌悬液,先加入0.5ml 3%牛血清白蛋白,混匀,再加入置(20±1)℃水浴中保温5min的消毒剂溶液4.0ml,混匀。作用至预定时间,取样液0.5ml加于含4.5ml中和剂溶液的试管中,混匀,作用10min。吸取该样液0.5ml,接种平皿,一式两份,做活菌培养计数。

如平板生长菌落数均超过300cfu/平板,应以胰蛋白胨(0.1%)生理盐水对上述样液作适宜稀释后,再次接种平皿进行活菌培养计数。

第3组:吸取0.5ml菌悬液,先加入0.5ml 3%牛血清白蛋白,混匀,再加入置(20±1)℃水浴中保温5min的中和剂溶液4.0ml,混匀。作用至预定时间,取样液0.5ml加于含有4.5ml中和剂溶液的试管中,混匀,作用10min,用中和剂溶液做10倍系列稀释,选适宜稀释度悬液,吸取该稀释度样液0.5ml,接种平皿,一式两份,做活菌培养计数。

第4组:吸取0.5ml菌悬液,先加入0.5ml 3%牛血清白蛋白,混匀,再加入置(20±1)℃水浴中保温5 min的中和产物(以1份消毒剂溶液加9份中和剂溶液配制而成)溶液4.0ml,混匀。作用至预定时间,取样液0.5ml加于含有4.5ml中和产物溶液的试管中,混匀,作用10min,用中和产物溶液做10倍系列稀释,选适宜稀释度悬液,吸取该稀释度样液0.5ml,接种平皿,一式两份,做活菌培养计数。

第5组:吸取0.5ml菌悬液,先加入0.5ml 3%牛血清白蛋白,混匀,再加入置(20±1)℃水浴中保温5min的胰蛋白胨(0.1%)生理盐水4.0ml,混匀。作用10min,取样液0.5ml用胰蛋白胨(0.1%)生理盐水做10倍系列稀释,选适宜稀释度悬液,吸取该稀释度样液0.5ml,接种平皿,一式两份,做活菌培养计数。

第6组:吸取同次试验用胰蛋白胨(0.1%)生理盐水和中和剂溶液各0.5ml,接种于平皿中,倾注营养琼脂,做活菌培养计数。检测有无微生物污染。

(五) 中和剂载体定量鉴定试验步骤

根据试验分组,准备试管和平皿,依次编号。

第1组:吸取消毒剂溶液5.0ml于无菌小平皿内,将其置(20±1)℃水浴中5min后,用无菌镊子夹入1片菌片,并使浸没于消毒剂溶液中。待作用至试验预定的时间,立即用无菌镊子取出菌片移入含5.0ml稀释液的试管中,作用10min。振荡洗涤,洗下菌片上的微生物,吸取该样液0.5ml,接种于平皿中,一式两份,做活菌培养计数。

第2组:吸取消毒剂溶液5.0ml于无菌小平皿内,将其置(20±1)℃水浴中5min后,用无菌镊子夹入1片菌片,并使浸没于消毒剂溶液中,待作用至试验预定时间,立即用无菌镊子取出菌片移入含5.0ml中和剂溶液的试管中,作用10min。振荡洗涤,洗下菌片上的微生物,吸取该样液0.5ml,接种于平皿中,一式两份,做活菌培养计数。如平板生长菌落数均超过300cfu/平板,应重新吸取该最终样液0.5ml,用PBS做适当稀释,选适宜稀释度悬液,吸取该稀释度样液0.5ml,接种于平皿中,做活菌培养计数。

第3组:吸取中和剂溶液5.0ml于无菌小平皿中,将其置(20±1)℃水浴中5min后,用无菌镊子夹入1片菌片,并使浸没于中和剂溶液中,作用10min。用无菌镊子取出菌片移入含5.0ml中和剂溶液试管中,振荡洗涤,洗下菌片上的微生物,吸取该样液0.5ml,用中和剂溶液做10倍系列稀释,选适宜稀释度悬液,吸取该稀释度样液0.5ml,接种于平皿中,一式两份,做活菌培养计数。

第4组:吸取中和产物溶液(用可透性载体时,以浸有消毒剂溶液的载体样片1片置5.0ml中和剂溶液内,作用10min;用不透性载体时,吸取消毒剂溶液50μL,置5.0ml中和剂溶液内,作用10min,5.0ml于无菌小平皿内,将其置(20±1)℃水浴中5min后,用无菌镊子夹入1菌片,并使浸透于中和产物溶液中,作用10min。用无菌镊子取出菌片,移入含5.0ml中和剂溶液的试管中,振荡洗涤,洗下菌片上的微生物,吸取该样液0.5ml,用中和产物溶液做10倍系列稀释,选适宜稀释度悬液,吸取该稀释度样液0.5ml,接种于平皿中,一式两份,做活菌培养计数。

第5组:吸取PBS 5.0ml于无菌小平皿内,将其置(20±2)℃水浴中5min后,用无菌镊子夹入1片菌片,并使浸没于稀释液中,作用10min;用无菌镊子取出菌片移入5.0ml稀释液的试管中,振荡洗涤,洗下菌片上的微生物,吸取该样液0.5ml,用稀释液做10倍系列稀释,选适宜稀释度悬液,吸取该稀释度样液0.5ml,接种于平皿中,一式两份,做活菌培养计数。

第6组:吸取同次试验用胰蛋白胨(0.1%)生理盐水和中和剂溶液各0.5ml,接种于平皿中,倾注营养琼脂,做活菌培养计数。检测有无微生物污染。

(六)鉴定试验结果评价

试验结果符合以下全部条件时,所测中和剂可判为合格:

1. 第1组无受试菌或仅有极少量受试菌菌落生长。

2. 第2组有较第1组为多,但较第3、第4和第5组为少的受试菌菌落生长,并符合表9-2要求者。

表9-2　中和剂鉴定试验中对第1组与第2组菌落数的要求

第1组平板平均菌落数	第2组平板平均菌落数
0	≥5
X	≥(X+5)
Y	≥(Y+0.5Y)

注:X指在1~10之间的菌落数,Y为大于10的菌落数。

对抑菌作用不明显的消毒剂所用中和剂鉴定试验中,当第1组与第2组菌落数相近,难以达到表9-2要求时,可根据具体情况另行作出判断或评价。

3. 第3、第4和第5组有相似量受试菌菌落生长,并在$5×10^5 \sim 5×10^6$ cfu/ml(片)之间,其组间菌落数误差率应不超过15%。第3、第4和第5组间菌落数误差率计算公式:

$$组间菌落数误差率 = \frac{(三组菌落平均数 - 各组菌落平均数)的绝对值之和}{三组菌落平均数之和} ×100\%$$

4. 第6组无菌生长。

5. 在模拟现场试验和现场试验中若使用的消毒剂浓度高于杀灭微生物试验或中和剂鉴定试验所用浓度,且没有相应浓度消毒剂的中和剂鉴定试验结果,应补做中和剂鉴定试验。此时,若遇第1组和第2组残留菌数为"0"或低于表9-2要求,但第3、第4和第5组菌落生长菌落数符合要求,第6组无菌生长。在已有合格的中和剂鉴定试验的基础上,该试验亦可证明,所用中和剂可有效中和测试消毒剂,且中和剂和中和产物对受试菌生长无影响。

6. 试验重复3次,每次试验均应符合以上要求。

(七)注意事项

1. 试验所分各组均有其特定意义,不得任意删减。

2. 严格无菌操作,保持试验用液和器材的无菌,注意更换吸管。

3. 试验组序应按操作程序要求排列。

4. 在计算微生物浓度时,须考虑其稀释倍数。

四、细菌及其芽孢和真菌过滤冲洗法去除残留消毒剂试验

(一)过滤冲洗法去除残留消毒剂目的

通过滤膜过滤和冲洗的方法,去除试验体系中的残留消毒剂,以便准确检测出试验体系中存活的微生物及其数量。本方法可去除残留消毒剂对微生物的杀灭和抑制作用。

(二)试验器材

1. 试验菌悬液。

2. 过滤设备 包括灭菌处理的滤器、孔径为0.45μm微孔滤膜,真空泵或抽滤泵,其他器材随试验微生物确定。

3. 稀释液和冲洗液 应不影响滤膜的性质,对微生物无伤害作用。可用中和剂、生理盐水、磷酸盐缓冲液(PBS)、胰蛋白胨生理盐水(TPS)、含0.5%吐温-80的PBS等,推荐使用能中和部分消毒成分的中和剂。

4. 有机干扰物。

(三)试验设计原则

1. 综合分析,可确定所选方法是否对测试消毒剂有良好的去除作用,对试验用微生物以及其恢复期培养是否有害或不良影响。

2. 试验中所用消毒剂的浓度应以杀菌试验中使用的最高浓度为准。浓度过低不足以显示能将高浓度消毒剂全部去除。

3. 鉴定试验中,消毒后去除残留消毒剂组无微生物生长,不能表明去除处理后细菌是否复苏。此时可增加处理时间或次数,亦可适当缩短作用时间再试。作用时间最短不得少于30s,否则难以控制试验的准确性。

4. 同一消毒剂拟对多种微生物进行杀灭试验时,所用物理去除消毒剂法应按微生物种类分别进行鉴定试验,不得互相取代。对细菌繁殖体的试验,可在大肠杆菌(8099)、铜绿假

单胞菌(ATCC 15442)或金黄色葡萄球菌(ATCC 6538)中任选其一进行试验即可;对细菌芽孢,以枯草杆菌黑色变种(ATCC 9372)芽孢进行。

当用其他特定微生物(如龟分枝杆菌脓肿亚种)进行杀灭试验时,均应以该特定微生物再次进行去除消毒剂方法的鉴定试验。

5. 鉴定中应根据正式杀灭试验的设计,选择使用悬液定量试验,还是载体定量试验。通常,悬液鉴定试验结果可用于载体试验。

(四) 试验分组

1. 消毒剂+菌悬液→培养　观察消毒剂对试验菌有无杀灭或抑制作用。

2. (菌悬液+消毒剂)+过滤冲洗法处理→培养　观察所用去除消毒剂处理后,受到消毒剂作用后的试验菌是否能恢复生长。

3. (菌悬液+水)+过滤冲洗法处理→培养　观察去除消毒剂处理是否影响试验菌的生长数量。

4. 菌悬液→培养　作为菌悬液阳性对照值。

(五) 操作程序

1. 第1组　吸取0.5ml试验菌悬液于试管内,加入0.5ml有机干扰物质,混匀后,置(20±1)℃水浴中5min后,再吸加4.0ml消毒剂(应先置(20±1)℃中水浴)于试管内,混匀,作用至试验预定时间。吸取该最终样液0.5ml,加于含4.5ml稀释液试管中,混匀。吸取最终样液1.0ml接种于平皿内,做活菌培养计数。

2. 第2组　吸取0.5ml试验菌悬液于试管内,加入0.5ml有机干扰物质,混匀后,置(20±1)℃水浴中5min后,再吸加4.0ml消毒剂于试管中,混匀。作用至试验预定时间,对其进行去除消毒剂处理,并取最终样液1.0ml接种于平皿内,做活菌培养计数(如为滤膜法,可直接将滤膜有菌面朝上贴于平板表面)。如平皿生长菌落数均超过300个,应再吸取该最终样液0.5ml,用PBS做适当稀释,选择适宜稀释度悬液,吸取1.0ml,分别接种于平皿内,做活菌培养计数。

3. 第3组　吸取0.5ml试验菌悬液于试管内,加入0.5ml有机干扰物质,混匀后,置(20±1)℃水浴中5min后,再吸加4.0ml硬水于试管中,混匀。不加消毒剂,做同上处理。取最终样液0.5ml用稀释液做10倍系列稀释,选择2~3个适宜稀释度悬液,各取1.0ml,分别接种于平皿内,做活菌培养计数(如为滤膜法,可先进行10倍系列稀释,再经过滤冲洗法处理,然后直接将滤膜有菌面朝上贴于平板表面)。

4. 第4组　吸取试验菌悬液1.0ml,置含4.0ml稀释液的试管中,不加消毒剂,亦不作任何去除处理,进行活菌培养计数,作为阳性对照值。

(六) 评价规定

试验结果符合以下全部条件,所测中和剂可判为合格:

1. 第1组无试验菌,或仅有极少数生长。

2. 第2组有远较第1组为多,但较第3、第4组为少的试验菌生长。在第1组无菌生长时,第2组平均每个平板(或滤膜)上生长菌落不少于5个。

3. 第3、第4组测定的结果,微生物数量应在$(1\sim5)\times10^7$cfu/ml之间,其组间差不得超过两组回收菌数平均值的50%。组间差的计算可按下式进行:

$$组间菌落数误差率=\frac{(两组菌落平均数-各组菌落平均数)的绝对值之和}{2\times 两组菌落平均数}\times 100\%$$

4. 连续 3 次试验取得合格评价。

（七）注意事项

1. 试验所分各组均有其特定意义,不得任意删减。

2. 严格无菌操作,保持试验用液和器材的无菌,注意更换吸管。

3. 试验组序应按操作程序要求排列。

4. 在计算微生物浓度时,须考虑其稀释倍数。

五、病毒灭活试验中和剂鉴定试验

本鉴定试验只在确定所选中和剂是否适用于拟进行的细胞感染法病毒灭活试验。

（一）试剂、培养基及试验器材

1. 试验用病毒株　脊髓灰质炎病毒Ⅰ型(poliovirus-I,PV-Ⅰ)疫苗株;人类免疫缺陷病毒Ⅰ型(HIV-Ⅰ)美国株。

2. 宿主细胞　可采用 VERO 细胞系、BGM 细胞、Hela 细胞系或 FL 细胞系,作为 PV-Ⅰ的测试细胞。用含有人 T 淋巴细胞白血病病毒I型(human T cell leukemiavirusI,HTLV-I)基因的人淋巴细胞(MT4 株)作为 HIV-I的测试细胞。

3. 细胞培养瓶与 96 孔培养板

4. 恒温水浴箱

5. 二氧化碳培养箱

6. 层流超净工作台

7. 低温冰箱(-20℃ ,-80℃)

8. 液氮罐

9. 倒置显微镜

10. 离心机

11. 可调移液器及配套一次性塑料吸头

12. 细胞维持培养基

13. 细胞完全培养基

14. 去离子水

（二）病毒悬液的制备

1. 从液氮中取出冻存的试验用宿主细胞,在 37℃温水中迅速融化,用毛细吸管移植于含有细胞维持液的细胞管内,吹吸数次,使混匀,立即离心(3 000r/min,3min),去上清液。再加入适当的细胞维持液,吹吸数次,使混匀,同上离心后,转种于加有 10ml 完全培养基的培养瓶中。逐日观察细胞生长情况,在细胞长满单层时,用于消毒试验。

2. 取出低温冻存的试验病毒毒种,37℃水浴融化,用细胞维持液作 10 倍稀释,然后接种于已经长满单层细胞的细胞瓶内,置 37℃温箱中,使与细胞吸附、生长。逐日观察病变,待3/4 细胞出现病变时,收获病毒。

3. 将含有病毒及宿主细胞的培养液,在冰浴条件下,用超声波(或反复冻融)破碎宿主细胞,释放病毒。然后,尽快离心(6 000r/min,15min)去除沉淀(主要为细胞碎片),上清液即为所需的病毒悬液。按每管 1.0ml 分装于无菌离心管(1.5ml)中。

4. 取 1 支病毒悬液,按病毒滴度测定法,测定其病毒滴度。其余均冷冻保存于-80℃备用。

(三) 病毒灭活滴度计算方法

1. 终点稀释法病毒感染滴度的计算 以半数细胞感染剂量($TCID_{50}$)表示。$TCID_{50}$的对数值计算公式如下。

$$TCID_{50}对数值=病变率高于50\%组稀释度的对数值+距离比例$$

("病变率高于50%组"是指病变率超过50%的最低组,下简称"高于50%组";"病变率低于50%组"是指病变率低于50%的最高组,下简称"低于50%组")。

具体计算方法如下:

(1)计算细胞病变率。先计数培养板上不同稀释度样本细胞病变发生与未发生的孔数,然后分别计算"细胞病变(-)"和"细胞病变(+)"的累积总计值。计算"细胞病变(-)"累积值时,由稀释度低样本组向稀释度高样本组累积;"细胞病变(+)"累积值则相反,由稀释度高样本组向稀释度低样本组累积。

各稀释度样本组"细胞病变(+)"累积总计值,除以该稀释度样本组"细胞病变(-)"与"细胞病变(+)"累积总计值之和即为其病变比,由之可得病变率(%)。

(2)计算距离比例。距离比例可按下式计算:

$$距离比例=\frac{高于50\%组的病变率-50}{高于50\%组的病变率-低于50\%组的病变率}$$

2. 噬斑法病毒感染滴度的计算 噬斑法病毒感染滴度,以噬斑形成单位数(pfu)(简称"噬斑数")表示。

$$每毫升测试样品中的病毒含量计算(pfu/ml)=平板平均噬斑数×稀释倍数$$

3. 平均灭活对数值的计算 平均灭活对数值按下式计算:设阳性(病毒)对照组平均病毒感染滴度($TCID_{50}$或pfu)为No,试验(消毒)组平均病毒感染滴度($TCID_{50}$或pfu)为Nx。

$$平均灭活对数值=\log No-\log Nx$$

(四) 试验设计原则

1. 通过所设各组试验结果综合分析,应可确定所用中和剂是否对测试消毒药物有良好的中和作用,对试验用病毒和细胞株是否有害或不良影响。

2. 根据试验目的,选择适宜的病毒株和细胞株。

3. 中和试验用药物浓度应为正式消毒试验最高浓度。作用时间最短不得少于30s。

(五) 试验分组

在使用细胞感染法进行病毒灭活试验时,对所用中和剂的鉴定,应进行以下各组试验。其中,先进行预备试验中的第1~3组试验,如中和剂与中和产物对细胞生长无影响,再进行以下的正式试验。

1. 预备试验

(1)中和剂+细胞→培养:观察所用中和剂对细胞的生长有无影响。

(2)(消毒剂+中和剂)+细胞→培养:观察中和产物溶液对细胞生长有无影响。

(3)(消毒剂+细胞)→培养:观察消毒剂对细胞生长有无影响。

2. 正式试验

(1)消毒剂+病毒悬液→接种细胞培养:观察所试消毒剂对病毒有无抑制或灭活作用。

（2）（消毒剂+病毒悬液）+中和剂→接种细胞培养：观察残留消毒剂被去除后，病毒是否可恢复对细胞的感染作用。

（3）中和剂+病毒悬液→接种细胞培养：观察中和剂对病毒有无抑制作用。

（4）（消毒剂+中和剂）+病毒悬液→接种细胞培养：观察中和产物，或未被完全中和的残留消毒剂对病毒有无抑制作用或对检测方法有无干扰。

（5）病毒悬液→接种细胞培养：观察病毒是否可正常生长，并将其结果作为阳性对照值。

（6）未接种病毒的细胞→培养：观察其生长是否正常。

（六）病毒悬液定量法中和剂鉴定试验操作程序

根据试验分组，准备足量有关器材，依次摆放，进行编号。各组分别用适宜大小容量的菌定量吸管按以下程序吸取或添加试剂和试验样本。各组每吸一次试剂或样本，即应更换一次吸管或微量移液器吸头，以防相互污染。

1. 预备试验第 1 组　将试验用细胞，分别加入不同稀释度的中和剂溶液，作用 3~4h 后，吸去液体，另加细胞维持培养液，置 37℃ 二氧化碳培养箱中培养。

2. 预备试验第 2 组　将试验用细胞，分别加入不同稀释度中和产物溶液作用 3~4h 后，吸去中和产物溶液，另加细胞基础培养液，置 37℃ 二氧化碳培养箱中培养。

3. 预备试验第 3 组　将试验用细胞，分别加入不同稀释度的消毒剂，作用 3~4h 后，吸去消毒剂，另加细胞维持培养液，置 37℃ 二氧化碳培养箱中培养。

4. 正式试验第 1 组　吸取双倍浓度消毒剂溶液 0.5ml 于试管内，置（20±1）℃ 水浴中 5min 后，吸加 0.5ml 病毒悬液，混匀。待作用至试验预定的灭活病毒时间，加入 1.0ml 去离子水，根据试验规定量，吸取该最终样液（或以对病毒无害的稀释液作系列稀释），进行随后的病毒滴度测定。

5. 正式试验第 2 组　吸取双倍浓度消毒剂溶液 0.5ml 于试管内，置（20±1）℃ 水浴中 5min 后，再吸加 0.5ml 病毒悬液，混匀。待作用至试验规定的灭活病毒时间，加入 1.0ml 中和剂溶液，混匀，作用 10min。进行随后的病毒滴度测定。

6. 正式试验第 3 组　吸取 0.5ml 去离子水于试管内，置（20±1）℃ 水浴中 5min 后，再吸加 0.5ml 病毒悬液，混匀。待作用 10min，加入 1.0ml 中和剂溶液，混匀。进行随后的病毒滴度测定。

7. 正式试验第 4 组　吸取双倍浓度消毒剂 0.5ml 于试管内，置（20±1）℃ 水浴中 5 min 后，加入 1.0ml 中和剂，再吸加 0.5ml 病毒悬液，混匀，作用 10min。进行随后的病毒滴度测定。

8. 正式试验第 5 组　吸取去离子水 1.5ml 于试管内，置（20±1）℃ 水浴中 5min 后，再吸加 0.5ml 病毒悬液，混匀。进行随后的病毒滴度测定。

9. 正式试验第 6 组　将试验用细胞，加细胞维持培养液后，置 37℃ 二氧化碳培养箱中培养。

10. 本试验中对各种病毒的接种和检测操作技术，若无特殊要求，按病毒学中各种病毒的常规培养和检测方法进行即可。

（七）评价规定

试验结果符合以下全部条件，所测中和剂可判为合格：

1. 正式试验中第 1 组无试验病毒，或仅有少量试验病毒生长。

2. 正式试验中第 2 组有较第 1 组显著为多,但较第 3、第 4 和第 5 组显著为少的试验病毒生长。

3. 正式试验中第 3、第 4 和第 5 组病毒生长与原接种量相近。

4. 正式试验中第 6 组细胞生长正常。

5. 预备试验结果显示,中和剂和中和产物,在正式试验的最高浓度下对细胞生长无影响。

6. 连续 3 次试验取得合格评价。

（八）注意事项

病毒载体中和试验法可参照上述悬液定量中和试验程序,并按照病毒学原理进行适当修改后使用。

六、病毒中残留消毒剂物理去除方法的鉴定试验

病毒灭活试验中的物理除药法,首先为稀释法,其次为吸附柱法、分子筛柱法、载体冲洗法。

（一）分组

1. 消毒剂+病毒悬液→接种培养　观察所试消毒剂对病毒有无灭活或抑制作用,对细胞正常生长有无影响。

2. (消毒剂+病毒悬液)+除药处理→接种培养　观察去除残留药物后病毒可否恢复对细胞的感染作用。

3. 病毒悬液+除药处理→接种培养　观察除药处理对病毒滴度有无影响。

4. 病毒悬液→接种培养　观察病毒生长是否正常,并以该结果作为阳性对照值。

5. 未接种病毒的细胞→培养　观察细胞生长是否正常。

（二）悬液定量操作程序

1. 第 1 组　吸取消毒剂 0.9ml 于试管内,置(20±1)℃水浴中经 5min 后,吸加 0.1ml 病毒悬液,混匀。待作用至试验规定的灭活病毒时间,根据试验规定量,吸取该最终样液(或用适宜的对病毒无害的稀释液作系列稀释的样液),进行随后的病毒滴度测定。

2. 第 2 组　吸消毒剂 0.9ml 于试管内,置(20±1)℃水浴中经 5min 后,吸加 0.1ml 病毒悬液,混匀。待作用至规定的时间,对此液进行除药处理,根据试验规定量,吸取最终样本(或用适宜的对病毒无害的稀释液作系列稀释的样液),进行随后的病毒滴度测定。

3. 第 3 组　吸取病毒悬液 0.1ml,加 0.9ml 细胞基础培养液,做除药处理。根据试验规定量,吸取最终样本(或用适宜的对病毒无害的稀释液作系列稀释的样液),进行随后的病毒滴度测定。

4. 第 4 组　吸取病毒悬液 0.1ml,加细胞维持液 0.9ml,不加消毒剂亦不做任何除药处理。根据试验规定量,吸取该病毒悬液(或用适宜的对病毒无害的稀释液作系列稀释的样液),进行随后的病毒滴度测定。

5. 第 5 组　向未接种病毒的细胞管内,加入完全细胞培养基培养。

（三）评价规定

试验结果符合以下全部条件,所测物理除药法可判为合格:

1. 第 1 组无试验病毒,或仅有少量生长。

2. 第2组有远较第1组为多,但明显较第3~5组为少的试验病毒生长。

3. 第3、第4和第5组试验病毒生长量相近。

4. 连续3次试验取得合格评价。

5. 可使用病毒载体,按同样的原理与操作步骤进行试验,判定合格标准相同。

第六节　定量杀菌试验

评价一种消毒因子的杀菌效果,需要进行定量杀菌试验。根据各种消毒因子使用方法,选择不同的定量杀菌试验,验证消毒剂对悬液中或载体上微生物的杀灭效果。

一、试验器材

(一)试剂、培养基及器材

1. 试验菌株　金黄色葡萄球菌(ATCC 6538)、大肠杆菌(8099)、铜绿假单胞菌(ATCC 15442)、白念珠菌(ATCC 10231)、黑曲霉菌(ATCC 16404)、龟分枝杆菌脓肿亚种 CA93326 (ATCC 19977)和枯草杆菌黑色变种(ATCC 9372)芽孢。根据特定用途或试验特殊需要,可选用其他试验菌株。

2. 消毒液　消毒液除有特殊规定者外,应使用无菌硬水配制。消毒液浓度应以所含有效成分为准。例如,含氯消毒剂浓度以有效氯计,碘伏以有效碘计,复方消毒剂浓度以主要杀菌有效成分含量计。消毒液中有效成分浓度的计算,以试验菌与消毒液混合后所含有效成分的最终浓度(作用浓度)为准。

3. 标准硬水(硬度为 342mg/L)配制方法　称取氯化钙($CaCl_2$)0.304g,氯化镁($MgCl_2 \cdot 6H_2O$)0.139g,加蒸馏水 1 000ml,充分溶解后,过滤除菌备用。

4. 中和剂或抽滤设备(经鉴定试验证实合格的中和剂或有关器材)　大多数杀菌试验使用化学中和剂,经鉴定合格的中和剂用蛋白胨大豆肉汤培养基配制(中和剂 TSB)。

5. 有机干扰物质　悬液试验和载体试验中有机干扰物质为牛血清白蛋白溶液。根据消毒剂使用方法对用于经过清洗或较清洁的消毒对象的消毒剂,有机干扰物牛血清白蛋白(BSA)的浓度为0.3%(w/v);对用于不经过清洗或较脏的消毒对象的消毒剂,有机干扰物牛血清白蛋白的浓度为3.0%(w/v)。有机干扰物的配制方法:牛血清白蛋白30g或3g,加蒸馏水 1 000ml溶解后,用孔径为 0.45μm 滤膜过滤菌,冰箱冷冻保存备用。

6. 培养基　根据微生物种类,选择适宜的培养基。

(二)器材

恒温水浴箱、恒温培养箱、秒表(计时器)、刻度吸管、微量加样器、试管、载体(平纹布片、不锈钢片、玻片、滤纸片)、Ⅱ级生物安全柜等。

二、悬液定量杀菌试验

(一)基本原理

将一定量的细菌悬液加入消毒剂溶液中,作用一定时间,去除残留消毒剂后,采集样液接种培养基,培养后活菌计数,与未经消毒剂作用的对照菌数相比较,计算杀灭对数值。

（二）试验分组

1. 试验组 按实际浓度的 1.25 倍配制消毒液,加入选定试验菌悬液,作用不同时间作为试验组。

2. 阳性对照组 用标准硬水代替消毒剂溶液,按同样的步骤进行试验。所得结果代表试验体系中的菌液浓度,作为阳性对照组活菌浓度。

3. 阴性对照组 将试验同批次所用的稀释液、硬水、中和剂等接种培养基,要求培养后无菌生长。

（三）试验步骤

1. 试验用菌悬液浓度,真菌和龟分枝杆菌为 $(1 \sim 5) \times 10^7$ cfu/ml,其余菌株为 $(1 \sim 5) \times 10^8$ cfu/ml。试验时根据消毒剂用途加入有机干扰物(清洁物品含 0.3%BSA,污染物品含 3% BSA)。

2. 根据试验目的或消毒剂使用方法配制消毒液。无特殊要求者,一般用无菌硬水配制,配制的浓度为待测浓度的 1.25 倍,例如要评价的消毒液浓度为 200mg/L,则应配制的浓度为 250mg/L,置 (20 ± 1)℃水浴备用。

3. 加入 0.5ml 试验用菌悬液于无菌试管内,再加入 0.5ml 有机干扰物质,混匀,置 (20 ± 1)℃水浴 5min,用无菌吸管吸取上述浓度消毒液 4.0ml 注入其中,迅速混匀并立即计时。

4. 待试验菌与消毒剂相互作用至各预定时间,分别吸取 0.5ml 试验菌与消毒剂混合液加于 4.5ml 中和剂管中,混匀。

5. 中和 10min 后,分别吸取原液或其稀释液 1.0ml,每管样液接种于 2 个平皿,培养后活菌计数。

6. 同时用标准硬水代替消毒液,进行平行试验,作为阳性对照,回收菌量:真菌和龟分枝杆菌 $(1 \sim 5) \times 10^6$ cfu/ml,其余菌株为 $(1 \sim 5) \times 10^7$ cfu/ml。

7. 以试验同批次硬水、中和剂、稀释液接种培养基,作为阴性对照。

8. 所有试验样本均在 (36 ± 1)℃(黑曲霉菌在 (30 ± 1)℃)培养箱中培养,细菌繁殖体培养 48h;真菌和细菌芽孢需培养 72h;观察最终结果。龟分枝杆菌脓肿亚种菌须培养 1 周观察结果。

9. 试验重复 3 次,计算各组的活菌浓度(cfu/ml),并换算为对数值(N),然后按下式计算杀灭对数值:

杀灭对数值(KL)= 对照组平均活菌浓度的对数值(No)−试验组活菌浓度对数(Nx)

计算杀灭对数值时,可以进行数字修约,取小数点后两位值。但是,如果消毒试验组消毒处理后平均生长菌落数<1 时,杀灭对数值计为大于等于对照组平均活菌浓度的对数值,即 $KL \geq Log(N_0)$。

三、载体定量杀菌试验

将一定量的微生物污染在载体上,然后将染菌载体暴露于消毒剂,作用一定时间后,将载体移入中和剂内振荡、洗脱、稀释,接种培养,活菌计数,并与未经消毒的对照载体菌数比较,计算杀灭对数值。

（一）试验分组

1. 试验组　按试验预定浓度用标准硬水配制消毒液,加入备用染菌载体,作用不同时间作为试验组。

2. 阳性对照组　以无菌硬水代替消毒液,处理染菌载体,作为阳性对照。

3. 阴性对照组　以试验同批次无菌硬水、中和剂、稀释液接种培养基,作为阴性对照。

（二）试验步骤

1. 载体浸泡定量杀菌试验

(1)制备试验用菌片,使每个菌片的回收菌数为$(1\sim5)\times10^{6}$cfu/片。

(2)取无菌平皿,标明所注入消毒液的浓度。按每片 5.0ml 的量,吸取相应浓度的消毒剂溶液注入平皿中。如果是非常黏稠的液体或膏状物,则可以按每片 5g 的量称取消毒剂。

(3)将盛有消毒剂的平皿置(20 ± 1)℃水浴 5min,用无菌镊子取预先制备的菌片分别放入平皿中,并使之浸没于消毒液中。

(4)待菌片与消毒剂相互作用至各预定时间,用无菌镊子将菌片取出,分别移入含 5.0ml 中和剂试管中。充分振荡洗脱,中和 10min。吸取 1.0ml 样液接种平皿,或作 10 倍系列稀释后接种,每管接种于 2 个平皿,倾注培养基,培养后活菌计数。

(5)另取一平皿,注入 10.0ml 无菌硬水代替消毒液,放入 2 片菌片,浸泡至预定时间取出移入 5.0ml 中和剂试管中,振荡洗脱、稀释、接种,作为阳性对照组。取同批次中和剂、稀释液、硬水接种培养基作为阴性对照。

(6)所有试验样本均在(36 ± 1)[℃黑曲霉菌在(30 ± 1)℃]培养箱中培养,细菌繁殖体培养 48h;真菌和细菌芽孢需培养 72h。观察最终结果,龟分枝杆菌脓肿亚种菌培养 1 周观察最终结果。计算公式同"二"。

(7)试验重复 3 次,计算各组的活菌量(cfu/片),并换算为对数值(N),然后计算杀灭对数值。

2. 载体喷雾定量杀菌试验

(1)根据所试菌种和消毒剂对该菌的杀灭能力,选定不同浓度、不同作用时间进行试验。

(2)每种菌所染菌片应分开进行试验。试验时,每种载体菌片各取 3 片,以等边三角形或三角形阵列,均匀排布于一未沾有任何消毒剂的清洁无菌玻璃板上(如无菌平皿内)。

(3)每批试验以同一浓度消毒剂溶液对上述排列的菌片进行均匀喷雾。每次喷雾的距离和压力保持一致,以尽量使喷到菌片上的雾粒大小和数量一致。喷雾量以不使菌片湿透、流液为度。

(4)待试验菌与消毒剂相互作用至各规定时间,取每种载体菌片 1 片,分别移入一含 5.0ml 中和剂的无菌试管中。充分振荡洗脱,使菌片上细菌洗脱进入中和液中。

(5)吸取 1.0ml 上述洗液或其稀释液,接种平皿,每管接种于 2 个平皿。培养后活菌计数。

(6)每批试验均应换一块未沾有任何消毒剂的清洁无菌玻璃板。喷雾器换装新浓度消毒剂前,应将原残留消毒剂洗净,再换装新浓度消毒剂。

(7)用硬水代替消毒液,按同样的喷雾方法进行处理,作为阳性对照组。如为压力罐装自动喷雾式气雾消毒剂,可直接用染菌载体作活菌计数,作为处理前阳性对照组。取同批次中和剂、稀释液、硬水接种培养基作为阴性对照。

(8)所有试验样本均在(36±1)℃[黑曲霉菌在(30±1)℃]培养箱中培养,细菌繁殖体培养48h;真菌、细菌芽孢需培养72h,观察最终结果。

(9)试验重复3次,计算各组的活菌数(cfu/片),并换算为对数值(N),然后计算杀灭对数值。

3. 流动浸泡载体定量杀灭试验

(1)制备试验用菌片,使每个菌片的回收菌落数为$(1\sim5)\times10^6$cfu/片。

(2)开启消毒设备,待产生的酸性氧化电位水或臭氧水中有效成分处于稳定状态时,进行杀灭试验。

(3)取尼龙网片或不锈钢网片放入250ml烧杯底部中央,将染菌载体放于尼龙网片或不锈钢网片表面,染菌载体上再盖一尼龙网片或不锈钢网片。将酸性氧化电位水或臭氧水通过管路沿烧杯壁流下,流动浸泡消毒至规定作用时间,用无菌镊子取出染菌载体,分别移入含5.0ml中和剂试管中。充分振荡洗脱,中和10min混匀,吸取1.0ml直接接种于平皿,每管接种2个平皿,作为试验组。如果菌量过多,可以进行10倍稀释后接种。

(4)另取两个染菌载体放入250ml烧杯中,放置方法与试验组相同。以自来水代替酸性氧化电位水或臭氧水,在相同流量下流动浸泡至最长作用时间,其余步骤与试验组相同,作为阳性对照组样本。

(5)分别吸取同批次稀释液与中和剂各1.0ml于同一无菌平皿内,倾注同批次的培养基15~20ml,作为阴性对照组。

(6)所有试验样本均在(36±1)℃[黑曲霉菌在(30±1)℃]培养箱中培养,细菌繁殖体培养48h;真菌和细菌芽孢需培养72h;观察最终结果。

(7)试验重复3次,计算各组的活菌量(cfu/片),并换算为对数值(N),计算杀灭对数值。

四、结果评价

1. 悬液定量杀菌试验 试验要求重复3次,阴性对照无菌生长,阳性对照菌量符合要求,对细菌繁殖体和枯草杆菌黑色变种芽孢,各次的杀灭对数值均≥5.00,判定为消毒合格;对白念珠菌、黑曲霉菌、龟分枝杆菌脓肿亚种菌悬液的各次杀灭对数值≥4.00,判为消毒合格。

2. 载体定量杀菌试验 试验要求重复3次,阴性对照无菌生长,阳性对照菌量符合要求,对试验菌各次的杀灭对数值均≥3.00,判定为消毒合格。

五、注意事项

1. 阳性对照组 在杀菌试验中,每次均应设置阳性对照,保证试验菌量符合要求。

2. 阴性对照组 试验中所使用的中和剂、稀释液和培养基等,各批次均应进行同步培养,发现有菌生长,则需换用未污染试剂或培养基重做试验。

3. 有机干扰物的选择 悬液定量杀菌试验时,有机干扰物质一般采用3.0%(W/V)牛血清白蛋白贮存溶液,在消毒体系中稀释10倍(含量为0.3%)进行消毒试验。如果某消毒剂只用于清洁物品或器械的消毒,或只用于冲洗浸泡消毒,可采用0.3%(W/V)牛血清白蛋白贮存溶液,在消毒体系中稀释10倍(含量为0.03%)进行消毒试验。

4. 试验温度控制 消毒剂的杀菌效果受温度影响大,相同浓度作用相同时间,由于作用温度不同,杀菌效果可能相差很大,所以在进行定量杀菌试验时,应严格控制试验的温度。

第七节 消毒效果影响因素试验

消毒因子的消毒效果受到多种因素的干扰,特别是有机物、温度和酸碱度,掌握其对消毒剂杀菌作用的影响规律,对确定消毒剂的实用剂量具有重要意义。

一、试验器材

1. 菌片与菌悬液 同定量杀菌试验。
2. 试剂 中和剂:需经中和剂试验鉴定合格,如盐酸、氢氧化钠(均用无菌蒸馏水配制);培养基:根据试验菌选择合适的培养基;有机物:根据消毒剂的使用对象选择,如酵母粉、小牛血清、蛋白胨。

二、消毒液浓度和作用时间的设定

各种因素影响的测定,均用杀灭相应微生物试验所得最低有效含量和3~4个作用时间进行杀灭试验。在3~4个作用时间中,以该最低有效含量所需的最短有效时间为第1时间(T),其后的第2时间为第1时间的两倍(2T)。依此,第3时间为3T,第4时间为4T。试验结果应根据需要测出杀灭对数值达5.00(消毒用)的最低有效剂量。必要时,可根据需要调整消毒剂浓度或作用时间,若第1时间较长(>30min),可根据情况适当缩短作用时间的组距。对第1时间较短者(<5min),可根据情况适当延长作用时间的组距。

三、有机物影响试验

(一)试验分组

根据所试有机物种类、浓度不同,在菌液中加入不同浓度有机物,分成几组进行定量杀菌试验。有机物的选择可以是血液、痰液、排泄物、酵母、蛋白胨等,主要根据消毒剂的实际用途中可能遇到的有机物选择。如果以小牛血清为有机物代表,可以设置无小牛血清对照组;含25%小牛血清组;含50%小牛血清组等3组。各组所用消毒液浓度和作用时间与定量杀菌试验一致。

(二)试验步骤

1. 菌悬液配制 在稀释液配制的微生物悬液中加入无菌小牛血清,使之含体积分数50%与25%小牛血清。此含小牛血清的微生物悬液,可用于悬液定量杀菌试验,也可滴染菌片进行载体定量杀菌试验。
2. 试验方法 根据需要,选择悬液定量杀灭试验或载体浸泡定量杀灭试验之一进行测定,试验重复3次,计算杀灭对数值。

四、温度影响试验

(一)试验分组

根据所试温度,分成不同温度组,在不同温度条件下进行定量杀菌试验。

（二）试验步骤

1. 菌悬液配制　用稀释液将营养琼脂培养基斜面上培养 18～24h 的培养物洗下,制成菌悬液备用。对于细菌芽孢,直接用芽孢悬液稀释使用。

2. 试验方法　配制消毒液,设置不同试验温度,以相同的消毒液浓度和作用时间进行定量杀菌试验。例如,以 10℃ 为间隔,设置（10±1）℃、（20±1）℃、（30±1）℃ 等,调节水浴箱至预定温度后,放入装有试验样液的试管,同时放入含有与试验样液等量蒸馏水并插有温度计的试管中。待试管内温度计指示到达试验所需温度时,开始试验。根据需要,选择悬液定量杀灭试验或载体浸泡定量杀灭试验之一进行即可。试验重复 3 次,计算杀灭对数值。

五、pH 影响试验

（一）试验分组

根据所试消毒液使用浓度的 pH 分组进行定量杀菌试验。

（二）试验步骤

1. 菌悬液配制　用稀释液将营养琼脂培养基斜面上 18～24h 的培养物洗下,制成菌悬液备用。对于细菌芽孢,直接用芽孢悬液稀释使用。

2. 试验方法　依据所测消毒剂使用溶液的 pH,配制消毒液并调整 pH,设定不同 pH 状态,分组进行定量杀菌试验。例如,可以分为 3 组进行。

第 1 组 pH:x-2;第 2 组 pH:x;第 3 组 pH:x+2。例如,消毒剂使用溶液的 pH 为 7.8,则 3 组的 pH 应为:第 1 组 5.8,第 2 组 7.8,第 3 组 9.8。

（三）pH 的调节方法

对消毒液 pH 的调节,先用 pH 计测定原消毒剂的 pH,偏酸性慢慢滴加 1% 氢氧化钠溶液,偏碱时慢慢滴加 1% 盐酸溶液调整,随时用 pH 计测定消毒液的 pH。当达到所要求的 pH 后,进行随后的试验。必要时,在 pH 调整后可测定有效成分含量,以观察是否受到值变化的影响。如果 pH 调整后,消毒液有效成分变化大,有两种方法解决,一种是增加调节 pH 的氢氧化钠和盐酸溶液浓度,以较少的加入量改变 pH,使其对消毒剂有效成分浓度的影响变小;一种可以预先配制浓度稍高的消毒液,待 pH 调整好后,测定有效成分,根据实际浓度,稍加稀释即可达到预定浓度。试验重复 3 次,计算杀灭对数值。

六、结果评价

评价时,有机物影响试验应与不含外加有机物组（直接用稀释液配制微生物）的结果比较;温度影响试验应与（20±1）℃组的结果比较;pH 影响试验应以消毒剂使用溶液 pH 组的结果比较,判断各因素的影响情况。

1. 该组第 1～4 个作用时间的试验,对所试微生物杀灭效果均合格,判为该组所试因素无影响。

2. 该组第 2～4 个作用时间的试验,对所试微生物杀灭效果合格,判为该组所试因素有轻度影响。

3. 该组第 3～4 个作用时间的试验,对所试微生物杀灭效果合格,判为该组所试因素有中度影响。

4. 该组只第 4 个作用时间的试验,对所试微生物杀灭效果合格,判为该组所试因素有重度影响。

5. 全部试验对所试微生物杀灭效果均不合格,判为本试验所试因素有严重影响。为取得消毒或灭菌的有效剂量,需增加消毒液浓度或作用时间,重新进行试验。

七、注意事项

为提高各组结果的可比性和可重复性,非观察因素应保持稳定不变。例如,在观察有机物的影响时,除有机物浓度根据需要改变外,其他如温度和 pH 等因素均应先后一致。

第八节　消毒剂表面(模拟)现场消毒效果鉴定

一、手消毒效果现场试验

测定消毒剂对手表面自然菌消毒所需使用的剂量,以验证该消毒剂对手消毒实用剂量。

(一)试验器材

1. 试剂和培养基　中和剂溶液、稀释液(胰蛋白胨生理盐水溶液 TPS)、营养琼脂培养基。

2. 器材　无菌棉拭子、振荡混合器、吸管、试管、平皿等。

(二)试验步骤

1. 随机选定志愿者,试验不少于 30 人次。

2. 消毒前,在志愿者双手相互充分搓擦后,让志愿者左手手指并拢,用无菌棉拭子在含 5ml 稀释液试管中浸湿,于管壁上挤干后,在五指屈面指尖至指根,往返涂擦 2 遍,每涂擦 1 遍,将棉拭子转动 1 次。采样后,以无菌操作方式将棉拭子采样端剪入原稀释液试管内,作为阳性对照组样本。

3. 按消毒剂使用方法对志愿者右手进行消毒,对卫生手的消毒一般设定作用时间最长为 1min,最短为 30s;对外科手的消毒,浸泡消毒一般设定作用时间为 3min,最长 5min。消毒后用中和剂代替稀释液,用与阳性对照组同样的方法对志愿者右手上残留的自然菌采样一次,作为试验组样本。

4. 将阳性对照组和试验组样本充分振荡洗脱,取适宜稀释度接种,分别取 1.0ml,以倾注法接种于平皿,每个样本接种 2 个平皿,置(36±1)℃培养 48h,观察并记录最终结果,计算杀灭对数值。将试验用中和剂、稀释液、棉拭子、培养基等接种作为阴性对照。

(三)结果评价

阴性对照组应无菌生长,30 人次手上自然菌的平均杀灭对数值 ≥1.00,判定为消毒合格。

(四)注意事项

1. 本试验需有志愿者参与,重复人次较多,一人可多次受试,但不得在一批试验或同日反复参与,否则可影响结果的准确性。

2. 志愿者接受试验时,不得触摸任何表面,以免使手的试验部位沾染杂菌。

3. 棉拭子涂擦采样,较难标准化,为此应尽量使棉拭子的大小、用力的均匀、吸取采样液的量以及洗菌时敲打的轻重等先后保持一致。

4. 擦拭消毒时,要适量均匀涂抹。

5. 现场样本须及时检测,常温运送、存放不得超过 2h,4℃ 冰箱存放不得超过 4h。

6. 对于免洗手类消毒液,试验组应根据消毒液作用方法涂擦,作用时间一般到消毒液干燥后停止。

二、皮肤黏膜消毒效果现场试验

测定消毒剂对皮肤表面自然菌消毒所需使用的剂量,以验证该消毒剂对皮肤消毒的实用剂量,用于黏膜消毒的消毒剂现场试验用皮肤替代。

(一)试验器材

1. 试剂和培养基 中和剂溶液 稀释液:胰蛋白胨生理盐水溶液(TPS);营养琼脂培养基。

2. 器材 规格板(用牛皮纸制备,中央留 30mm×100mm 的空格作为采样部位)、压力蒸汽灭菌设备、无菌棉拭子、振荡混合器等。

(二)试验步骤

1. 随机选定志愿者,试验不少于 30 人次。

2. 让志愿者将左、右前臂内侧中段相互充分对搓,将规格板放于志愿者左前臂内侧中段表面,用无菌棉拭子在含 5ml 稀释液试管中浸湿,于管壁上挤干后,在规格板框定的区域内,横向往返涂擦 3 遍,纵向往返涂擦 10 遍,每涂擦 1 遍,将棉拭子转动 1 次。采样后,以无菌操作方式将棉拭子采样端剪入原稀释液试管内作为阳性对照组样本。

3. 按消毒剂使用方法对右前臂内侧进行消毒,一般设定作用时间为 1~3min,最长不超过 5min。作用至设定时间用中和剂溶液代替稀释液,按阳性对照组同样的方法对志愿者右前臂内侧表面残留的自然菌采样 1 次,作为试验组样本。

4. 将阳性对照组和试验组样本,充分振荡洗脱,用稀释液作适当稀释,取适宜稀释度接种,分别取 1.0ml 倾注法接种于平皿,每个样本接种 2 个平皿,(36±1)℃ 培养 48h,观察最终结果,计算杀灭对数值。将试验用中和剂、稀释液、棉拭子、培养基等接种作为阴性对照。

(三)结果评价

阴性对照组应无菌生长,阳性对照组有较多细菌生长,30 人次皮肤表面自然菌的平均杀灭对数值≥1.00,判定为消毒合格。

(四)注意事项

参见本节"一、手消毒效果现场试验"。

三、餐(饮)具消毒效果模拟现场试验

用于验证消毒剂对餐(饮)具上细菌的消毒效果。

(一)试验器材

1. 试验菌株 大肠杆菌(8099);对尚需用于杀灭其他特定微生物者,可增用该微生物进行试验。

2. 试剂 中和剂溶液;稀释液(胰蛋白胨生理盐水溶液 TPS):营养琼脂培养基;有机干扰物:对用于清洗后餐(饮)具消毒的消毒剂使用 0.3% 牛血清白蛋白,对用于污染较重未清洗的餐(饮)具直接消毒的消毒剂使用 3.0% 牛血清白蛋白。

3. 器材　无菌棉拭子、规格板(用可弯曲的软性材料制备,中央留一大小为 5.0cm×5.0cm 空格作为采样部位);试验用餐(饮)具样本:瓷碗(盘)或竹(木)筷前端(周长 2.0cm,长度 12.5cm,总面积为 25cm²);振荡混合器等。

(二)试验步骤

1. 用 TPS 将大肠杆菌从 24h 新鲜培养的斜面培养基上洗下,适当稀释后加入等量有机干扰物制成菌悬液备用,菌量为(1~5)×10⁷cfu/ml。

2. 用无菌规格板在试验用碗(盘)内表面标出染菌区。无菌操作吸取菌悬液,分别滴加于染菌区,每区 0.1ml,涂匀,置(36±1)℃培养箱至干燥。

试验组将 10 个染菌碗(盘)依次定时放入含消毒剂溶液的容器中,使其完全浸没。作用至规定时间,轻轻取出碗(盘),弃去消毒剂,分别向碗(盘)内的染菌区加入 5ml 中和剂溶液,用"L"形棒刮洗染菌区,作用 10min,分别取 1.0ml 样液,以倾注法接种于 2 个平皿。

阳性对照组直接加入 5ml 中和剂于 2 个染菌碗(盘)的染菌区,随试验组采样、检测,检测结果作为消毒前菌量,菌量应在(1~5)×10⁶cfu/样本。

3. 对筷子取前端 12.5cm 长度,蘸染预定量菌液后,置(36±1)℃或室温干燥。

试验组将 10 个筷子样本,依次定时放入含消毒剂溶液的容器中,使其完全浸没。作用至规定时间,轻轻取出筷子样本,放入含 20ml 中和剂溶液的试管中,电动混合器振荡 20s,作用 10min,分别取 1.0ml 样液,以倾注法接种于 2 个平皿。

阳性对照组直接将 2 支染菌筷子样本浸没于含 20ml 中和剂溶液的试管中。随试验组采样、检测,检测结果作为消毒前菌量,菌量应在(1~5)×10⁶cfu/样本。

4. 阴性对照组:将试验用中和剂、稀释液、培养基等接种作为阴性对照。

5. 将接种的平板放(36±1)℃培养 48h,计数菌落数,作为试验组。试验重复 3 次。

6. 计算每件餐(饮)具上的生长菌落数。计算每次试验的杀灭对数值。

每件餐(饮)具样本生长菌落数(cfu/样本)= 平板上平均菌落数×检测时样本稀释倍数

(三)结果评价

阴性对照组均无菌生长,阳性对照组菌量为(1~5)×10⁶cfu/样本,对每种餐(饮)具 30 个样本上大肠杆菌杀灭对数值均≥3.00,所用消毒剂的浓度和作用时间为消毒合格剂量。

四、瓜果蔬菜消毒效果模拟现场试验

用于验证消毒剂对瓜果蔬菜上细菌的消毒效果。

(一)试验器材

1. 试验菌株　大肠杆菌(8099)。

2. 试剂　标准硬水、中和剂溶液、稀释液(胰蛋白胨生理盐水溶液 TPS);培养基:营养琼脂培养基。

3. 器材　无菌棉拭子、灭菌剪刀;试验用果蔬:首选粗细均匀、新鲜、普通品种黄瓜(黄瓜周长约 10cm),试验前标出染菌区,即取中间段,每段长度约 2.5cm,使染菌区表面积为 25cm²;振荡混合器等。

(二)试验步骤

1. 用 TPS 将大肠杆菌从 24h 培养的斜面培养基上洗下,适当稀释制成菌悬液备用。

2. 用流动水充分清洗样本,去除黄瓜表面污渍,然后用无菌纱布擦干。

3. 用棉签蘸取菌悬液均匀涂布在标出的染菌区,置(36±1)℃培养箱或室温至干燥。样本的回收菌量为(1~5)×10⁶cfu/样本。

4. 按照每件试验样本 400ml 配制试验浓度消毒液。将 10 件试验样本依次定时浸没于消毒液中,浸泡至设定时间取出样本,将无菌棉拭子于含 5ml 中和剂溶液试管中沾湿,分别在试验样本染菌区涂抹采样。将棉拭子采样端剪入原中和剂溶液试管内,电动混合器振荡 20s,作用 10min,作为试验组样本。

5. 按照每件试验样本 400ml 配制标准硬水。将 2 件试验样本依次浸没于标准硬水中,浸泡时间和其余步骤与试验组相同,作为阳性对照组样本。

6. 将阳性对照组和试验组样本分别取 1.0ml,以倾注法接种于平皿,每个样本接种 2 个于平皿,(36±1)℃培养 48h,观察最终结果。

7. 将试验用中和剂、稀释液、培养基等接种培养作为阴性对照。试验重复 3 次。计算杀灭对数值。

(三)结果评价

3 次试验阴性对照均无菌生长,阳性对照组回收菌量均为(1~5)×10⁶cfu/样本,30 个样本的杀灭对数值均≥3.00,所用消毒剂的浓度和作用时间为消毒合格剂量。

五、织物消毒效果模拟现场试验

用于验证消毒剂对人工污染于织物上微生物的消毒效果。

(一)试验器材

1. 试验菌株 金黄色葡萄球菌(ATCC 6538)。可增加特定细菌进行试验。

2. 试剂 中和剂溶液;稀释液(胰蛋白胨生理盐水溶液 TPS);营养琼脂培养基。

3. 器材 载体:10mm×10mm 布片;标准硬水;50mm×50mm 小布袋;振荡混合器、Ⅱ级生物安全柜等。

(二)试验步骤

1. 用 TPS 将金黄色葡萄球菌从 24h 新鲜培养的斜面培养基上洗下,适当稀释制成菌悬液,菌量为(1~5)×10⁸cfu/ml。用移液器移取 10μl 菌悬液滴染布片,置(36±1)℃培养箱烘干备用。

2. 将菌片放入小布袋中,每袋放入 1 个菌片,分别将 10 个小布袋放入 5 件白大衣的左右口袋内。

3. 按消毒液使用浓度将白大衣浸没于消毒剂溶液中,浸泡至设定的消毒作用时间,以无菌操作方式用镊子取菌片放入含 5ml 中和剂的试管,充分振荡混匀,作为试验组样本。

4. 将 2 个菌片放入一小布袋中,浸没于标准硬水至与试验组同样的时间,以无菌操作方式用镊子取染菌布片放入含 5ml 中和剂溶液的试管,充分振荡混匀,作为阳性对照组样本。

5. 将阳性对照组和试验组样本分别取 1.0ml,以倾注法接种于平皿,每个样本接种 2 个平皿,(36±1)℃培养 48h,观察最终结果,计算杀灭对数值。将试验用中和剂、稀释液、培养基等接种作为阴性对照。试验重复 3 次。

(三)结果评价

阴性对照组无菌生长,阳性对照组回收菌落数为(1~5)×10⁶cfu/片,30 个样本的杀灭对数值均≥3.00,判定为消毒合格。

六、物体表面消毒效果模拟现场试验

用于验证消毒剂对人工污染于一般物体表面细菌的消毒效果。一般物体是指除本书已有专门规定如餐(饮)具、医疗器械等以外的物体。

(一)试验器材

1. 试验菌株　大肠杆菌(8099),可增加特定细菌进行试验。

2. 试剂　中和剂溶液、稀释液(胰蛋白胨生理盐水溶液 TPS)、营养琼脂培养基、标准硬水。

3. 器材　规格板(5.0cm×5.0cm)、无菌棉拭子、振荡混合器等。

(二)试验步骤

1. 用 TPS 将 24h 新鲜培养的大肠杆菌从斜面培养基上洗下,混匀适当稀释制成菌悬液。

2. 一般以木制桌面为代表进行人工染菌,也可以特定的实物为染菌对象。每次试验,各类物品表面测试 30 个样本。染菌时,选物品表面较平的部位,于规格板中央空格,用无菌棉拭子沾以菌悬液均匀涂抹。待自然干燥后进行试验。每次试验设 2 个区块作为阳性对照区,10 个区块为试验区。

3. 将无菌棉拭子在含 5ml 稀释液试管中浸湿,于管壁上挤干,在对照组区块涂抹采样,每区块横、竖往返各 8 次。以无菌操作方式将棉拭子采样端剪入原稀释液试管内,充分振荡洗脱,用稀释液做适当稀释后,作为阳性对照组样本。

4. 按要求对物体表面进行消毒。待消毒作用至设定时间时将无菌棉拭子在含 5ml 中和剂溶液试管中浸湿,于管壁上挤干,分别对消毒区块进行涂抹采样,每区块横、竖往返各 8 次。采样后,以无菌操作方式将棉拭子采样端剪入原中和剂溶液试管内,充分振荡洗脱,作为试验组样本。

5. 将阳性对照组和试验组样本,分别取 1.0ml,以倾注法接种于平皿,每个样本接种 2 个平皿,(36±1)℃培养 48h,观察最终结果。将试验用中和剂、稀释液、棉拭子、培养基等接种作为阴性对照。试验重复 3 次。计算平均杀灭对数值。

(三)结果评价

阴性对照组无菌生长,阳性对照组检测菌量为 $1.25×10^7 ~ 1.25×10^8$ cfu/样本,30 个样本的杀灭对数值均≥3.00,判定为消毒合格。

(四)注意事项

1. 阳性对照组和试验组应在相邻的区域,但不得在同一区内进行试验。

2. 棉拭子涂抹采样较难标准化,为此应尽量使棉拭子的大小、用力的均匀、吸取采样液的量、洗菌时敲打的轻重等保持一致。

3. 现场样本须及时送检,室温存放不得超过 2h,4℃冰箱存放不得超过 4h。

七、物体表面消毒现场试验

用于鉴定消毒剂对一般物体表面自然菌的杀灭作用,以验证消毒剂对表面消毒的实用剂量。

（一）试验器材

1. 试剂和培养基　中和剂溶液、稀释液（胰蛋白胨生理盐水溶液 TPS）、营养琼脂培养基。

2. 器材　与本节"六"相同。

（二）试验步骤

1. 在物体表面（桌面、台面、门等）用规格板标定 2 块相邻的面积各为 25cm² 的区块，分别供消毒前、后采样。检测样本数应≥30 份。

2. 将无菌棉拭子在含 5ml 稀释液试管中浸湿，于管壁上挤干，在对照区块涂抹采样，横、竖往返各 8 次。采样后，以无菌操作方式将棉拭子采样端剪入原稀释液试管内，充分振荡混匀，做适当稀释后，作为阳性对照组样本。

3. 按消毒剂使用方法和剂量对物体表面进行试验。待消毒作用至设定时间时将无菌棉拭子在含 5ml 中和剂溶液试管中浸湿，于管壁上挤干，分别对消毒区块涂抹采样，横、竖往返各 8 次。采样后，以无菌操作方式将棉拭子采样端剪入原中和剂溶液试管内，充分振荡洗脱，作为试验组样本。

4. 将阳性对照组和试验组样本，分别取 1.0ml，以倾注法接种于平皿，每个样本接种 2 个平皿，（36±1）℃培养 48h，观察并记录最终结果。将试验用中和剂、稀释液、棉拭子、培养基等接种作为阴性对照。

（三）结果评价

阴性对照组应无菌生长，阳性对照组应有较多细菌生长，30 个消毒样本的平均杀灭对数值≥1.00，判定为消毒合格。

（四）注意事项

1. 在现场试验中，自然菌的种类复杂，平板上常出现大面积真菌生长，导致无法计数菌落。在 2 个平行的平板中如有一个平板可数清菌落数时，即按该平板菌落数计算结果。如 2 个平板均有大面积真菌生长，应重新进行试验。

2. 阳性对照组和试验组应在相邻的区域，但不得在同一区内进行试验。

附 录

附录一　消毒技术相关标准

1. WS 310—2016　医院消毒供应中心 管理规范/操作规范/监测标准

2. WS/T 367—2012　医疗机构消毒技术规范

3. GB 15982—2012　医院消毒卫生标准

4. WS/T 592—2018　医院感染预防与控制评价规范

5. WS/T 512—2016　医疗机构环境表面清洁与消毒管理规范

6. WS/T 700—2020　洪涝灾区预防性消毒技术指南

7. GB/T 36758—2018　含氯消毒剂卫生要求

8. GB/T 26368—2020　含碘消毒剂卫生要求

9. GB 26366—2010　二氧化氯消毒剂卫生标准

10. GB/T 26370—2020　含溴消毒剂卫生要求

11. GB/T 26373—2020　醇类消毒剂卫生要求

12. GB/T 27947—2020　酚类消毒剂卫生要求

13. GB/T 26371—2020　过氧化物类消毒剂卫生要求

14. GB 26369—2020　季铵盐类消毒剂卫生要求

15. GB/T 26367—2020　胍类消毒剂卫生要求

16. GB/T 26372—2020　戊二醛消毒剂卫生标准

17. GB/T 28234—2020　酸性电解水生成器卫生要求

18. GB 27952—2020　普通物品消毒剂通用要求

19. GB 27953—2020　疫源地消毒剂通用要求

20. GB 19193—2015　疫源地消毒总则

21. WS/T 396—2012　公共场所集中空调通风系统清洗消毒规范

22. WS/T 697—2020　新冠肺炎疫情期间特定人群个人防护指南

23. DB11/T 1749.4—2020　呼吸道传染病疫情防控消毒技术规范

24. GB 28235—2020　紫外线消毒器卫生标准

25. WS/T 649—2019　医用低温蒸汽甲醛灭菌器卫生要求

26. GB 27948—2020　空气消毒剂通用要求

附录二　疫点消毒工作和效果检验记录表

附表 1　疫点随时消毒工作记录

编号：

病人姓名：

传染病诊断名称： 诊断日期：

消毒地点：

消毒处理对象：

消毒日期	对象	消毒因子	作用浓度或强度	作用时间/min	消毒方式

备注：1. 消毒剂名称： 有效成分含量： 失效期限：

　　　2. 应用浓度的配制：

　　　执行消毒单位：

　　　执行消毒人员：

　　　填表日期：

附表 2 疫点终末消毒工作记录表

编号：

病人姓名：

传染病诊断名称：　　　　　　　　　　　　确诊日期：

转移类别：住院／转院／迁居／痊愈死亡

消毒地点：

通知消毒单位：　　　　　　　　　　联系人：　　　　电话：

通知消毒日期：　　年　　月　　日　　时　　完成消毒日期：　　年　　月　　日　　时

对象	消毒因子	作用浓度或强度	作用时间(min)	消毒方式

备注：1. 消毒剂名称：　　　　有效成分含量：　　　　失效期限：

　　2. 应用浓度的配制：

执行消毒单位：

执行消毒人员：

填表日期：

附表3 疫点终末消毒效果检验记录表

编号：

病人姓名：　　　　　　　传染病诊断名称：

消毒地点：　　　　　　　通知消毒单位：

联系人：　　　　　　　　电话：

消毒时间：　　年　　月　　日　　时

样本名称	消毒前样本			消毒后样本		
	编号	采样时间	结果	编号	采样时间	结果

完成检验时间：

检验单位：

填报日期：　　　　检验人员：　　　　复核人：

附录三　预防性消毒工作记录表

附表1　预防性消毒工作记录表

消毒剂名称		主要有效成分含量			有效期限/批号	
拟用浓度		配制容量			浓度检测方法	
消毒地点				消毒日期		
消毒对象	消毒面积/数量		消毒剂 实用浓度	消毒方式 （□喷洒 □擦拭 □浸泡 □投药）		作用时间
执行消毒单位						
执行消毒人员						

附表2　预防性消毒效果评价采样及检测结果记录

消毒地点/对象						
执行消毒单位				消毒日期		
中和剂		消毒作用时间		采样人		
检验时间		结果报告时间		采样时间		
样本名称	消毒前样本			消毒后样本		
	样品编号	检测项目	结果	样品编号	检测项目	结果
检验单位：						
检验者：			审核者：			

附录四　冷链食品生产经营过程新冠病毒防控消毒技术指南①

1. 依据和适用范围

为规范指导冷链食品生产经营过程新冠病毒防控消毒工作,防止食品、食品包装材料被新冠病毒污染,参照国务院应对新冠肺炎疫情联防联控机制印发的《肉类加工企业新冠肺炎疫情防控指南》(联防联控机制综发〔2020〕216号)、《关于加强冷链食品新冠病毒核酸检测等工作的紧急通知》(联防联控机制综发〔2020〕220号)、《农贸(集贸)市场新冠肺炎疫情防控技术指南》(联防联控机制综发〔2020〕223号)、《新型冠状病毒肺炎防控方案(第七版)》(联防联控机制综发〔2020〕229号),以及相关的食品安全国家标准和联合国粮食及农业组织/世界卫生组织发布的《新冠肺炎与食品安全:对食品企业指导》(2020年4月)等文件,制定本指南。

本指南适用于采用冷冻、冷藏等方式加工,产品从出厂到销售始终处于低温状态的冷链食品,用于指导新冠肺炎疫情防控常态化期间,正常运营的食品生产经营单位和个人,在生产、装卸、运输、贮存及销售等过程中对来自国内外新冠肺炎疫情高风险区冷链食品的消毒。

食品生产经营相关单位和个人严格遵守法律法规及相关食品安全国家标准要求,执行当地主管部门对新冠肺炎疫情防控规定,是应用本指南的前提。

2. 生产加工过程清洁消毒

冷链食品生产加工过程中,应当根据食品原料和产品特性、生产加工工艺特点,针对加工人员、生产环境及相关设备和设施制定有效的清洁消毒制度,并定期对消毒措施的执行情况和效果进行评价。

2.1　食品生产加工人员

进入作业区域的食品生产加工人员,应确认身体健康,个人防护满足相关要求,定时用含酒精的免洗消毒剂进行手部消毒。

2.2　原料及半成品外包装

2.2.1　对来自新冠肺炎疫情高风险地区(国家)的冷链食品原料和半成品进入企业或者入库前,应当对其外包装进行严格、有效消毒。

2.2.2　用于搬运冷链食品原料或半成品的工器具(如转运箱、勺子、钳子等),每次使用完毕后应当及时清洗和消毒。

2.2.3　对来自国外疫区经检测受到新冠病毒污染的食品原料、半成品,应当按照《关于加强冷链食品新冠病毒核酸检测等工作的紧急通知》(联防联控机制综发〔2020〕220号)中的新冠病毒核酸阳性食品处置指南处理。

2.3　生产加工设备及环境

2.3.1　设备及器具。生产加工前、加工后使用的器具应当分开放置并妥善保管,避免交叉污染。对生产加工后(或生产加工过程必要时)的所有设备和器具应当进行有效的清洗

---

① 引自:关于印发冷链食品生产经营新冠病毒防控技术指南和冷链食品生产经营过程新冠病毒防控消毒技术指南的通知(联防联控机制综发〔2020〕245号)。

和消毒,并确保选用的清洁消毒程序和消毒剂能够有效杀灭新冠病毒。

2.3.2 环境。加大对冷链食品原料加工处理各环节生产车间环境、即食和熟食食品各生产环节车间环境、储存冷库等高风险区域的消毒频次,生产加工过程、生产完毕后需对环境进行彻底清洁和消毒,特别应当加强对生产加工过程中人接触的各种操作台面、接触面/点(如门把手、开关、器具把手、电话、厕所等)、人流密集环境的清洁和消毒频次。

2.3.3 对于各种肉类、水产品、蛋制品等富含蛋白质和脂肪的食品,由于易在接触物体表面形成污垢不易清除,且其生产加工环境通常温度低、湿度大,为提高消毒效果,最大限度减少消毒剂的使用量,缩短消毒剂与物体表面的作用时间,所有肉类、水产品、蛋制品等富含蛋白质及脂肪的食品所接触的容器具、设备或环境物体表面必须进行彻底清洁之后方可消毒。

2.3.3.1 清洗剂的选择

常用食品加工设备及环境用清洗剂包括碱性溶液、盐溶液(如磷酸盐、碳酸盐、硅酸盐)、酸(如柠檬酸、磷酸)溶液及合成洗涤剂(如阴离子、阳离子、非离子碱洗涤剂)等。其中碱性溶液是肉类、水产品、蛋制品加工环境最常用的清洁溶液。目前肉类加工企业最常用的清洁剂是1.5%的氢氧化钠溶液,该溶液可使脂肪皂化并水解蛋白沉积物。此外,各种合成洗涤剂也可有效去除肉类沉积物、脂肪和污垢,使用时应当在适当的温度下使其与待清洗表面充分接触并保持一定时间后方可用水冲洗。另一种可使脂肪皂化便于清洗的方法是将能分解蛋白质的蛋白酶用低浓度碱溶液配成蛋白酶溶液。由于酶在高pH、高温下会失活,因此所配制的酶溶液温度和pH适中,可大大降低对待清洗表面的腐蚀。

2.3.3.2 清洁程序

(1)为节省清洁剂和水,先用物理方法将表面的污物清除。

(2)用水进一步冲洗掉污物,为减少气溶胶的产生,尽可能不使用高压水。

(3)将温度为50~55℃的碱性溶液或合成洗涤剂/酶溶液施于待清洗的表面,接触6~12min后,清理、擦拭待清洁的表面。为使清洁剂与待清洁表面充分接触,垂直表面的清洁最好使用发泡洗涤剂。

(4)用清水冲洗掉碱溶液或清洁剂。

(5)碱溶液不能清除水垢或锈斑,可使用酸(如磷酸、盐酸或有机酸如柠檬酸、葡萄糖酸)清除水垢或锈斑。

2.3.3.3 消毒

(1)为提高消毒效果,防止消毒剂与物体表面接触不充分而降低其活性,所有待消毒的设备或环境表面必须按照以上程序进行彻底清洁后方可进行消毒。通常使用的消毒剂包括含氯、碘的消毒剂或季铵盐溶液。

(2)消毒后的表面是否需要清洗取决于所使用的消毒剂。季铵盐类消毒剂可在设备上残留较长时间,因此季铵盐类和含碘消毒剂均需在使用后用水彻底冲洗去除。

(3)如果消毒后设备表面发生腐蚀,可在被腐蚀区域涂油保护。若涂抹用油是食品级产品则无须去除,若为非食品级油,则在下一加工班次开始之前应当将油清除干净。

(4)使用原位清洗方法对运动中的传送带和生产加工设备其他部件进行连续清洗。

3. 运输和配送过程清洁消毒

3.1 人员

冷链食品配送过程中,司机及运输随从人员应当保持个人手部卫生,车内应当配备酒精类洗手液、消毒剂和纸巾,以确保在无清洁水洗手的条件下,对手进行定期消毒。

3.2　物体表面

司机在向企业员工传输、递交配送文件前应当洗手或消毒,为避免清洗返还物,文件最好置于一次性容器和包装材料中。对于重复使用的容器,应当进行定期、适宜的卫生清洁和消毒。

人手频繁接触的方向盘、车门把手、移动设备等最有可能被病毒污染的表面,均要定期消毒。

3.3　交通工具

为避免冷链食品被污染,司机需确保运输车辆、搬运工具及容器的清洁和定期消毒。货物混载时,装载车辆时尽可能将食品与会造成污染的其他货物分开。车辆运载一批货物之前和之后,均要对车内人手可能接触的部位、特别是车厢内外进行彻底消毒。

4. 销售经营过程清洁消毒

4.1　冷链食品销售经营区域从业人员应当保持良好的卫生操作,勤用洗手液洗手消毒以保持个人手部的清洁卫生。

4.2　对人手频繁接触的各种表面、把手(如门把手、冷藏设备把手、盛放器具把手、推车把手等)、按钮(如计算器、电子称量器具按钮等)等及时清洁并消毒。每天经营完毕后,应当对经营区域进行全面消毒。

4.3　方便顾客洗手消毒。应当确保店内洗手设施运行正常,并配备速干手消毒剂;有条件时可配备感应式手消毒设施。

5. 餐饮加工过程清洁消毒

5.1　餐饮业应当对所有冷链食品接触面、外包装和用具进行经常清洗和消毒,并加强餐(饮)具、调味品容器的清洁消毒。

5.2　做好高频接触物体表面消毒,对各种设备、区域、接触面/高频接触点(如台面、夹子、服务用具、开放式自助展示台、门把)、垃圾桶、卫生洁具等进行更高频率的清洁和消毒。同时加大对工作人员工作服的清洁消毒频次。

5.3　确保店内洗手设施运行正常,并配备速干手消毒剂;有条件时可配备感应式手消毒设施。

6. 生产经营常用消毒剂及使用方法

冷链食品生产、运输、销售等生产经营过程中常用的消毒剂及使用方法见附表。

附表

冷链食品生产经营常用消毒剂及使用方法

消毒剂种类	有效成分	应用范围	使用方法	注意事项
醇类消毒剂	乙醇含量为 70%~80%(v/v),含醇手消毒剂>60%(v/v),复配产品可依据产品说明书	主要用于手和皮肤消毒,较小物体表面的消毒	卫生手消毒:均匀喷雾手部或涂擦揉搓手部1~2遍,作用1 min。擦拭物体表面2遍,作用3 min	1. 易燃,远离火源。2. 不适用于大面积物体表面的消毒使用

消毒剂种类	有效成分	应用范围	使用方法	注意事项
含氯消毒剂	以有效氯计,含量以 mg/L 或%表示,漂白粉≥20%,二氯异氰尿酸钠≥55%,84 消毒液依据产品说明书,常见为2%~5%	适用于物体表面、果蔬和食(饮)具的消毒。次氯酸消毒剂还可用于空气、手、皮肤和黏膜的消毒	1. 物体表面消毒时:使用浓度 500mg/L;疫源地消毒时,物体表面使用浓度 1 000mg/L,有明显污染物时,使用浓度 10 000mg/L;空气等其他消毒时,依据产品说明书。 2. 低温冷藏物体表面消毒:使用浓度 1 000mg/L;疫源地消毒时,物体表面使用浓度 2 000mg/L,有明显污染物时,使用浓度 20 000mg/L。 3. 冷冻物体表面消毒:应采用降低冰点的方法,确保消毒剂不结冰,且须进行消毒效果确认	1. 对金属有腐蚀作用,对织物有漂白、褪色作用,因此金属和有色织物慎用。 2. 强氧化剂,不得与易燃物接触,应当远离火源
过氧化物类消毒剂	过氧化氢消毒剂:过氧化氢(以 H_2O_2 计)质量分数 3%~6%。过氧乙酸消毒剂:过氧乙酸(以 $C_2H_4O_3$ 计)质量分数 15%~21%	适用于物体表面、空气的消毒	1. 物体表面:0.1%~0.2%过氧乙酸或 3%过氧化氢,喷洒或浸泡消毒作用时间 30 min,然后用清水冲洗去除残留消毒剂。 2. 空气消毒:0.2%过氧乙酸或 3%过氧化氢,用气溶胶喷雾方法,用量按 10~20ml/m³ 计算,消毒作用 60min 后通风换气;也可使用 15%过氧乙酸加热熏蒸,用量按 7ml/m³ 计算,熏蒸作用 1~2h 后通风换气。 3. 低温冷藏物体表面消毒:0.2%~0.4%过氧乙酸或 6%过氧化氢,喷洒或浸泡消毒作用时间 30min,然后用清水冲洗去除残留消毒剂。 4. 冷冻物体表面消毒:应采用降低冰点的方法,确保消毒剂不结冰,且须进行消毒效果确认	1. 易燃易爆品,遇明火、高热会引起燃烧爆炸。 2. 与还原剂接触或遇金属粉末,均有燃烧爆炸危险
季铵盐类消毒剂	依据产品说明书	适用于物体表面的消毒	1. 物体表面消毒:无明显污染物时,使用浓度 1 000mg/L;有明显污染物时,使用浓度 2 000mg/L。 2. 低温冷藏物体表面消毒:无明显污染物时,使用浓度 2 000mg/L;有明显污染物时,使用浓度 4 000mg/L。 3. 冷冻物体表面消毒:应采用降低冰点的方法,确保消毒剂不结冰,且须进行消毒效果确认	不能与肥皂或其他阴离子洗涤剂同用,也不能与碘或过氧化物(如高锰酸钾、过氧化氢、磺胺粉等)同用

18杭